KB060493

감염병 X

코로나 이전 세상은
다시 오지 않는다

권준욱

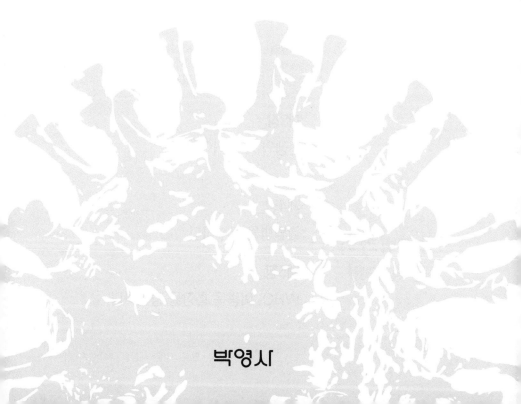

박영사

차례

웠다 / 근거 그리고 방역 정책에 대해서 / 코로나19 관련, 학교 현장에서 대통령 행사 / 역시 감염병은 방심을 허락하지 않았다 / 방역에서 초기 대응의 중요성 / 감염병 유행 시나리오 / 전파 차단을 위한 노력 / 2015년 메르스의 악몽을 떠올렸다 / 접촉이 왕성한 젊은층에 대한 방역을 고민했다 / 계속해서 위기라고 얘기하다 / 항상 선택을 고민했던 방역 정책 / 브리핑 때 창피했던 순간 / 결국 장기전에 돌입했다 / '2주 후'라는 반복 발표를 인내해준 국민들 / 코로나 때 등장한 칸막이 / 코로나19 성적은 항상 상대평가였다 / 백신 개발 및 확보에 고민하기 시작했다 / 코로나19 이후 달라진 세상에 대한 소망을 품었다 / 항체 양성률 조사(Seroprevalence Survey), 정기적인 혈액 확보의 중요성 / 글로벌 시대, 진정한 원 헬스(One Health) / 국가의 존재 이유는 위기 상황에서 확인된다 / 브리핑과 청와대의 역할 / 수시로 백신에 대해 고민하다 / 이미 국내가 다원화 · 다인종 · 다국적 사회가 된 것을 몰랐다

하는 또 다른 인플루엔자가 되있다/1차 코로나19 항체 양성률 조사 결과 발표 (2022년 9월 21일)/또 다른 코로나19에 대비/EIOS-개방적 정보원에 의한 감시의 시대로/코로나 이후 달라진 세상, 뉴 노멀을 꿈꾸다

제3장. 전쟁의 막후 이야기들

2부 감염병과의 전쟁 준비

제4장. 감염병을 공부하다

3부   다시 시작되는 미래 전쟁

는 소문까지도 감시하라 / 다섯 번째, 고개를 들어 해외로 눈을 돌려라 / 여섯 번째, 미리 연습하라 / 일곱 번째, 무기 확보에 최대한으로 투자하라: 백신이나 치료제는 일단 최대한 확보해야 한다 / 여덟 번째, R&D없는 방역은 사상누각이다 / 아홉 번째, 방역 담당자들의 미래 경로를 만들어라 / 열 번째, 실패와 실수를 용인하라: 실패와 실수 속에서 다음의 성공이 드러난다

—여는 글

이 책을 쓴 이유

    돌이켜 보면, 코로나19는 2019년 겨울에 이미 중국 허베이성 우한시 화난 수산시장을 중심으로 확산되고 있었다. 그때 나는 보건복지부 대변인으로 일하고 있었다. 2020년 1월 1일, 대변인의 주요 업무인 장관에 대한 일일 언론 보고 업무를 준비하면서 동아일보 2020년 1월 1일 자 북경 특파원발 기사를 통해 우한시에 사스 또는 신종감염병[1] 유행이 의심되는 상황이 벌어지고 있다는 사실을 처음으로 접했다. 순간, 본능적으로 어쩌면 감염병 위기의 시대가 닥칠지도 모른다는 직감이 들었다. 그것은 그동안 살아오며 겪은 수많은 감염병에 대한 경험 때문이었다.

    보건복지부 공무원으로서, 나의 삶 거의 전체가 감염병과의 전쟁으로 구성되었다고 해도 과언이 아니다. 35년 전인 1989년 공중보건의사로 보건복지부 산하 국립보건원에서 근무를 시작한 이래, 1991년에는 콜레라 유행을 겪었다. 그리고 1992년 정식으로 보건복지부에 5급 공무원인 보건사무관으로 특채되어 방역과에서 콜레라 재발 방지 등 방역[2] 업무에 종사하면서 1994년 일본뇌염백신 접종 부작용[3]을 겪

---

1   신종감염병이란 이전에 존재하지 않았다가 새로이 등장하거나 또는 파악되지 않았던 감염병이 새로이 발견되는 경우를 칭한다. 감염병은 병원체(Infectious agent)와 독소(Toxic product)에 의해서 발생하는 질병의 총체로 전염병을 포함하는 개념이다. 즉, 인체 간에 직접 전파되지 않는 감염병도 포함하기에 더 넓은 범위이다. 영어로 감염병은 Infectious disease, 전염병은 Communicable disease이다.

2   방역(防疫)이란 말은 본래 역, 즉 전염병의 유행을 뜻하는 단어에서 출발하였다. 역을 막는 것, 전염병 유행을 막는 것을 의미하며 보건복지부에서 전염병 관리를 담당하는 부서 이름을 방역과로 명칭하는 등 광범위하게 사용되었던 말이다. 이 책에서는 전염병을 포함한 전체 감염병 예방 및 관리를 의미하는 용어로 사용하였다.

험했다. 이후 1994년 WHO 장학금으로 미시간 보건대학원에서 유학하며 보건학 석사와 박사 과정으로 감염병에 대한 공부와 연구[4]를 하고, 귀국하여 다시 질병관리본부[5]에서 근무하게 되었다. 이후 2002년 보건복지부로 옮겨 보건의료정책과장을 하다가 다시 질병관리본부 방역과장으로 이동하여 2003년 중국에서 발생한 사스, 2009년 미국에서 발생한 신종플루 사태를 만났다. 그러다가 국장으로 승진하여 보건복지부에서 공공보건, 건강정책 업무를 하면서 2014년 에볼라, 2015년 메르스를 만났다. 그리고 2020년, 마침내 대변인으로서 코로나19를 만나게된 것이다.

보건복지부 대변인에 이어서 2020년 2월 21일 질병관리본부 국립보건연구원장으로 승진하여 중앙방역대책본부 부본부장을 겸임하게되면서, 2월 29일부터 질병관리청장과 격일로 '코로나19 대국민 브리핑'을 담당하게 되었다. 이때부터 실질적으로 방역에 관여하고 브리핑을 통해 대국민, 대언론 소통 업무를 수행했다. 그러다가 2020년 9월 9일 질병관리청이 출범하면서 신설된 질병관리청 차장이 중앙방역대책제1 부본부장, 그리고 국립보건연구원장이 제2 부본부장으로서 백신, 치료제 개발을 총괄하게 되는 체제가 구성되었다. 그러면서 브리핑은지속하되 다만 그 빈도가 줄어들었다. 국립보건연구원장 시절부터 브리핑을 준비하고, 그와 함께 매일같이 개조식 메모[6]를 만들었다. 이는

---

3 1994년 4월에 일본뇌염백신 접종 후 동일 의료기관에서 이틀간 연속으로 소아 사망자가 발생했다. 이를 계기로 예방접종부작용에 대한 국가보상제도가 법제화되었고, 동시에 백신 접종 후 이상반응도 감시체계의 감시 대상이 되었던 사건이다.

4 학위논문으로 항에이즈 치료제가 전체 유행에 미치는 영향을 모델링을 통해서 분석하는 내용을 연구하였다. 감염병 역학, 이론역학을 공부하고 연구하였다.

5 2020년 9월 질병관리청으로 승격되기 전까지는 질병관리본부였으며 그 이전에는 국립보건원이었다.

6 이 메모들은 개인 블로그(https://blog.naver.com/jwk9925)에 공개하고자 한다. 즉, 코로나19 당시 모든 메모, 당시 내가 담당하고 준비했던 코로나19 브리핑 원

각종 방역 정책에 대한 검토 및 고민을 담아, 이를 토대로 일일 브리핑을 준비하고, 이와 관련된 간부 및 직원들과 생각을 공유하기 위한 의견 전달 수단이었다. 당시 이런 정책적 메모 외에도 코로나19와 관련된 국내외 주요 논문[7]에 공개된 주요 내용, 세계보건기구(WHO)[8]를 비롯한 해외 각국의 질병관리기구[9]의 지침이나 주요 발표 사항 등도 매일 정리하여 내부에 공유하였다. 중앙방역대책본부 제2 부본부장으로 브리핑을 지속하면서 메모의 양은 더 많아졌고, 원장 본연의 업무인 R&D[10]와 방역에 대해서 더 많이 고민하게 되었다.

그러다가 2023년 2월 20일 자로 국립보건연구원장 임기[11]를 마치면서 동시에 33년 9개월간의 공직 생활도 마무리하게 되었다. 이후 2023년 4월부터 모교인 연세대학교 산하 보건대학원에서 감염병 역학

문, 또 추가로 이종욱 WHO 총장에 대한 글(이미 『옳다고 생각하면 행동하라』라는 제하에 출간하였지만 그 책들이 이미 절판된 지 오래이고 또 전체 내용이 출간된 것은 아니기에 2006년 당시까지 준비하고 정리한 원고 내용 그대로) 역시 개인 블로그(https://blog.naver.com/jwk9925)에 게재하여 공개하고자 한다.

7   코로나19 당시, 주요 논문 주관 기관에서 연구 결과가 게재된 논문 내용에 무료로 접근이 가능하도록 공개하였기에 상시 접근하여 내용을 정리할 수 있었다.

8   세계보건기구(World Health Organization): 국제연합 산하 전문기구의 하나로 보건 분야를 총괄하는 국제기구이다. 스위스 제네바에 본부를 두고 산하 대륙 및 지역별로 6개 지역사무처로 구성되어 이사회, 집행이사회, 사무국으로 운영되고 있다. 한국인으로서는 이종욱 박사가 총장을 역임하였고, 우리나라가 속한 서태평양 지역사무처장으로 故 한상태 박사, 신영수 박사 두 분이 일한 바 있다.

9   미국 질병관리청(CDC, Centers for Disease Control & Prevention), 유럽연합 질병관리청(EU CDC), 영국 질병관리청(HSA, Health Secutory Agency), 중국 질병관리청, 일본 국립감염병연구소, 대만 질병관리센터, 싱가포르 질병관리센터 등 주요국 질병관리기구를 말한다.

10 R&D는 연구 개발, 즉 Research and Development를 의미한다.

11 국립보건연구원장으로 2년 개방직 그리고 1년 연장을 포함해서 총 3년간 재직하였다.

을 연구하고 강의하게 되면서 이 메모들을 다시 들여다보게 되었다. 그리고 이 메모가, 미래에 필연적으로 다시 발생할 초대형 감염병들에 대응하여야 할 국가, 사회, 학계, 그리고 보건복지부 담당자들에게 무언가 작은 도움이라도 될 수 있겠나는 생각이 들었다. 현장에 있으면서 늘 느꼈던 아쉬움이 있다. 과거를 잘 돌아보고 문제점을 찾고 바꾸면 미래에 닥칠 위기에는 좀 더 잘 대응할 터인데, 대체로 우리는 후대를 위하여 아무런 기록도 제대로 남기지 않고, 시간이 갈수록 망각에 빠져, 결국 새로 사태가 터졌을 때 과거 경험으로부터 어떤 지침이나 지혜도 구체적으로 얻지 못하고, 마치 그런 일을 처음 만나는 것처럼 대응하기 때문이다. 그 아쉬움을 남기지 않으려는 노력과 시도가 바로 이 책을 준비하게 된 이유이자 출발이었다.

책 제목이 『감염병 X – 코로나 이전 세상은 다시 오지 않는다』 인 이유

코로나19 유행 시기에 방역과 R&D 업무에 종사하면서, 코로나19가 끝나면 이후 세상은 달라질 것이라고 계속해서 생각했다. 언제든 감염병 유행은 발생할 수 있고, 그러면 이에 대한 대응 과정을 통해서 사람·사회·국가가 발전하고 진화하며 변하기 때문이다. 그 생각이 정리된 표현이 바로 "코로나 이전 세상은 다시 오지 않는다"였다. 이 말을 왜, 그리고 어떻게 하게 되었는지 지금은 기억이 나지 않는다. 다만, 국립보건연구원, 질병관리청, 보건복지부 시절을 거치며 항상 위기 다음에는 무엇인가 변한 세상이 만들어졌던 것을 기억하였다. 즉, 한 시대가 지나가고 새로운 시대가 올 때마다, 대응도 변했고 조건도 바뀌었고 뭔가 개선되고 발전했다. 나의 이런 생각이 가장 구체적으로 표현되었던 브리핑이 있었다. 2020년 4월 11일에 하였던 대국민 브리핑은 2020년 신천지 상황, 이후 정신병원과 요양병원에서의 집단 발생, 그리고 밀집된 실내 공간을 통해서 다양한 집단 발생을 겪고 있던 시기였다. 이날 브리핑 원고는 다음과 같다.

🌐 코로나 공포가 극대화되고 있던 2020년 4월11일 브리핑 원고

현재 우리의 사회적 거리두기는, 전체 코로나19 유행에서 매우 중요한 고비입니다. 방역 당국으로서 감히 말씀드린다면, 지금이 세계사에서도 중요한 시점이 될 것이라고 생각합니다.[12] 현재 거리두기가 시행된 이후 3주 차 막바지입니다. 지금 두 자릿수 코로나19 발생 규모는 과거 거리두기 이후 1주 및 2주 차 노력이 더해진 성적표입니다. 지금 거리두기를 얼마나 철저히 이행하느냐에 따라서 앞으로 코로나19 유행 규모와 피해가 결정됩니다. 현재가 코로나19 유행 감소를 위한 중요한 시기인데 인생사가 그런 것처럼 하산길이 더 어렵고 위험합니다. WHO 사무총장도, 이미 코로나19의 재유행을 경고한 바 있습니다. 지자체별로 지역사회 감염 'O'이라는 수치, 즉 전혀 발생이 없다는 숫자는 그 자체로 의미가 있습니다. 그러나 반대로 도리어 찾지 못한, 조용한 사례가 있을지도 모르고 그 가능성도 큽니다. 신천지 신도 대유행을 돌이켜보면 금방 이해가 될 것입니다. 유행이 잠잠한 가운데 갑작스레 폭발적 발생이었습니다. 이러한 유행이 언제든 다시 등장할 가능성이 있습니다. 거듭 말씀드립니다만 코로나19 이후는 완전히 다른 세상입니다.[13] 우리는 이제 생활 속 방역으로 가야 합니다. R&D를 통해서 우리 무기, 즉 우리가 개발한 백신과 치료제를 통해서 더불어 거리두기인 생활 방역으로 코로나19를 이겨내야 합니다. 선거도 제대로 치르고[14] 각종 시설이나 활동이 위생적으로 안전하게 이루어지도록 해야 합니다. 세계가 우리를 주목하고 있습니다. 우리가 인류에게 크게 기여하고 지도력을 발휘해야 할 중대한 기로입니다. 국민들 한 분 한 분의 실천이 자신, 가족, 사회는 물론 우리나라와 나아가서 세상을 위해서도 매우 중요합니다.

---

12 지금 돌아와서 다시 읽어보니 너무 거창한 표현을 쓴 것이 아닌가 싶다. 그때는 왜 그랬는지 모르겠다.

13 "코로나 이후는 완전히 다른 세상이다"라는 표현을 분명하게 처음 사용한 브리핑 원고이다.

14 이제와서 보니 선거를 언급하였다. 항상 브리핑문을 만들면서 중립적, 오직 감염병만 생각한다고 원칙을 정했는데 이제보니 선거를 언급한 것이 스스로의 눈에 띄었다.

감염병X - 코로나 이전 세상은 다시 오지 않는다

…코로나19 현안에 집중하면서 방역 당국은 노심초사, 동시에 아슬아슬한 심정입니다. 코로나19 바이러스의 특성을 통해서 많은 상황을 생각하게 됩니다. 즉, 재양성[15], 무증상, 증상 발현 전 전파, 대소변 검출, 환경 생존 등이 두렵습니다. 코로나19의 높은 치명률도 걱정입니다. 만약에 치료제가 개발되더라도 내성도 경계해야 합니다. 백신은 개발에 긴 시간이 소요됩니다. 심지어 개발되더라도 얼마나, 적기에 확보할지 또는 생산할지 접종 계획을 수립하고 실행할지 부작용이 발생하면 어떻게 대응할지 등 고심되는 분야가 한둘이 아닙니다. 이러한 상황을 빨리 파악하고 정리, 분석하여 전문가들과 협의해서 최대한 신속히 대처하겠습니다. 남은 주말 강력한 사회적 거리두기의 실천과 유지를 재차 당부드립니다. 이후에 사회적 거리두기가 포함된 생활 방역을 통해서 완전히 달라진 코로나19 이후의 일상으로 돌아가십시다. 악수가 사라지고, 기침 예절이 일상화되고 어디나 손 세정제가 놓여있고, 아프면 병가를 내고 쉬는 것이 일상인, 즉 건강한 일상이 보장될 미래를 지금부터 만들어가야 하겠습니다.

책의 구성

보통 감염병 위기는 이번 코로나19처럼 시작된다. 사실 감염병은 우리에게 그다지 야박하지 않다. 대개 우리에게 미리 경고해 준다. 미리 대비할 시간도 주고 심지어 미리 통보하기까지 한다. 그러나 그것을 잘 알아보지 못하거나 무시하거나 숨기는 바람에 큰 폭풍으로 변해서 화가 단단히 난 감염병이 무섭게 우리를 위협한다. 방역은 일단 철저하고 빠르고 명확하게 감시체계를 가동하면서 언제든 이상한 징후를 잡아내서 대응하도록 해야 한다. 방역의 첫 단추부터 여러 요소별로 다양

---

15 재양성(再陽性)이란 코로나 바이러스가 일단 체내에서 검출리 안 되어 음성이 되었다가 다시 활성화되어 양성으로 등장한 경우를 말한다. 주로 자체 면역력이 저하된 경우에 발생하였다.

하게, 세밀하게, 그리고 철저하게 준비하고 연습하고 미리 시행해 보아야 한다.

이러한 취지에서 이 책의 1부는 코로나19 기간에 고민한 메모를 토대로 하여 당시 상황을 시기별로 복기하고, 방역 정책 방향에 대한 당시 생각을 정리하여 기록하였다. 그런데 당시 기록한 메모와 글을 이제 다시 읽어보니, 옛말이 하나 떠오른다. 옆에서 훈수 두는 사람에게 장기판의 말이 더 잘 보인다더니! 지금은 직접 방역 대책을 수립하고 집행하지 않지만, 바로 옆에서 바라보니 더 넓은 시야에서 더 많은 것들이 보인다. 마치 레드팀[16]을 두고 항상 비판적으로 피드백을 받는 것이 정책 수립과 집행에 도움이 되듯 말이다. 2부는 코로나를 겪기 이전에 경험한 감염병 대응에 대한 준비와 실제 사례들을 정리하였다. 3부는 방역 십계명, 방역과 관련된 보건의료정책 열 가지 제언을 실었다. 다시 감염병 상황이 발생하였을 때 정신없이 바빠질 보건복지부 후배들을 위하여 나의 경험을 바탕으로 유의할 사항들을 10가지로 요약하여 방역 십계명이라 명명하고 게재하였다. 그리고 이에 더하여 코로나19 이후에 더 분명해진 방역과 관련된 보건의료 정책 방향[17]에 대한 생각들도 정리하여 '보건의료 정책을 위한 10가지 제언'이라는 제목으로 기술하였다. 이와 유사한 코로나19 백서 형태는, 영국 HSA에서 정리하여 온라인에 게재한 글[18]에서 찾을 수 있는데, 그들은 향후 신종감염병을 대응할 방역 관계

---

16 같은 조직 안에서 모의 적군의 입장을 가지고 현 조직의 문제점을 살펴보는 팀을 말하며 여기서는 내부 비판자의 시각을 반영한다는 의미로 사용하였다.

17 기회가 되면 향후에, 방역 이외에 저자가 보건복지부 국장으로서 관여했던 다른 분야의 보건의료정책, 즉 자살예방대책, 금연정책 등 건강정책이나 건강보험정책, 응급의료, 필수의료대책, 공공의대 정책 등에 대해서도 별도로 기록을 남기면서 정책 제언을 하려 한다.

18 Technical report on the COVID-19 pandemic in the UK, https://www.gov.uk/government/publications/technical-report-on-the-covid-19-pandemic-in-the-uk.

자, 연구자들에게 남기는 내용이라는 제목하에 아주 상세하게 정리해 놓았다.

지금도 길거리에는 마스크를 착용한 사람이 많다. 저자가 일하는 연세의료원 캠퍼스 안에서는 물론, 길을 걷다가, 버스를 타다가, 인근 지하철역에서도 많은 사람이 마스크를 착용하고 있는 모습을 본다. 이것이 일단 코로나 이후 달라진 세상의 모습이리라. 누가 시키지 않아도, 강제하지 않아도 사람들은 코로나19 이후 알게 된 것이다. 언제 마스크가 필요하며 어떤 장소에서 마스크를 해야 하는지 인식하게 된 것이다. 이처럼 우리는 진화하였다. 하루하루 안전과 건강, 생명을 지키려 본능적으로 변화해 온 것이다.

이 책에 실린 내용은, 코로나19 전체 기간을, 전체 내용을 다 다루지 않았다. 아니 다 다룰 수 없었다. 이 글은 개인적인 기록에 불과하다. 다만 앞으로 코로나19와 같은 또 다른 신종감염병이 닥치기 전에 방역에 관심을 가졌거나 방역에 종사하고 싶은 사람들에게, 전체는 아니더라도 신종감염병의 편린이라도 이해하는 데 도움이 되고자 작성한 개인의 기록이다. 비록 부족하더라도 어쩔 수 없다. 어느 한 문장, 어느 의견 하나도 다 개인적 의견이다. 다만 34년 가까이 이 길을 걸어오면서 진심으로 깊이 간직한 생각을 열어 놓았으니 각자가 편리하게 취사선택하고 또 영감을 받으면 그것으로 이 글을 쓴 의도는 다 충족되는 셈이다. 그것을 통해서 다음 감염병 발생 시 그 위기에 대응하는 데 조금이라도 도움이 되었다는 얘기를 듣는다면, 그것으로 만족한다.

다시 한번 이 책의 내용은 매우 솔직하게 저자 개인적 입장에서 유래된 의견으로 구성되었다는 것을 강조하면서 두 가지 양해를 독자에게 구한다. 첫째, 읽는 분들이 전체 코로나19 양상을 자세하게 보기를 원했다면 그것을 충족시키지 못했음을 인정하고 미안한 마음이다. 이 책은 순전히 저자의 입장과 의견에 바탕을 두었기에 한계가 있을 수밖에 없음에 대한 이해를 구한다. 그리고 둘째, 같은 사안에 대해서 저자와 다른 생각과 의견을 가지고 있는 사람이 얼마든지 있을 수 있다는 점이다. 같은 사물을 보고도 입장이 다를진데 하물며 코로나19 유행은 워낙 오래 진행되었고 대규모였기에 각자가 바라본 코로나19의 모양은 제각각일 수밖에 없다. 따라서 다른 사람의 의견도 이 책에서 피력된 저자의 의견만큼이나, 아니 어쩌면 더 큰 의미를 가질 것이다. 다양한 시각과 입장을 이해하며 그것이 모두 후세에 전해짐으로써 다음 신종감염병에 대응하게 될 사람들은 지금보다 더 큰 지혜를 가지리라 믿는다.

책을 낼 생각은 있었으나, 정작 그 작업에는 들어가지 못하고 머뭇거리고 있었다. 그러다 연세의대 의학교육학교실 전우택 교수를 만나면서 구체적 작업에 들어갈 결심이 섰다. 의과대학 학생이었을 때 대학 동아리 선배였던 전 교수는 나에게 기독교 신앙과 의학도로서의 자세와 비전을 가르쳐 주었다. 먼 길을 돌아서, 공직 퇴직 후에 이 책을 만드는 길고 긴 작업을 함께 하게 되었다는 것에, 나도 모르게 운명이라는 단어, 그리고 조물주의 존재를 다시 한번 생각하게 되었다. 전우택 교수가 아니었다면 이 책은 결코 만들어지지 못했을 것이다.

마지막으로 코로나19 기간 중 안타깝게도 귀한 생명을 잃은 분들의 명복을 빈다. 코로나19 유행으로 많은 소상공인을 비롯해서 모든 국민들이 불편을 감내하고 경제적으로 힘들었으며 특히 자영업자 중에 재산상 손실을 본 분들이 많았다. 거리두기의 불편함과 그로 인한 피해 등 코로나19로 재산상 피해, 감염으로 인한 신체적 피해, 정신적 피해를 당하신 모든 분들에게 심심한 위로를 드린다. 그리고 코로나19로 고생하며 방역을 위해서 온몸, 온정신 그리고 인생의 일부를 헌신한 모든 분들, 보건복지부와 국립보건연구원, 질병관리청에서 같이 일하고 동고동락했던 모든 분들께 깊은 존경과 감사의 말을 꼭 전하고 싶다.

2024년 8월
권 준욱

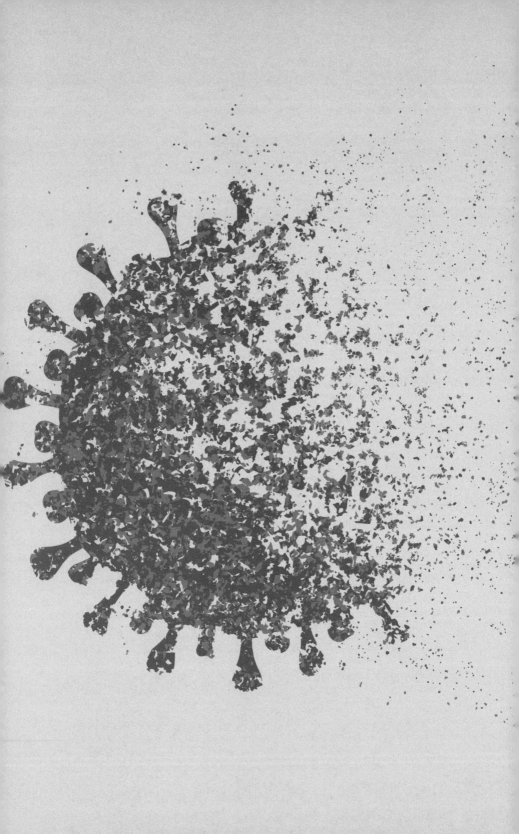

1부

그 전쟁의 시작과 끝

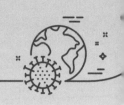

제1장
그때가 이미 시작이었다

—— 중국에서 사스가?

　　2020년 1월 1일, 새해 첫날이자 신정 공휴일이었다. 공휴일에는 다들 출근하지 않기에, 보건복지부 대변인으로서 장관에게 카톡으로만 언론 동향을 보고하게 되어 있었다. 비록 일찍 일어나는 것은 평일이나 다름없지만 그래도 부담이 덜하였다. 마음 편하게 그리고 나른하게 아침을 맞으며 평상시처럼 새벽 4시에 알람 소리 없이도 눈을 떴다. 그리고 제일 먼저 휴대전화를 찾았다. 밤새 새롭게 들어온 카톡이 없는지, 복지부 간부들 카톡방(장관을 제외하고 차관부터 모든 국장, 주요 과장들이 들어와 있는 대화방)이나 장관과의 카톡방(대변인과 장관, 단 둘만 소통하는 대화방)에 새로 올라온 내용은 없는지 바로 확인하고, 이어서 침대에서 빠져나와 서재로 이동했다. 지나가면서 거실에서 자고 있던 반려견 대박이에게 아는 체를 해주고, 책상에 앉아 휴대전화에서 조간신문 스크랩 사이트를 열었다.
　　복지부 대변인 하루 일상은 먼저 새벽 4시 기상부터 시작된다. 4시에 기상하는 이유는, 이때부터 조간신문 기사 스크랩이 차례대로 올라오기 때문이다. 특히 동아일보가 4시 정각에 당일 자 기사를 올리기에, 가장 먼저 보는 신문 중 하나가 동아일보였다. 그리고 이어 다른 신문들도 정리하고 모든 조간신문 중 가장 늦게 5시 정각에 기사를 올리는 조선일보는 가장 뒤늦게 찾아보았다. 조선일보가 조금만 일찍, 아니 4시 30분에만 기사를 올려주어도 대변인 하기가 훨씬 나을 텐데 하고 원망한 적이 한두 번이 아니었다. 5시에 가장 늦게 기사를 올리는 조선일보에 중요한 보건의료 기사가 실리면 그날은 정말 식은땀으로 시작하는 날이었다. 이를 정리하고 분석해서 카톡 보고를 한 후에 또 출근 준비를 하고 전쟁터로 나가기에는 시간이 빠듯하기 때문이었다.

2020년 1월 1일 조간신문 첫 기사인 동아일보를 보면서 사회면까지는 안심하며 동시에 홀가분한 마음으로 계속 넘기다가, 갑작스레 후반부 외신[1]에 북경 특파원발 기사가 눈에 확 들어왔다. '중국 SNS에서 '사스'[2] 발생 소문 확산'이라는 제목이었다. 순간 등골이 오싹했다. 공휴일에 웬 사스 기사가, 그것도 중국에서 오는가 말이다. 왠지 시간이 2009년 신종플루 당시로, 더 거슬러서 2003년 사스 당시로 되돌아가는 기분이었다. 사스? 언젠가 다시 돌아오리라고 생각한 그 사스? 2003년에도 중국 당국 대응에 전 세계 비난이 거셌었고 악몽 같은 유행이던 그 사스란 말인가? 그렇지만 후에 알게 된 사실은 이렇다. 이 당시 이미 코로나는 유행을 시작해서 전 세계로 퍼져나간 후였으며, 이후 3년간의 전쟁이 조용히 그러나 확실하게 시작되고 있었다. 그렇다. 전쟁은 항상 기습으로 시작한다.

—— 동아일보 우한 폐렴에 대한 보도,
    2020년 1월 1일

이 기사는, 동아일보 2020년 1월 1일 자(수요일)에 실린 중국발 신종감염병에 대한 기사였다. 북경 특파원인 윤완준 기자가 작성한 내용으로, 당시 웨이보 등 SNS를 통해서 중국 중부에 위치한 인구 7천 4백만 명 규모 허베이성 성도인 우한시(인구 약 970만 명)에서 사스가 전파되어 환자가 발생하고 있다는 내용을 담고 있

1　2020년 1월 1일 자 동아일보 A16면 기사, 제목: 중국 SNS서 '사스 발생' 소문 확산.

2　사스: 2003년 발견된 신종감염병으로 코로나바이러스에 의하며 비말전파로 파악되었다. WHO가 국제보건규칙2005 개정 이후 최초로 전 세계 위기를 선언한 감염병이다. 중국 광동성에서 최초로 파악된 것으로 알려져 있다.

었다. 기사에는 조사하고 조치를 시행한 주체가 우한시 건강위생위원회[3]이고 이 조직의 통지문 내용까지 등장하고 심지어 인민일보[4] 보도 내용까지 들어 있었다. 결국 중국 내에서 사스 유사 감염병이 발생하여 조사하고 이를 정리하여 중국 내 발표가 이루어진 것은 최소한 2019년 12월 중 아니 그 이전일 가능성이 매우 크다는 얘기였다.

대중이 보는 언론에 이렇게 기사화되었다는 것은 두말할 필요도 없이 이미 중국 내에서는 어느 정도 조사와 분석이 이루어졌고 많은 환자 발생이 나타났다는 것을 의미한다. 우한시 보건 당국은 물론 중앙 정부까지 사태를 이미 파악하고 있었음을 직감했다. 늦어도 2019년 11~12월 중에 우한시에서는 관내에 뭔가 이상한 감염병 사태가 발생했음을 알았을 것이라고 확신했다. 긴가민가했거나 뭔가 감추고 싶었을 것이라는 생각이 들었다. 밝히기 싫은 상태에서 투명하지 못한 조치가 결국 대응을 늦추었을 것이다. '설마' 하는 마음 또는 숨기고 싶은 의도, 그냥 사그라들 것이라는 기대 등이 뒤엉켜, 결과적으로 전 세계 국가에게 적어도 한 달 이상 대처를 지연시켰을 가능성이 있었다. 이때 예상한 대로 (나중에 다른 저술이나 자료를 통해서 알게 되었지만) 이미 2019년 11월에 이탈리아를 비롯한 유럽에서 코로나19가 발생했던 것으로 파악된 바, 실제 중국에서는 이러한 발생이 훨씬 이전인 2019년 하반기부터 사례가 있었을 것으로 보이며 이를 중국 당국이 과연 몰랐을지는 의문이다. 당시 직감적으로 중국 정부는 당연히 알았을 것이라고 확신했고 지금도 그렇게 생각한다.

동아일보 기사에서 더 마음에 걸린 것은 해당 기사가 중국발이라는 점이었다. 중국은 신종감염병이 등장할 여러 조건을 잘 갖춘 지역이다. 인구도 많고 면적이 넓으며 따라서 기후도 다양하다. 또 인수공통감염병으로 시작되는 신종감염병이 출현할 가능성이 높은 주거 환경과 문화를 가지고 있다. 게다가 중국은 지리적으로 우리와 가깝고 교류도

---

3   우리로 치면 시도 보건국, 즉 공식적인 지방자치단체 행정조직이다.

4   중국 공산당의 공식 기관지이다. 사실상 중국 공산당의 입장을 대변한다.

많아서, 만약 중국에서 신종감염병이 출현한다면 당연히 국내 유입도 시간문제였다. 1991년 공중보건의사 시절, 미국 앤 아버(Ann Arbor)라는 도시에 위치한 미시간 보건대학원에서 실시하는 여름철 역학특별강의 과정에 참여하여 당시 에모리(Emory) 대학 교수로 있던 알프레드 에반스(Alfred Evans)[5]로부터들은 이야기가 있다. 중국 광동성에서는 오리, 돼지, 사람이 한 공간에서 생활하기 때문에, 오리에서 시작된 조류인플루엔자 바이러스와 사람의 인간 인플루엔자 바이러스가 돼지에서 동시 감염되고 혼합되어 신형 인플루엔자 출현이 가능하다는 것이었다. 미국 CDC가 항상 이것을 제일 두려워한다면서 신형 인플루엔자가 등장한다면 이는 인류에게 재앙 그 자체라고 들은 기억도 생생했다.

일단 1월 1일은 공휴일이기에 장관에게 카톡으로 해당 기사를 포함한 언론 동향 보고를 보냈다.

—— 우한 폐렴, 1월 2일에도 다시 장관에게 보고하다

다음 날, 2020년 1월 2일 아침, 여느 평일 대변인 언론 보고처럼, 그날 정부 시무식 때문에 서울에서 일정을 시작한 장관 대면 보고를 준비하였다. 하루 만에도 보건복지부 관련 새로운 기사가 쌓이기에 반복해서 전날 기사를 보고할 필요가 없음에도, 1월 2일 대면 언론 보고에서 또다시 이 기사, 즉 동아일보의 우한 폐렴 기사를 출력해서 박능후 장관에게 보고했다. 중요하다고 생각했고 본능적으로 심상치 않다고 판단했기 때문이었다. 특히 방역과장 시절에 겪은 2003년 사스 상황을 언급하며 심상치 않다는 점을 강조했다. 장관에게 이 기사를 질병관리본부에도 바로 공유하여 조치토록 연락하겠다고 했다. 보고 후, 대변인실에 근무하는 사무관을 통해서 그리 조치하였

---

5   미국 질병관리청 출신이다. 역학조사관으로도 일했으며 바이러스 감염병 역학 책 『Viral Infections of Humans: Epidemiology and Control』 저자로 유명하다.

다. 담당 사무관에게 이 기사를 나중에 크게 돌아보게 될지도 모른다고 무의식 중에 얘기하기도 했다. 아마 당시 본능적으로 큰일이 생겼음을 예감한 것이었으리라.

지금 와서 당시 기사를 다시 보면, 투명하지 못하고 앞뒤가 맞지 않았던 중국 측의 모습이 여러 곳에서 드러난다. 먼저 우한시 보건 당국이 원인 불명의 바이러스성 폐렴 집단 환자 발생을 인정했는데도 사스로는 확인되지 않았다는 것을 강조한 점이다. 원인 불명이지만 사스로 확인되지 않았다고 하는 점은, 이미 바이러스 분석을 했고 2003년 유행한 사스의 원인 바이러스와는 뭔가 다르다는 것을 이미 확인한 것은 아닌가 하는 생각이 들게 한다. 인민일보에 인용된 내용 중 다른 중증 폐렴일 가능성이 더 높다고 한 점도 매우 이상했다. 아마노 중국 당국은 사스가 아닌 다른 감염병이거나 아예 신종 바이러스임을 이미 파악한 것이 아닌가 의심되는 대목이었다. 우한시 보건 당국의 언급 중에서 사람 간 전파 현상이 발견되지 않았다고 한 내용이 인민일보에서 똑같이 반복해서 등장하지 않은 점도 불안했다. 이미 사람 간 전파를 확인했을 것이라는 생각도 들었다. 2003년 사스 당시에도 상황 조사와 발표를 지연했던 중국 당국 태도가 이후 크게 변화했을 것 같지는 않아 계속 찜찜했다. 전쟁은 이미 시작되었고 우리에게 계속 경고를 보내왔지만, 뒤늦은 상황에서도 여유를 부린 셈이었다. 그렇다면 전쟁의 피해는 더 커질 뿐이었다.

── 신종감염병과 액운

방역 당국 또는 복지부에서 일하면서 묘한 액운을 가지고 있었다. 항상 불의의 습격을 당한다는 것이었다. 특히 신종감염병 발생은 언제나 나른한 시간대, 즉 방심하는 틈을 노리고 습격해 왔다. 금요일 오후, 주말, 공휴일 등에 소식을 전하고 등장했다. 확률상 일주일 7일 중 주말이 이틀이고 공휴일도 간간이 있는데,

감염병X - 코로나 이전 세상은 다시 오지 않는다

하필 꼭 이때를 골라서 발생하거나 발견되는 이유를 도무지 모르겠다. 주말과 공휴일에 발생 소식을 접할 확률은 상대적으로 낮을 수밖에 없는데 말이다.

2003년 사스에 대한 언론 보도도 주말에 이루어졌다. 당시 국립보건원[6] 방역과장으로서 주말에 원장과 보건복지부에 보고하고, 취재 차량이 없어 취재가 어려우니 인터뷰를 위해서 방송국으로 와달라는 방송사 측의 요청에, 서울 여의도에 위치한 방송국까지 직접 운전하고 가서 언론 인터뷰를 했던 기억도 생생하다. 2009년 신종플루 발생 소식을 WHO 서태평양지역사무처로부터 통보받을 때도 하필 금요일 오후, 그것도 당일까지 이어진 조류인플루엔자 인체감염증 대응 비상 근무[7]를 끝내고 많은 직원과 점심 식사까지 마친 직후였다. 2015년 국내 메르스 발생을 처음 들은 것 역시, 당시 스위스 제네바에서 열린 WHO 총회에 보건복지부 문형표 장관을 수행해서 참석을 마치고 다시 서울로 귀국하기 직전이었다. 더구나 편안하게 잠자리에 든 이후 시간이었다. 그런데 2020년 코로나19의 최초 보도도 신정 공휴일에, 그것도 다른 모든 언론을 제외하고 오직 동아일보 중국 북경 특파원 발 기사를 통해서만, 사회면도 아닌 외신면에서 확인한 것이었다.

---

6   2003년 당시에는 질병관리청 출범 이전으로 국립보건원에 방역과가 있었다. 사스 이후 2004년 질병관리본부가 출범하고 코로나19 이후 2020년 질병관리청이 출범하였다.

7   조류인플루엔자(현재는 동물인플루엔자로 명명)가 발생하면 가금류, 즉 닭이나 오리 등에 대한 살처분이 이루어지고 인체감염 발생 가능성에 대비하는데 이때 농림, 행안 담당 부처만이 아니라 보건복지부, 질병관리청도 비상 근무를 실시한다.

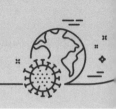

제2장
3년간의 긴 전쟁

—— 3년 동안 7차례 대유행

한국 코로나19 확진자 수 (7일 평균 일일 확진자 수, 단위: 명)

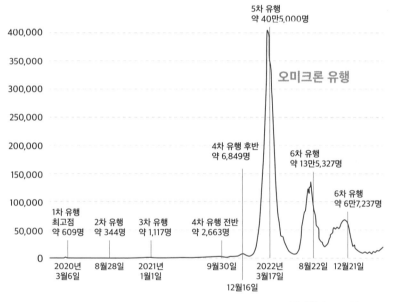

자료 출처: Our World in Data

되돌아보면, 코로나19의 유행 전체 기간은 마치 교향곡 연주를 현장에서 듣는 것처럼 기억된다. 보통 교향곡은 4악장으로 구성되어 진행되지만 코로나19는 우리나라에서는 7차에 걸친 유행을 일으킨 것으로 분류된다. 연주가 시작되기 전 긴장감은 넘치지만 아직은 침착하게 준비하는 조율 시간인 유행 전기를 거쳐서, 연주가 시작되면 본격적인

감염병X - 코로나 이전 세상은 다시 오지 않는다

유행의 시간이 흐른다. 빠르거나 힘차거나 조용하거나 절망적이거나 안심하거나 후회하는 등 감정의 기복이 이어지듯 코로나19는 총 3년 기간 중 갖가지 경로를 지나가면서 모두 7차례 유행을 남겼다.

2020년 1월부터 2월 중순까지는 국내 유입 단계로 유행의 서막에 해당하는 기간이다. 이때 1월 20일 환승객 중 최초로 국내 유입 사례가 발견되었고 이어 산발적으로 확진자가 발견되었지만 접촉자 추적을 통한 관리에 자신을 가지는 등 정중동의 시기가 이어졌다. 그러다가 2월 18일부터 대구·경북 지역에서 신천지 신도 또는 이들 신도와의 접촉자를 중심으로 대규모 확진자가 발견되면서 코로나19에 대한 고삐가 풀리고 드디어 본격적으로 1차 유행이 시작되었다. 이미 이전에 중국으로부터 국내에 잠입한 코로나19는 폭발적 상황을 통해서 정체를 드러낼 준비를 마치고, 광범위한 지역에 산발적인 형태로 국내에 전파되고 있었다. 방아쇠를 당겨서 모습을 드러낼 시기만을 기다리는 중에 신천지를 만난 것이었다. 1차 유행은, 필사적인 방역대책으로 3월 중순경 확산세와 증가세가 둔화되었고 이윽고 사그라들었다. 당시 전 세계가 우리를 주목하면서 코로나19 유행의 경각심을 다졌고 우리는 동네북 신세였다.

그러다가 전세가 바뀌어 2020년 4월 말부터 전 세계에 코로나19 대폭발과 악몽이 시작되었고 도리어 우리나라 방역이 찬사를 받는 일이 벌어졌다. 무사히 국회의원 선거도 넘기고 어느 정도 방역이 자신감이 차 있던 시기인 5월에 서울 이태원 유흥 지역에서 집단 발생이 있었다. 이는 사실상 2차 유행에 대한 미리 닥친 경고였다. 이 집단 발생을 계기로 2020년 6월 말 사회적 거리두기 체계를 구축하였다. 이후 잠잠하던 코로나는, 8월 광화문 집회를 계기로 특정 교회발 집단 발생이 이어지면서 결국 2차 유행으로 이어졌고 11월 중순까지 지속되었다.

1차와 2차 유행은 전파원(전파의 원인 집단), 즉 폭발적 유행을 주도하여 일으키기 시작한 유행 집단을 지목할 수 있었다는 면에서 이후 유행과는 대비되는 특징을 가지고 있었다.

그러나 2020년 11월부터 시작된 3차 유행, 그리고 이후 이어지는

7차까지의 유행은 특정 지역, 특정한 집단이 아니라, 전체적으로 일상 중에 그리고 다양한 집단에서 발생하는 양상을 보인 진정한 대유행이었다. 그리고 코로나19 바이러스도 초기 우한 균주에서 변화무쌍한 각종 변이로 무장한 채 우리를 공격하면서 주인공이 수시로 바뀌었다. 3차 유행은 규모가 커서 중환자실 등 가용 병상도 부족해져 생활치료센터를 가동하는 등 의료적 대응에 진력한 시기이기도 하다. 동시에 코로나19 백신 접종을 강력하게 추진하면서 2021년 6월 말 고령층에 대한 접종을 완료하였기에 전체 코로나 발생이 크게 감소할 것으로 기대하기도 했었다.

그러나 백신접종에도 불구하고 영국에서 발견된 델타 변이가 코로나 유행을 계속 지속시켰고 2021년 7월부터 4차 유행이 시작되었다. 4차 유행은 2021년 12월까지 지속되었다.

백신접종과 거리두기 정책을 근거로 코로나 발생이 증가함에도 불구하고 11월에 위드 코로나를 기치로 일상 회복을 시도하였는데, 이때 코로나19 등장 이후 가장 강력한 오미크론 변이 공격이 시작되었다. 2022년 1월부터 5월 말까지 초유의 대규모 유행이 있었고 이것이 바로 5차 유행이었다. 당시 2022년 3월 17일 하루에만 621,328명의 확진자 발생일, 그리고 동시에 발견되었고 사망자는 429명이 발생하여 최다 확진자 발생일, 그리고 동시에 사망자가 400명을 넘은 최초의 날로 기록되었다. 이때는 전 세계 유행을 우리가 주도한 형국이었다.

이후 또 다른 변이인 BA.5에 의해서 2022년 7월부터 6차 유행이 있었고 마지막으로 2022년 11월부터 제7차 유행이 있었다. 그러면서 결국 코로나19가 매년 동절기에 유행하는 계절 인플루엔자처럼, 일상에서 지속적으로 발생하는 감염병의 하나로 우리 주위에 자리하게 되었다. 코로나는 앞으로도 백신을 통한 인공면역을 필요로 하며 아마도 빈번하게 대규모 감염을 통한 자연면역을 유발할 것이다.

코로나19는 만만치 않은 감염병이었다. 코로나19는 항상 인류의 대응에 적극적으로 저항하고 심지어 격렬하게 반격해 왔다. 특히 백신 접종이 이루어지는 시기에 계속 변이가 출현하면서 미래를 불안하게 했고, 증상은 가벼워지면서도 기초재생산지수[1], 즉 감염전파력은 매우 높아진 형태로 끈질기게 3년간 우리를 위협했다. 과거 2003년 사스와 달리 장기전을 펼쳤고 2009년 신종플루와도 달랐으며, 오히려 1918년 스페인 독감과 유사하게 그러나 위중도 면에서는 덜 위중한 형태로 우리를 공격해 왔다. 코로나는 똑똑하다 못해 얄미울 정도로 정교하게 우리를 괴롭혔다. 앞으로 우리를 공격할 신종감염병의 전형적인 모습을 미리 보여준 창의적인 적군이기도 하다.

—— 유행 전후 그리고 7차 유행을 편의상 총 6기로 구분하다

이 책에서는 우리나라 코로나19 유행 시기를 유행 전기와, 총 7차례 코로나19 유행 시기를 그 특성에 따라 묶은 총 6기로 구분했다. 유행 전기, 즉 코로나 발생을 확인한 이후부터 국내 1차 유행 전까지 유행의 서막을 1기로 하였다. 이어서 본격적으로 1차 유행이 발생한 시기가 2기, 2차 유행이 발생한 시기를 3기로 구분하였다. 이 시기는 상대적으로 매우 긴 시기였으며 이후의 유행과 달리, 중증의 우한 균주가 주도했고 사회적 거리두기 외에 별다른 수단이 없었던 시기였다. 3차와 4차 유행을 묶어서 4기로 했고, 대규모 유행인 5차 유행과 함께 이후 6차와 7차를 전체적으로 묶어서 5기로 구분하였다. 이 시기는 변이가 주도했고 백신접종이 이루어지는 시기였으며 일상을 회복하려 시도한 시기이자 큰 유행을 맞은 시기였다. 그리고 모든 7차례의 큰 유행이 지나간 시기부터 현재까지를 휴전기로 총 6기로 구분했다. 각 시기별로 서두에 코로나 유행을 객관적으로 정리하였고, 당시 방역과 관련하여 고민해서 작성했던 당시 나의 메모를 토대로 각 분야별 주제에 대해 기술했다.

---

1   기초재생산지수는 정확하게는 Basic Reproduction Number인데, 뒤에 74페이지에서 별도로 설명한다.

—— 코로나 3년 유행 전기
(2020년 1월 ~ 2월)

2020년 1월 3일부터 중국 직항 편에 대해서 검역을 강화하여 입국자 감시체계로 국내 입국 가능성에 대한 대비를 시작하였고, WHO를 통해서도 이러한 신종감염병 유행 가능성에 대해서 정보를 수집하는 등 대책반을 가동하였다. 그러던 중 1월 20일에 실제 한국에 입국하다 의심 증상으로 격리된 한 중국인 관광객이 신종 코로나바이러스로 확진되면서 방역 당국에 비상이 걸렸다. 이에 질병관리본부를 중심으로 검역 및 방역을 강화하기로 했다. 질병관리본부는 해외감염병 경보를 유의단계에서 주의단계로 상향했다. 인천국제공항 등 중국 노선이 있는 주요 국제공항을 중심으로 검역을 강화하였다. 질병관리본부 산하에 중앙방역대책본부가 가동되었다.

1월 23일, 외교부에서 우한시에 대해 여행자제, 즉 여행경보상 2단계를, 우한시를 제외한 후베이성 전체에 대해서는 1단계인 여행유의를 발령하여 중국 내 상황에 따른 국내 유입 차단에 착수하였다. 1월 24일, 국내 두 번째 확진자가 발생하였다. 동 환자는 우한시에서 근무하고 1월 22일에 김포공항을 통해서 귀국한 남성이었는데, 이에 방역 당국은 접촉자 추적조사에 착수하는 등 본격적인 역학조사를 실시하고, 정세균 국무총리는 긴급대책회의를 개최하여 대응책을 점검하였다. 1월 25일, 코로나19 오염 지역을 중국 전체로 확대하여 검역을 실시하였다. 전체 입국자에 대해서 건강상태질문서를 징수하고 발열 검사를 실시하는 등 검역 대상을 확대하고 절차를 강화하였다. 1월 26일 국내 세 번째 확진자가 발견되었는데, 중국에서 1월 20일에 입국한 경기도 고양 거주자였다. 정부는 우한시에 남아있는 우리나라 국민에 대해서 전

세기를 통한 입국을 진행하고 있다고 발표하였다. 1월 27일, 위기 단계를 경계 단계로 격상하였다. 1월 28일에는 보건복지부 박능후 장관이 KBS 긴급진단 프로그램에 출연하여 이재갑 교수, 가정의학 전문의인 박광식 KBS 의학전문기자 등 세 사람과 함께 정부 대응책에 대해서 토론하였다. 1월 29일, 우한 체류자에 대해서 정부는 당초 천안시 우정공무원교육원과 국립중앙청소년수련원에 우한 교민을 분산 수용하는 방안을 검토한 뒤, 충북 진천군과 충남 아산시 경찰 인재 개발원으로 격리 장소를 선택하였다. 정부는 30일과 31일 4차례 전세기를 띄워 우한시 체류 한국인 708명을 김포공항으로 송환하였다.

  2020년 2월 1일, 중국 입국자에 대한 제한을 정부 내에서 검토하고 고민하기 시작하였다. 2월 2일 정세균 총리는 발표를 통해서 코로나19에 대해서는 경계 단계를 유지하되, 후베이성에 대해서만 입국 제한 조치를 유지하겠다고 발표하였다. 식약처장은 국내 마스크 공급량 확대를 위해서 제조업체와 비상 대응 체계를 구축하여 운영 중이라고 발표하였다. 이날 대한감염학회를 비롯한 전문가 학회에서는 중국 후베이성에 대한 입국 제한만으로는 부족하다는 의견을 발표하였다. 2월 3일부터는 일부 유치원 및 초중고에서 개학을 연기하거나 임시휴교에 들어가는 등 학생들에 대한 조치가 개시되었다. 2월 5일, 코로나 치료제로 인터페론과 HIV 치료제인 칼레트라[2]에 대해서 보험 급여를 인정하기로 한다고 발표하였다. 이때 중국이 아니라 태국 입국자로부터 확진자가 발견됨에 따라 각종 방역 조치 확대에 대해서 검토하기 시작하였다. 2월 7일 09시 기준으로 신종코로나바이러스감염증 사례 정의를 '중국을 방문한 후 14일 이내 발열 또는 호흡기 증상이 있거나 신종 코로나 유행 국가 여행력 등을 고려한 의사의 소견에 따라 의심되는 자'로 확대하는 등 신종코로나바이러스감염증 대응 절차(5판)를 개정하였다. 2월 7일, 국립중앙의료원에서 동 시점까지 환자 중증도가 사스나 메르스에 비해서

---

2   로피나비르와 리토나비르 성분의 혼합제로 미국계 다국적 제약사 애브비가 당시 국내 판매 중이었다.

낮다는 의견을 제시하였다. 2월 9일, 신종 코로나바이러스의 국내 유입을 추가로 차단하는 대책을 추진하였다. 중국에서의 특별 입국 절차 과정에서 내외국인에 대한 건강 상태 모니터링을 위해 모바일 자가 진단 어플(App)을 사용하여 사후 관리를 강화하고, 중국 외 지역을 통한 감염병 유입에 대비하기 위해서는 의료기관과 약국에 수진자 자격 조회 시스템(ITS³, DUR⁴)을 통해 주요 지역의 여행 이력 정보 제공을 단계적으로 확대하기로 결정했다. 2월 11일, 중앙사고수습본부는 중국 외 제3국을 통한 신종 코로나 바이러스 감염증의 국내 유입 방지를 위하여 지역사회 감염이 확인되는 총 6개 국가와 지역(싱가포르, 일본, 말레이시아, 베트남, 태국, 대만)에 대하여 여행을 최소화할 것을 권고하였다. 2월 12일, 중앙사고수습본부는 중앙방역대책본부와 공동으로 대규모 행사나 축제, 시험과 같은 집단 행사를 개최할 때 주최 기관과 보건 당국이 참고할 수 있는 권고 지침을 마련하여 오늘부터 시행한다고 밝혔다. 2월 16일, 17일에는 방역 당국과 정부의 코로나에 대한 긍정적이고 희망적 언급이 있자마자 바로 16일에 국외 여행력이 없는 29번째 확진자가 발견되었고 이어서 17일에 동거인이 30번 째로 확진되었다.

—— 신종감염병은 항상
해외 유입 형태로 발생했다

과거에도 그러했고 앞으로도 그럴 확률이 매우 높지만 신종감염병은 항상 해외 유입 형태로 국내에서 발견

---

3 여행력 정보 제공 시스템(International Traveler information System)으로 의료기관에서 환자의 해외 여행력을 확인할 수 있는 시스템이며 감염병 예방 관리에 활용된다.

4 의약품안전사용서비스(Drug Utilization Review)란 의약품의 안전성 관련 정보를 실시간으로 제공하여 부적절한 약물 사용을 사전에 점검·예방하는 서비스인데 전국 의료기관과 연계되므로 이를 통해서 다른 의료기관 방문력, 과거 진료 이력 등을 확인하여 감염병 예방 관리에 활용하였다.

되었다. 이는 당연하다. 우리나라에서 자체적으로 신종감염병이 발생할 가능성은 상대적으로 낮다. 신종감염병은 인수공통감염병[5]의 형태로 먼저 자연계, 즉 야생동물에 기생하는 병원체가 변이, 진화 또는 종간 합종연횡 등을 통해서 우연하게 인간이라는 다른 종에 적응하게 되면서 시작된다. 이럴 경우, 필히 국토 면적이 넓고 인구가 많으며 인간과 동물 간의 접촉 기회가 많은 곳, 그리고 자연 환경적으로 기후대가 다양하게 걸쳐있는 지역에서 발생한다. 그런데 만약 이러한 조건을 갖춘 국가가 효과적인 감시체계를 가지고 있다면 자체 발생을 스스로 발견할 것이다. 그러나 해당 국가 감시체계가 미약하여 발견하지 못하거나, 발생 사실을 감추거나, 국제보건규칙[6]에 따른 WHO에 신고 의무를 이행하지 않아 이미 효율적인 감시체계를 운용하고 있는 국가로 전파되어 거기서 발견되기도 할 것이다. 이러한 신종감염병 발생과 발견 사례를 볼 때, 우리나라에서 신종감염병이 자체적으로 등장할 확률은 거의 없다고 봐도 무방하다. 다만, 특별히 예외적으로 동물(조류)인플루엔자 인체감염증의 경우, 어느 정도 존재한다.

이러한 상황에서 신종감염병 대응을 위해 우리나라는 일단 국내 감염병 감시체계에 만전을 기하되, 자체적으로 발생하는 인수공통감염병 사례에 대한 조사와 대비가 우선 필요하다. 그러나 무엇보다도 최우선은 해외 유입 차단이기에 일단 해외 각국의 신종감염병 발생에 대한 상황 파악이 중요하다. 그런데 교통 및 교류 여건상 해외 입국 시 이미 발생한 신종감염병을 막기란 거의 불가능하다. 그렇기에 일단 최대

---

5 사람과 동물에게 각각 감염을 일으키는 경우를 말한다. 동물에서 사람으로 전파된 이후 사람 간 전파가 일어나면 이때는 인수공통감염병이 사람에게 적응되어 인체 감염병이 되는 것이다.

6 국제보건규칙이란 WHO가 주도하여 회원국들이 만든 규약이며 마치 우리나라로 치면 감염병의예방및관리에관한법률의 기능을 하는 국제 법규이다. 여기서는 회원국들에게 감염병 또는 미상의 건강 위협 상황이 발생하면 24시간 내에 WHO에 통보토록 하고 있다(https://www.who.int/publications/i/item/9789241580496).

한 초기에 대비를 위한 시간을 벌려면 과감한 입국 차단 조치를 언제든 할 각오와 준비가 필요한 실정이다. 지금도 어느 국가, 그 국가의 외진 지역에서 신종감염병 병원체 출현을 시도하는 행위가 무수히 이루어지고 있을 것이다. 그러한 행위라 함은 박쥐나 사향고양이, 오리, 각종 철새 등 야생동물을 식용으로 섭취하는 것 또는 인체와 접촉하여 그 야생동물이 가지고 있는 새로운 병원체에 노출된다든지, 분변에 노출된 음식을 섭취하다가 병원체 간에 혼합이 이루어진다든지 등등 다양한 행위가 있을 것이다. 그 무수한 행위나 기회 중에 어느 순간 병원체가 인체 간 전파에 적응되고, 진화되고, 전파되기 시작하여 2019년 겨울 중국 우한시 수산시장에서와 같은 상황을 만나면 폭발적인 증식과 전파가 이루어질 것이다. 또 다른 3년, 아니 그 이상의 참사를 불러올 신종감염이 등장할 확률은 언제든 높다. 그런데 가장 두려운 점은, 이러한 등장에 대해서 우리가 아직도 잘 알지 못하며 따라서 미리 예측하지는 못한다는 것이다.

—— 해외여행 안전[7]과 감염병에 대해서

우리나라는 해외여행과 관련해서 여행경보와 특별여행주의보를 통한 안전 제도를 운영하고 있다. 이 중 여행경보 1단계는 여행유의로 명명했고 남색으로 표시하는 경보인데, 해외 상황이 국내에서 인구가 많은 밀집 도시에 비해 상당히 높은 수준의 위험을 나타낸다는 의미이다. 2단계는 여행자제이며 황색으로 표시하는 경보이고, 국내 밀집된 대도시에 비해서 매우 높은 수준의 위험을 의미한다. 3단계는 해당 국가로부터 출국 권고인데 적색 경보이며, 국민의 생명과 안전을 위협하는 심각한 수준의 위험을 말한다. 이는 해당 국가에서 이탈하라는 경보이다. 마지막으로 여행금지인 4단계는 흑색

---

7   해외여행 안전을 주관하는 외교부 사이트 주소를 참고로 붙인다(https://www.0404.go.kr/dev/main.mofa).

경보이며, 국민의 생명과 안전을 위협하는 매우 심각한 수준의 위험이다. 이 경우에는 아예 해당 국가에 들어가지 말라는 의미이다. 이러한 위험 수준은 해당 국가(지역) 내 범죄, 정정 불안, 보건, 테러, 재난 및 기타 상황을 종합적으로 고려하여 평가한다.

각 단계별 행동 요령은 다음과 같다. 1단계(여행유의)에서는 신변 안전 위험 요인을 숙지하고 대비하며, 2단계(여행자제)에서는 여행 예정자의 경우, 불필요한 여행을 자제하고 이미 그 지역 체류자라면 신변 안전에 특별히 유의해야 한다. 3단계인 출국권고 단계에서 여행 예정자는 여행을 취소하거나 연기하며, 체류자는 긴요한 용무가 아닌 한 해당 국가에서 빠져나오도록, 즉 출국하도록 한다. 마지막 4단계 여행금지 단계에서는 여행 예정자는 여행금지를 준수하며 체류자는 즉시 대피하거나 철수하여야 한다. 특별여행주의보는 여행경보와는 별도로 단기적으로 긴급한 위험이 있는 국가(지역)에 대하여 발령하는데, 특별여행주의보 발령에 따른 행동 요령은 여행경보 2단계 이상 3단계 이하에 준하며 특별여행주의보 발령 기간은 90일을 넘지 않는다. 이러한 해외여행 안전에 대해서는 외교부에서 담당한다.

—— 유행 전기에 중국에 대한 조치를 망설였다
　　과감하게 차단했어야 했는데…

이 당시 가장 중요하고 논의가 많이 된 뜨거운 화두는 중국에 대한 조치였다. 과연 중국에 대해서 입국 제한 또는 차단, 아니 그에 앞서서 애초에 중국에 대해 조치를 할지 말지에 대한 논의였다. 기억을 더듬어보면, 이미 대변인 시절부터 복지부와 질병청 사이에 화상 회의가 이루어지면 바로 중국에 대한 조치로 논의가 뜨거워졌다. 그러나 내부적으로 아무도 중국에 대해서 과감한 조치를 시행하고 이를 책임지고자 하지는 못했다. 우선 국제적으로 보면, WHO가 앞장서서 과감한 조치, 즉 입국 제한을 선도하지 않았다. 복지부와 질병청 주요 간부들이 발언하고 논의를 했지만 결론이 쉽게 나지 않았다. 그 이유는 첫째, 과격한 조치보다는 검역과 발열 감시를 통한 방역으로 충분하지 않느냐는 의견이 있었고, 둘째, 중국으로부터 입국하려는 사람들이 실은 귀국을 원하는 우리나라 국민이라는 사실인데 어떻게 이를 외면하고 입국을 차단하냐는 것이었다. 결국 과감한 입국 차단 조치에 발목이 잡혔다. 합리적인 최선의 대안으로 구상한 것은 입국자들을 의무적으로 자가 격리하는 방안이었다. 이는 재정적, 투입하는 인력 및 자원적으로 시간이 걸리고 부담이 큰 대책이지만 가장 합리적이라고 판단하여 실행한 것이다.

현재는 당시 중국 입국자, 구체적으로는 중국에서 출발하여 국내에 입국하거나 환승하는 모든 사람들에 대해서 어떠한 방역 조치를 취했어야 하는지에 대해서는 이미 결론이 얻어진 상태다. 각종 논문을 통해서 확인한 바에 따르면, 결론적으로 당시에 일시적으로라도 당장 발원지에서 들어오는, 즉 유입 가능성이 높은 사례를 최대한 초기에 막기 위해서는 입국에 대해서 일시적 완전 차단 조치가 합리적이다. 2021년 사이언스지[8]에 게재된 논문[9]을 보면 영국의 경우에 초기 발생 사례를 분석하기 위해서 확진자들의 원래 출발국, 즉 어디서 코로나19가 유래하여 들어왔는지를 파악하는 바이러스 추적 조사를 실시하였다. 그 결과 발생 초기인 1월 말에 중국에서 유입된 총 유입 건수는 매우 작았지만, 결국 시간 흘러서 보니 이후 전체 유행을 주도하였다는 결론을 얻었다. 시기가 중요했던 것이다. 규모는 미미해도 중국에서 들어온 병원체를 통해서 이미 지역사회에 어느 정도 유행이 자체적으로 진행된 3월 중순 이후에는, 아무리 외국에서 규모가 크게 유입되더라도 이미 어떠한 입국 차단 조치인들 별 의미가 없었음을 확인했다. 2월 초부터 이

---

8   주로 기초과학에 대한 논문을 게재하는 저명한 저널 명칭.

9   Science 2021 Feb 12;371(6530):708-712. doi: 10.1126/science.abf2946. Epub2021 Jan 8.Establishment and lineage dynamics of the SARS-CoV-2 epidemic in the UK.

탈리아, 스페인, 프랑스로부터 유입된 사례들의 규모는, 이보다 초기에 중국에서 유입된 사례보다 매우매우 많았지만 이후 유행에 미친 영향은 거의 없었다. 이는 매우 이른 시기인 초기에 작은 규모라도 차단하는 것이 결국 전체 유행 곡선을 낮추는 데 매우 중요하다는 상식적인 상황을 다시 확인한 내용이었다.

우리나라도 마찬가지다. 다시 그 당시로 돌아간다면, 아니 그런 상황이 또 닥친다면 일단 차단하고 볼 일인 것이다. 그런 후에 해당 국가에 거주하거나 여행 중인 자국민에 대한 조치 등 필요한 방안에 대해서는 별도로 조치를 강구해야 할 일이다. 시간을 일단 벌어 놓고 그때 신종감염병에 대한 정체를 더 파악하고 조치를 준비하는 등 대책을 강구하는 것이 일단 옳았다는 생각이다. 물론 이러한 의견도 집단지성, 즉 전문가들과 다시 논의하면서 점검해 볼 사안이긴 하지만, 어떻든 책임은 공직자의 몫이고 다시 그런 상황이 온다면 바로 차단하는 것이 원칙이 되어야 할 것이다.

—— 학교에 대한 조치 배경

신종감염병 유행 초기에 학교에 대한 조치는 일단 1918년 스페인 독감 등 과거 경험한 신종감염병 유행을 참고해 보고자 한다. 스페인 독감[10] 당시 그리고 그 이후에도 항상 신종감염병이 발생하면 영유아를 비롯한 소아 청소년에서 중증 및 대규모 유행 발생을 보였기에 이들 연령대에서 피해를 걱정하게 된다. 일단 소

---

10 1918년부터 1920년까지 전 세계적으로 유행한, 당시 신형 인플루엔자A H1N1형을 별칭으로 스페인 독감으로 부르게 되었다. 제1차 세계대전 참전국이 아니어서 언론 통제가 이루어지지 않은 스페인만이 독감 피해 보도가 많고 이를 후세에 사가들이 스페인에서만 발견되는 기사로 인해 스페인 독감으로 부른 것이다. 실제로는 미국에서 유래하여 제1차 세계대전 참전 군인을 통해 유럽과 전 세계로 전파된 것으로 추정된다. 당시 전 세계 20억 인구 중 최소 5천만 명 이상 사망자가 발생한 것으로 추정되며 소아, 젊은층, 고령층에서 치명률이 높았다.

아들은 청·장년층에 비해서 아직 면역력이 떨어지고, 게다가 학교라는 전파에 최적화된 환경[11]에서 생활한다는 특수성을 가지고 있다. 그리고 이론적으로 과거 병원체에 노출되어 어떠한 면역이라도 확보되어 있을 가능성이 청장년보다 작다. 또한 방역 당국은 이미 동절기의 학교가 인플루엔자 유행 적정 환경, 즉 밀집된 환경과 밀접 접촉 성향을 지녔음을 파악하고 있기 때문에, 소아청소년에서 많은 중증 환자, 나아가 사망 사례가 발생하는 것을 막는 것을 최우선으로 한다. 따라서 학교라는 환경에서 전파를 억제하기 위한 조치는 언제든 신속하게 그리고 강력하게 취해지는 것이 타당하다.

과거부터 지금까지 한국과 중국, 일본 3국 간에는 보건장관회의가 정례적으로 열리고 질병관리기구 수장들 간에도 일 년에 한 번 이 기회를 통해서 만남이 이루어진다. 이런 기회를 통해 서로 방역, 즉 감염병 관리에 대한 경험과 계획 등을 공유하여 왔다. 2000년대 초기 방역과장 시절, 일본에서 감염병 감시체계 전문가인 오카베 노부히코(Okabe Nobuhiko) 박사가 내원하여 감시체계에 대해 발표하면서 일본에서의 인플루엔자 유행이 먼저 학교를 중심으로 소아 청소년 사이에 시작된다는 분석을 공개했었다. 소아와 청소년들은 밀접 접촉하는 행태가 성인보다 빈번하고 활발하다. 즉, 손을 자주 잡거나 친밀감이 높은 행동을 많이 하고, 그리고 밀집된 환경이라 인플루엔자 전파에 최적화된 환경이다. 일본에서 인플루엔자 유행은, 처음에는 학교에서 유행하고 이 인플루엔자 바이러스가 학생들을 통해서 부모에게─가정으로 전파되고 마지막으로 가정에서 직장─성인 사회로 전파된다. 지금도 뚜렷이 기억하는 발표 내용이다.

신종감염병이 등장하고 발생하면 학교와 같이 소아 청소년, 영유아 집단에 대한 보호는 최우선적으로 고려해야 할 사항이다. 다만, 현재 보육시설과 젊은 세대의 육아 부담을 생각하면 이러한 방역 대책은

---

11 학교는 밀집된 인구(학생), 저연령대에서 밀집된 접촉(신체 접촉이 빈번), 각자의 개인 위생이 상대적으로 취약하기에 감염병 전파에 좋은 환경이다.

감염병X - 코로나 이전 세상은 다시 오지 않는다

반드시 육아 담당 부모의 사회 생활에 대한 지원까지 고려하여 재정을
편성하거나 정책을 준비하여야 한다.

—— 1차 유행(2020년 2월 ~ 5월)

2020년 2월 18일 신천지 신도로 밝혀진 31번 째 국내 코로나19 확진자가 발견되면서 1차 유행의 문이 열리게 되었다. 2월 19일에 정부는 역학적으로 파악하고 있는 상황이며 관리가 충분히 가능하고 대응할 수 있다고 보기 때문에 신천지라는 종교 집단에 의하여 코로나19 환자가 다수 발생한 대구광역시를 봉쇄하거나 이동 중지를 명령하는 방안에 대해서는 검토하고 있지 않다고 밝혔다. 또한 중앙사고수습본부는 대구광역시로 현장대응팀을 파견해 대구시와 함께 집중적 조치를 취하는 과정에 있다고 전했다. 2월 20일에 국내 첫 사망자가 발생하였고 대구를 중심으로 확진자가 폭발적으로 증가하였다. 중앙사고수습본부는 코로나19가 방역망 통제 범위를 벗어나 지역사회로 확산되기 시작했다며, 대구시 상황에 대해서는 국내 최대 규모 감염이라는 점에서 엄중히 보고 있다고 밝혔다. 2월 21일, 중앙사고수습본부는 대구·경북 지역에 다수 확진자가 발생함에 따라 방역 대책을 보다 강화하여 실시한다고 밝히고 향후 지역 내 가용 가능한 병상을 확보하며, 확진자 차단을 위해 방역 취약지, 주요 공공시설 및 확진자 동선상에 있는 장소들에 대해서 철저히 방역 관리하고 있다고 밝혔다. 정부는 중앙 – 지방 간 협력체계를 가동하기 위하여, 대구시에서는 범정부특별대책지원단을 구성·운영하고 경상북도 청도군엔 별도 인원을 현장 파견하여 경상북도와 현장 방역 조치 및 역학조사, 병상 인력을 확보하겠다고 밝혔다. 또한 지역 단위를 넘어선 병상·방역 인력 협력체계 구축을 위하여, 국립중앙의료원, 국군대전병원 등에 코로나19 전담병원 운영을 준비토록 했고, 대구·경북에 소재하는 공공병원을 전담병원으로 추가 지정하는 방안을 검토할 계획이라고 하였다. 2월 22

일, 중앙사고수습본부는 대구 및 신천지 대구 교회 협조를 통해 대구 지역 신도 약 9,334명 명단을 모두 확보했다고 밝혔다. 중앙사고수습본부는 1차 명단으로 확보한 4,474명에 대해서는 전원 자가 격리하였고, 행안부 및 지자체 전담 공무원 및 신천지 교단을 통해 관리하고 있다며 1차로 격리된 신도 중 544명이 증상이 있어 진단검사를 시행 중이라고 전했다. 또한 병상 공급은 지역 내 의료기관 병상을 우선 활용하고 국가 감염병 전담 병원 등 병상을 순차적으로 활용할 계획이며, 대구시에서 대구 의료원과 계명대 대구동산병원을 감염병 전담 병원으로 선정하여 운영할 경우, 이와 관련된 지원이 필요하다면 적극 지원하고, 보호 장구·검사 키트·음압 장비·구급차 등 의료 물품이 부족한 경우 적극적으로 추가 지원하겠다고 밝혔다.

2월 23일, 중앙사고수습본부는 코로나로 인한 전국의 위기단계를 최종 4단계인 심각단계로 격상하였다. 이날 교육부는 전국 유치원과 초중고, 특수학교의 개학을 1주일 연기하기로 결정했다. 또한 학원에 대해서는 휴원 및 등원 중지를 권고하고, 방역 상황을 철저히 관리하겠다고 밝혔다. 정부는 대구 시민들에게 2주간 이동을 제한하고 외출을 자제할 것을 부탁했다. 2월 24일, 정세균 국무총리가 대구로 내려가 일선에서 코로나19 방역을 총괄 진두지휘하기로 하였다. 2월 29일, 사회적 거리두기가 본격적으로 시작되었다. 이전까지는 국민의 자발적인 동참에 의한 사회운동 성격이었으나 강화된 사회적 거리두기 이후부터는 정부 방역 대책으로 자리 잡게 되었다. 3월 1일, 모든 코로나 환자 입원 격리에서, 경증 환자는 시설에서 격리하고 중증 환자 위주의 입원 치료를 실시하는 체계로 전환하였다. 이를 위해 생활치료센터를 설치하고 전담 의료진을 배치하여 모니터링을 하기로 하였다. 또한 신천지 교회 신도와 교육생 전체 23만 9천 명 중 94.9%에 대해서 조사를 완료하였다. 3월 3일까지 대구에서만 누적 확진자 3,600명이 발생하였다. 3월 19일, 영남대의료원에서 다발성 장기부전으로 사망한 17세 남고생에 대한 사후 검사 결과가 음성으로 진단되었다. 3월 20일, 이탈리아 교민들 570명이 귀국 의사를 밝혀서 전세기 2대를 투입하기로 하였다. 이 시기에는 주로 마스크 공급 문제 그리고 범유행에 따라, 특히 유럽과 미국을 중심으로 확진자가 급증함에 따라 해당 국가에 거주하는 교민이나 유학생들을 중심으로 국내 귀국 요청이 들어오는 상황이었다. 4월 8일, 총리 발표를 통해서 한국인 입국을 금지한 국가 전체에 대해서 9일부터 무사증 입국 및 사증 면제 조치를 잠정 중단키로 하였다. 동시에 불요불급한 목적의 외국인에 대해서 입국 제한도 확대키로 하였는데, 이는 상호주의에 입각한 조치이며 다만 이 조치에서 중국이 빠져서 논란이 제기 되기도 했다. 그러나 실상은 중국이 해당 조치를 위한 전제 조건에 맞지 않기 때문이었다. 발생 상황이 진정되면서 5월 3일 사회적 거리두기를 완화하여 생활 속 거리두기로 전환한다고 발표하였다. 총리는 복지부와 질병관리본부에 대해서 위기단계를 조정하는 방안도 논의토록 주문하였다.

　5월 6일, 경기도 용인시에서 서울 용산구 이태원 클럽 집단 감염 첫 확진자가 발생하였다. 이 확진자는 4월 20일부터 5월 6일까지 연휴기간 중 서울, 경기, 강원을 돌아다니며 이태원 클럽의 경우 5곳을 방문한 것으로 확인되었다. 5월 8일, 보건 당국은 한 달간 전국의 유흥시설 운영 자제를 당부하였다. 이는 이태원 상황과 관련된 것이었다. 5월 9일, 서울시장은 관내 모든 유흥시설에 대해서 집합금지명령을 내리고 서울 시내 클럽, 감성 주점, 콜라텍, 룸살롱 등 모든 유흥시설에 대한 영업 중지가 실시되었다. 이후 5월 10일에는 경기도, 인천에서 같은 조치를 취했으나 다만 기간을 정하여 2주간 집합금지명령을 내렸다. 5월 11일에는 대전에서도 관내 유흥시설에 대해서 집합 금지 명령을 내렸으며, 서울교육감 제안을 받아들여 교육부는 모든 학교의 등교 개학 일정을 일주일 연기하였다. 5월 19일, 삼성서울병원에서 간호사 4명이 확진되었으며 이 경우 환자가 아닌 내부 직원에 의한 감염이면서 시작일이 불확실한 상황이기에 병원 내 전파 가능성을 시사하는 상황으로 매우 중요하게 받아들여졌다. 5월 23일, 경기도가 기존 집합금지행정명령을 2주 연장하면서 동시에 대상을 추가하여 기존 유흥 주점에 단란 주점, 콜라텍, 감성 주점, 코인 노래 연습장을 추가하였다. 이날 국제적으로 보고되기 시작한 소아청소년 다기관염증증후군(MIS－C)[12]에 대해서 감시체계를 가동키로 하였다. 5월 24일 정부는 클럽, 노래 연습장, 헌팅 포차, 감성 주점 등 총 9종 고위험군시설에 대해서 의무적으로 출입자 명단 작성 시 QR코드를 사용하는 전자출입명부를 도입한다고 밝혔다. 정확한 원리는 정보 작성 후 QR코드를 생성하여(이때 전화번호가 자기 것이 맞는지 확인하는 절차도 들어간다.) 개인정보는 QR코드를 생성한 회사에, 방문 기록은 사회보장정보원에 따로따로 기록된다. 이후 확진자 발생 시 방역 당국의 역학조사 요청이 들어오면 두 정보가 합쳐져 식별할 수 있게 된다. 역학조사가 끝나고 4주 후에는 자동 파기되며, 9종 고위험군시설에 대해서는 의무적 적용을, 나머지 야외시설에는 자율적으로 적용한다. 시범운영을 거쳐 6월 내에 본격적으로 전국에 적용되고, 감염병 위기단계 경보가 경계 이상일 때에만 적용키로 하였다. 한편 PC방, 학원, 종교시설은 중위험시설로 지정되었지만 관리는 고위험시설에 준하는 수준으로 하기로 하였다. 5월 25일 중앙재난안전대책본부는 '교통 분야 방역 강화 방안'을 발표했다. 5월 26일부터 전국에서 버스나 택시를 탑승할 때 반드시 마스크를 착용토록 했다. 운송 사업자와 운수 종사자가 마스크를 착용하지 않은 승객의 승차를 거부해도 사업 정지나 과태료 등과 같은 행정 처분을 한시적으로 면제해주기로 했다. 또한 5월 27일부터는 마스크를 착용하지 않으면 모든 항공사의 국제선과 국내선 비행기를 탑승하지 못하도록 하였다. 5월 26일, 경기도 부천시 쿠팡 물류 센터 근무 확진자가 총 11명으로 늘어났다. 질병관리본부·경기도·쿠팡 등은 합동 회의를 개최하고 이곳 상시 근무자 1,023명 이외에 이달 12~25일 퇴직자 등에 대해서도 코로나 검사를

---

12 Multi-system Inflammatory Syndrome(MIS-C): 코로나19 감염 이후, 소아 청소년에서 발생하는 합병증으로 발열, 발진, 다발성 장기 기능 손상 등 전신성 염증 사례를 말한다.

실시하기로 했다. 향후 확인될 확진자까지 고려해 최후 접촉일로부터 2주가 경과되고, 역학조사관의 의견에 따른 회사 시설 개선 조치가 완료될 때까지 해당 물류 센터 운영을 정지하기로 했다. 5월 27일 경기도 부천 쿠팡 물류 센터에서 확진자가 발생한 것과 관련해 물류 센터 특성을 고려한 방역지침이 필요하다는 지적이 나왔다. 5월 28일, 중앙재난안전대책본부는 6월 14일까지 2주간 수도권 공공부문 다중이용시설 운영 중단 및 노래 연습장, 학원, PC방, 유흥 주점의 운영 자제 행정명령을 결정했으며 모든 집합 행사도 취소 및 연기 조치하였다. 다만 종교시설과 체육시설에 대해서는 별도의 운영 자제 행정명령 없이 방역 수칙 준수 권고만 내려졌으며 수도권 소재 기업체들에 대해서도 강력한 방역 수칙 준수를 권고했다.

── 신천지, 1차 유행 전파 중심집단이 되다

코로나19 유행 중에 다양한 전파 중심집단, 즉 Core group[13]을 보았지만 하나같이 뜻밖의 집단이었다. 중심집단이란 말은 미시간 보건대학원 박사 학위 유학 시절에 지도교수인 제임스 쿠프만(James Koopman)이 에이즈 전파 모델을 설명하면서 가르쳐 준 개념이었다. 에이즈의 경우에는 남성 동성연애자 집단이 초기에 왕성하게 원인 바이러스를 전파시키고, 시간이 흐르면서 이성애자, 즉 대다수 일반인에게 전파되면 그때는 걷잡을 수 없는 대규모 유행이 지속되는데, 이때 동성연애와 이성연애를 동시에 하는 양성애자[14]가 이

---

13 감염병 확산에 결정적인 역할을 하는 집단을 말한다. 예를 들어서 성 접촉과 혈액으로 전파되는 에이즈의 경우, 초기 확산에 남성 동성연애 집단이 중심적 역할을 했는데 이들이 에이즈 전파 초기에 중심집단이 된다. 중심집단은, 각 감염병별로 그리고 지역, 시기와 여건에 따라서 다르다.

14 영어로는 bisexual이라 하며 동성애와 이성애를 동시에 하는 성취향자이다. 동성애자로부터 이성애자에게로 에이즈 바이러스를 퍼나르는 역할을 하여, 전파 활동은 왕성하지만 소수인 동성애자에 머물던 에이즈가 인구 절대다수인 이성애자 집

두 집단 사이에 에이즈 전파의 매개 역할을 한다는 설명을 들으면서 익숙해진 개념이었다. 즉, 중심집단은 그때그때 상황에 따라서 다르며 역할이 다하면 바뀌는 개념이라는 것이다. 이는 방역에서 집중할 대상을 찾는 데 매우 중요한 개념이었다.

당시 보건복지부 대변인으로 일하면서 아직 국립보건연구원장으로 임명되기 이전이었는데, 경황없는 급박한 시기에, 상상조차 하지 못한 중심집단인 특정 종교 집단이 코로나19의 핵심 전파집단으로 등장하여 매우 당황하였다. 이후 코로나19 상황을 돌아보면, 해당 집단은 충분히 전파 중심집단이 될 특징을 가지고 있긴 했다. 첫째, 예배 중 긴 시간 동안 참석자들 사이에 아주 긴밀하고 밀접된 접촉이 이루어졌다. 둘째, 노래, 기도, 복창과 같은 활동을 했다. 구성원 중 만약 확진자가 있을 경우에는, 인체에서 바이러스가 함유된 나가는 호흡(호기)을 통해서 많은 병원체가 상대적으로 좁은 공간으로 전파되니 많은 환자가 발생하는 것은 당연했다. 셋째, 예배와 식사, 교류 등이 좁은 공간, 거의 밀폐된 공간에서 이루어진 것도 중요했다. 결국 코로나19 전파 삼박자 즉, 3밀(밀접, 밀폐, 밀집)[15]이라는 조건이 잘 갖추어진 상황이었다. 그런데 문제는 이러한 환경과 여건이 어디 이곳, 이 집단뿐이겠냐는 것이다.

방역 당국 내에서는 신천지 신도들 사이 집단 발생과 관련해서 방역 강화 대책은 물론 신속하게 조치해야 하겠다는 판단에서, 우선 전국에 일시적으로 2주간 거리두기 실시를 고민하였고, 혹은 대구 지역 등 일부를 대상으로 사회적 거리두기를 고민하게 되었다. 다른 한편으로는, 신천지 신도들 사이에 코로나19 유행의 전파 경로, 발생 경로를 파악하는 것이 중요하다고 생각하였다. 그래서 혹시 신천지 신도들 중 최근 중국 출입국자가 있는지 확인할 필요성이 있다고 주장했다. 3월 1일에는 방역 측면에서 특히 신천지와 관련된 집단 발생과 신천지와 관

단으로 전파시키는 역할, 즉 다리(bridge) 역할을 한다고 비유한다.

15 3밀이라는 표현은 당시 질병관리청 고재영 대변인이 최초로 사용한 것으로 기억한다.

련이 없이 발생한 집단 발생 두 가지 유행에 대한 분석을 해야 한다는 점을 강조했다. 또한 신천지 상황을 토대로 유사한 발생이 가능한 상황, 즉 집단 발생이 우려되는 시설들, 예를 들어서 의료기관, 복지시설, 교육시설, 그리고 당연히 이미 파악된 중심집단의 특성을 가진 다른 종교시설에 대한 집중 관리도 생각하게 되었다.

—— 코로나, 우리의 약점을 파고들다

　　　　　　　　　신천지에 이어 대구와 경북 지역에 위치한 정신의료기관에서도 집단 환자 발생이 이어졌다. 과거 2015년 메르스 유행 이후, 방역체게 개선 대책을 통해서 상급 및 종합병원 위주로 음압병실 의무 설치 확대 그리고 응급실에 대해서도 별도로 최소 음압병실을 2개는 갖추도록 의무화했고, 동선도 감염병 의심 환자의 경우에는 별도로 구축하는 등 지속적인 개선 조치를 취했었다. 이런 노력이 이루어졌기에 전반적으로 코로나19 전체 기간에 상급, 종합병원에서는 대체적으로 큰 원내 유행없이 양호한 결과를 거두었다고 생각했다. 그러나 아쉽게도 재정적 이유로 메르스 이후 개선 대책을 요양의료기관, 정신의료기관에 대해서는 적용하지 못하고 차후로 미루었는데, 결국 코로나19는 이러한 약한 고리를 놓치지 않고 파고들었다. 후회해도 소용없는 일이었다.

메르스 이후 개선 대책을 준비하고 진행하면서 분당서울대병원장을 지낸, 정형외과 전문의인 서울의대 출신 정진엽 장관의 말이 아직도 뇌리에 선명하다. "이번에는 재정적 이유로 요양병원에 대해서는 조치를 못했지만 반드시 이후 별도로 개선 대책을 세우고 진행해야 한다." 정 장관은 의사로서, 특히 항생제 내성과 원 헬스(One Health)[16] 등 감염

16　원 헬스는 사람, 동물, 식물, 그리고 환경 등 상호 관계를 인식하여 적정한 건강 문제를 해결하려는 접근법을 말한다. 다음의 링크를 통해 다양한 정의를 소개한다 (https://nih.go.kr/nohas/aboutOH/OHdefinition.do).

병 전반에 관심이 매우 컸다. 그는 집요하게 방역 정책을 밀어 부쳤다. 원 헬스 관련 회의에 복지부 장관이 직접 팔을 걷어붙이고 현장에 참석하니 다른 부처에서 관심을 안 가질 수 없는 상황이었다. 역시 전문가 또는 관련 분야에 종사해 본 경험자인 리더가 그 일에 집념을 가지고 추진하는 것이 중요하다는 것을 현장에서 보고 배웠다. 개인적으로는, 코로나19 초기에 요양병원, 심지어 정신병원을 중심으로 집단 환자가 발생하자, 심적으로 몹시 괴롭고 아팠던 기억이 난다. 어쩌면 코로나19가 그렇게도 방역 당국이 대비하지 못한 빈틈, 즉 약한 곳을 잘 파고들어 오는지 놀랐다. 요양의료기관이나 정신의료기관은, 의료 관련 감염 사각지대이고 따라서 코로나19에도 대처가 힘들었다. 이는 차후 유행이 일어나는 복지시설, 각종 집단거주시설과 마찬가지이며 고통의 전조였다.

—— 방역 정책은 결국 국가 전체를 아우르는 정책이다

신천지 집단 발생 당시 복지부 장관이었던 박능후 장관은 학부에서는 경제학을 전공하였지만 이후 미국 버클리대학 유학을 통해서 사회복지학 박사 학위를 취득한 복지전문가이다. 그의 입으로부터 신천지 사태를 맞아 우리 사회에 이러한 코로나19 전파 가능성이 큰 집단에 대한 사회학적 접근이 필요하다는 언급이 나왔던 것을 기억한다. 박 장관은 특히 수도권 인근을 중심으로 특정한 집단에서 열정적인 모임이나 활동으로 인한 긴밀한 접촉이 실내에서 오래도록 이루어질 가능성이 높다며 매우 많은 확진자 발생을 우려했다. 동시에 그는 우리 사회를 사회학적 구성 집단으로 분석하고 이 집단 중에서 코로나19 유행을 주도하거나 위험 행위에 해당하는 집단을 파악하는 것이 필요하다는 인식을 강조하며 조사가 필요하다고 하였다. 그런 전문가들이 사회학 분야에 많다는 발언도 기억한다. 나 역시 당시 박능후 장관 언급으로부터 감염병 유행 관리가 방역에만 그치는 것이 아니라, 광범위한 사회학적 접근도 필요하다는 인식을 하게 되었다. 방역을 단순히 보건의료 정책의 한 부분으로만 봐서는 안 되겠다는 자각을 그때 깊이 하였다. 방역은 감염병, 나아가서 보건 분야만의 정책이 아니라 사회 전체, 아니 미증유의 큰 유행까지 결국 국가 전체가 달려들어서 해결해야 하는 국가 정책이다. 평소에 방역 정책 담당자 또는 전문가들은 좀 더 넓은 시야를 가지고 정책을 준비해야 하고, 유사시에는 시간이 부족하고 어려워도 머릿속으로라도 사회 각 분야, 심지어 경제, 지역사회, 교육, 행동 심리 등 다방면 전문가들이 참여하고 함께 고민해야 한다. 당시 이러한 박 장관의 의지는, 그러나 워낙 눈코 뜰 새 없는 방역 조치 상황 탓에 그냥 지나쳐 버리고 말았다.

—— 거리두기 정책 근거

거리두기는 우리 신체를 바이러스와 충분히 감염되지 않을 만큼의 거리를 두게 함으로써 감염을 막는 방역 전략 중 하나다. 거리두기는 구체적으로 구분하면 개인적 또는 집단적인 비약물적 개입(NPI[17])으로 구분한다. 비약물적 개입이 아닌, 약물적 개입은 글자 그대로 치료제와 백신 등을 통한 조치이다. 예방 목적의 치료제 투입도 포함된다. 그런데 이미 알다시피 신종감염병 초기에 약물적 개입은 대체로 수단이 없거나 불확실하다. 따라서 초기에는 주로 NPI로 대응하면서 약물적 개입을 위한 수단이 확보되기까지 시간을 벌고 이때 치료제와 백신을 개발하여 최종적으로 약물적 대응으로 극복하는 경로가 이어진다. 코로나19의 경우, 그리고 2009년 신종플루가 이에 해당했다. 물론 약물의 개발없이도 NPI만으로 극복도 가능한데 이는 감염병의 전파력이 크지 않은 경우에 해당하며, 2003년 사스의 경우가 그러했다.

---

17 NPI: Non-Pharmaceutical Intervention이며 비약물적 개입이라고 번역한다.

이러한 NPI는 크게 개인적 NPI와 집단적 NPI로 나뉜다. 개인적 NPI는 손 씻기, 마스크 착용, 자가 격리 등을 말하고, 집단적 NPI는 휴교, 출입 금지, 이동 제한, 완전한 이동 금지, 즉 봉쇄 등의 조치가 있다. 이러한 집단적 NPI를 우리는 특히 사회적 거리두기라고 칭했다. 사회적 거리두기는 전체 방역 대응 수단 중 일부이며 거듭 강조하지만 치료제와 백신이 없는 상황에서는 유일한 대응 수단이기도 하다. 국가별로 그때그때 가용한 자원에 따라서, 그리고 감염병의 전파 속도, 감염 경로, 치명률 등에 따라서 최종적으로 거리두기 수단이 결정된다. 최악의 경우에는 소위 완전 폐쇄, 즉 락다운(lock down)이 이루어진다. 이 경우는 모든 활동을 정지하고 소위 외출을 통한 모든 접촉을 일정 기간 아예 차단하는 것이다. 완벽하고 강제적인 거리두기이다.

2020년 코로나19의 공격 당시, 어떠한 거리두기가 얼마만큼 유행을 감소시키는지에 대한 이론적 근거를 영국 이론 역학자들이 모델링 기법을 통해서 제공하였다. 영국 임페리얼 대학[18] 이론 역학자인 닐 퍼거슨(Niel Ferguson) 교수가 이끄는 팀은 당초 인플루엔자 유행을 연구하기 위해서 만들어진 모델을 기반으로, 코로나19에 대해서 다양한 시뮬레이션을 시도하여 각 사회적 거리두기의 효과를 비교하였다. 즉, 치료제와 백신이 없는 상태에서 학교 휴교, 환자 격리, 70세 이상에 대한 이동 차단 등의 다양한 대책을 취했을 때 발생하는 중증 환자 규모를 추계하였다. 그리고 아무것도 하지 않았을 경우, 즉 NPI를 실시하지 않았을 경우의 코로나19 발생과 비교하여 제한된 의료기관의 병상과 치료 능력을 비교해서, 감당해낼 수 있는 정도로 발생을 줄이려면 어떠한 거리두기를 선택해야 하는지를 시뮬레이션으로 추계한 모델링 결과를 도

---

18   영국 임페리얼 대학은 현대 이론 역학의 대가인 로버트 메이(Robert May), 로이 앤더슨(Roy Anderson) 등이 재직했던 곳이며 지금도 각종 이론 역학 분야를 선도하고 있다. Niel M Ferguson et al. Report 9: Impact of non-pharmaceutical interventions(NPIs) to reduce COVID-19 mortality and healthcare demand, Imperial College COVID-19 Response Team, 2020 Mar 16.

출하였다. 이를 토대로 영국에서는, 결론적으로 최대의 비약물적 수단을 동원해야 한다는 결론에 도달했고 거리두기를 시행한 것이다. 다른 나라도 마찬가지였다. 이런 물결을 보면서 우리나라도 거리두기를 진행했다. 이후 거리두기는 코로나19 기간 내내 방역의 근간이 되었다. 앞으로도 다른 무서운 신종감염병이 등장했을 때 초기 대응 수단, 즉 백신이나 치료제가 불가능하다면 다시금 사용할 수단이다. 아니 그러한 수단이 있다 해도 어차피 동시에 사용을 고려해야 할 수단이다. 또 다른 신종감염병 대응을 위해서 이러한 이론 역학 능력을 우리도 가지고 있어야 할 것이다.

—— 2020년 2월 국립보건연구원장으로 발령, 브리핑을 시작하다

2020년 2월 21일, 우여곡절 끝에 결국 코로나19 상황으로 인한 방역의 긴급성 때문에 국립보건연구원장으로 발령받았다. 연구와 개발이라는 업무보다, 당장은 코앞에 닥친 코로나19 방역에 최선을 다하려는 정부의 의지가 원장 발령 인사로 표현된 것이라고 들었다. 보건복지부가 자리한 세종특별자치시에서 국립보건연구원[19]이 위치한 충북 오송까지는 20km가 넘는 거리다. 상황

---

19 국립보건연구원은 1945년 해방 직후 조선방역연구소로 출발하였으며 당시 모범보건소, 국립화학연구소 등 세 기관이 1959년 중앙보건원으로 통합하여 출범하였다. 이어서 1963년에 국립방역연구소, 국립화학연구소, 보건요원양성소, 국립생약시험소를 모두 통합하여 국립보건원으로 통합하고 이어서 1966년에 국립보건연구원으로 개칭하게 된다. 이후 만성병과 유전체 연구에 대한 조직이 신설되었으며 2003년 사스 유행 이후 질병관리본부로 확대 개편되었다. 이때 질병관리본부 산하로 국립보건연구원이 자리하게 되었는데 당시 연구와 방역을 한 기관에서 시행하는 독특한 기관 구조를 유지하게 되었다. 국립보건원은 현재의 질병관리청의 모태이자 국립보건연구원으로 남아 있다고 할 수 있다. 참고로 미국의 경우에는 보건인적자원부 산하에 우리의 식약처(국무총리 산하), 질병관리청, 질병관리

이 상황인 만큼 짐을 옮기거나 원장 관사 입주 등의 정리에 앞서서 일단 몸 먼저 오송 사무실로 이동하였다. 부임 직전에 박능후 장관으로부터 코로나19 상황에서 긴급한 대응을 강조하는 말씀을 들었고 또 자리를 잡으면 정은경 질병관리청장을 보좌하여 대국민 소통 활동을 하도록 지시받았다. 공중보건의사로 공직의 첫걸음을 뗀 그 기관으로 가게 된 것도 운명이었다. 더구나 코로나19 상황이라는 절박한 시기에 그곳으로 가게 된 것도 운명이리라.

—— 이 와중에 이웃 일본을 직격하다

브리핑과 관련해서 아직도 기억나는 것은 우리나라에 신천지로 인한 코로나19 유행이 대규모로 발생하자, 일본 정부가 우리나라 국민의 일본 입국을 제한하는 조치를 취하려 해서 이를 반박하는 답변 자료를 준비토록 했던 것이다. 상황이 발생하면 이웃이고 친구고, 우방 – 적국이 따로 없는 상황이 된다. 친소 관계나 우호국을 따질 겨를이 없는 것이다. 개인처럼 국가도 마찬가지다. 평소 이웃이나 동맹국 여부를 따지지 않고 일단 자국이 먼저 살아야 한다는 절박감에 파묻힌다. 당시 일본의 태도는 자기 한 몸 지키고자 절실하게 매달리는 것과 같았다.

코로나19 초기에는 신천지 신도 중 집단 발생으로 우리나라가 전세계 주목을 받았다. 그러나 곧 상황은 역전되어 우리나라는 강력한 거리두기 등 방역 정책으로 안정을 찾았다. 일본을 포함해서 선진국들, 아니 거의 대부분 국가들은 소위 공황 상태 수준으로 많은 코로나 발생이 이어지면서 반대로 우리나라가 돋보이게 되는 상황이 되었다. 영원한 우방이 없다고 하지만, 코로나19 와중에, 또한 이후 백신 확보에서도 어느 국가든 자국 우선으로 과다한 물량 확보에 노력하는 등 무리한 행태를 보였다. 결국 믿을 사람은, 우리 국민을 지켜야하는 사람은 바

청 산하 국립보건연구원과 같은 기관들이 독립적으로 소속되어있는 형태이다.

로 우리 스스로밖에 없었다. 당시 3월 28일 브리핑을 통해서 방심하지 말자고 호소했던 기억도 새롭다. 방심이야말로 또 다른 코로나였기에 방심하지 말자는 언급을 첫 브리핑의 화두로 선택하였던 것이다.

🌐 **2020년 3월 28일 브리핑 원고**

이번 주말에도 거리두기의 실천을 당부드립니다. 이제 전체적으로 격리 해제 규모가 전체 누적 확진자의 절반을 넘어섰습니다. 그러나 방심은 금물입니다. **한 방울의 먹물이 물잔의 물 전체를 검게 물들게 합니다.** 방심하지 말고 끝까지 노력합시다.

── WHO의 공중보건위기 선언, 너무 늦었다

당시 전 세계 코로나19 발생과 관련, 브리핑을 통해서 WHO 사무총장 발언을 인용하여 범세계적 위기 선언이 곧 있을 것이며 따라서 대규모 유행이 임박했다는 발언을 저자는 과감하게 했다. 그런데 당시 이런 저자의 발언에 대해 대규모 유행이란 말은 사용하지 말라는 얘기를 질병청 대변인으로부터 전해 들었다. 일종의 경고 비슷한 느낌이었기에 아직도 기억에 남아있다. 순간 멈칫했지만 돌이켜보면 결국 글로벌 대유행이 선언될 상황이었다. 다만, 당시 상황과 전망 그리고 코로나19에 대한 국민들의 불안감을 생각하면 조금 더 조심스러운 발언이 필요하지 않았을까 하는 의견을 피력한 것으로 이해했다. 경고의 출처는 잘 모르고 지나갔는데, 감염병 역학을 전공한 나에게 세계적 범유행은 불가피한 것으로 생각되었다. 더구나 이종욱 WHO 총장, 그리고 많은 복지부 의사 공무원 선배들에게 방역은 반 발짝이라도 앞서 나가야 하며 항상 비관적으로 대응하라고 배웠기에 당시 후회는 없었다. 그리고 이때부터 원장으로서 코로나19에 대한 치료제와 백신 개발에 최우선 업무 순위를 두고 준비토록 다짐했다. 드디어 2020년 3월 12일에 WHO가 전 세계를 대상으로 국제보건규칙[20]에 의거, 코로나19 대유행을 국제 공중보건위기[21]로 선언하였다. 많이 늦은 감이 있었다. 만약 이종욱 총장이라면 훨씬 이전에 신속하게 시행했을 것이다. 좀처럼 조직력을 보이지 못하고 느린 WHO에 대한 원망이 뇌리에 남아있다.

── 기존 약제의 용도 변경 연구 제안이 물밀듯이 들어오다

이때 국내 임상 전문가들로부터 각종 약제에 대한 용도 변경[22] 연구에 대한 제언이 쏟아져 들어왔다. 이미 다른 목적으로 사용 중인 항생제, 또는 다른 치료제 등의 약제가, 허가 용도 외에 코로나19에도 효용이 있는지 연구해 보자는 제언이었다. 결과적으로 이들 중에서 효과나 효용이 있다고 결과가 나온 것은 없었다. 그러나 결국 실패했다는 사실은 그리 중요하지 않다고 생각한다. 도리어 시도한다는 것 자체가 중요하다. 공식적으로 그리고 개인적으로 면

---

20 국제보건규칙, IHR(International Health Regulation)은 WHO가 주관하는 전 세계 감염병 관리의 규약으로서 국제사회에서 감염병을 규율하는 국제법의 일종이다. 여기에 각국의 신고 의무 대상, 절차, 위기 시 취해야 할 조치 등이 적시되어 있다. 최초로 콜레라 유행 시 국제위생규칙으로 시작해 2003년 사스 이후 이종욱 총장 주도로 IHR2005로 개정되어 오늘에 이르고 있으며 현재 코로나 이후 한창 개정 작업 중이다.

21 국제보건규칙2005에 의해서 국제적 대응이 필요한 공중보건 위기를 선언하도록 되어 있다. 선언이 이루어지면 즉각적인 국제적 대응, 즉 필요한 경우 입국 차단이나 여행 제한 등을 권고할 수 있다.

22 이미 약물의 용도로 허가받은 분야 외에 코로나19에도 효과가 있는지를 확인하는 것으로 당초 용도와 다른 사용을 위한 준비이다. 예를 들어서 암 치료제나 관절염 치료제 등이 코로나19에 효과가 있는지를 시험해 보려는 것이다.

식이 있는 전문가들이 메일을 통해서 많이 제안을 해왔다. 당시 이 내용을 취합하여 내부에서 정리하고 또 전문가 회의체를 구성하여 집단지성으로 검토하고 우선 순위를 정해서 연구 조사를 진행토록 했다. 다만, 좀 더 속도를 올려서 빠르게 진행했어야 하는데 국립보건연구원장의 본연 업무인 R&D에 속도를 올리지 못한 것을 지금도 죄송하게 생각한다.

—— 생활 방역 개념 출발

당시 내부 회의에서 생활 방역이란 명명으로 거리두기를 주장하고, 일상을 조금이라도 회복하고자 학교 개학을 주장했던 기억이 난다. 결국 거리두기를 하면서도 일상을 지속해야 한다는 의견을 전체 회의에서 언급한 것이다. 기초재생산지수에 대한 언급도 했다.

지금도 마찬가지이지만 나는 코로나19로 인해서 달라진 세상을 꿈꾸었다. 즉, 감염병을 겪으면서 인간도 진화해야 한다는 점을 지속적으로 강조한 것이다. 과거 19세기 말에 결핵 유행을 겪으면서 거리에서 침 뱉기가 사라져 갔듯 이제는 달라진 세상을 만들고, 코로나19와 같은 호흡기 감염병이 오더라도 이를 일상으로 여기면서 이겨내고 경제활동, 교육, 문화 등을 영유해야 한다고 생각했다. 직장에서 아프면 쉬는 것이 정상이고 언제나 받아들여져야 하는 세상이 되어야 한다고 주장했다. 일상도 바꾸고 거주와 문화, 이동 등 생활도 바뀌어야 하며 경제적 투자 및 연구와 개발이 필요하다. 고령화와 바뀌는 거주 조건에 제도와 법령도 따라서 정비되어야 한다. 환기를 조사하고 이를 유지하는 체계에 대해서 연구하고 생활에 적용하여야 한다. 분야별로 보면 우리의 주거 환경, 즉 건축도 바뀌어야 한다. 학교의 교육도, 문화 공연의 형식이나 형태도 새롭게 창의적인 파괴와 혁신을 꿈꾸어 보아야 한다는 생각이었다. 다만, 당시 좀 이른 주장이었는지 내부 회의 참석자들이 생활 방역이란 단어도, 그런 개념 제안에 대해서도 생소해했고 어색해했다. 원장이 갑자기 그런 발언을 하니 반대하는 분위기도 강했던 걸로 기억한다. 돌이켜보면 너무 이른 주장이었고 괜히 직원들에게 할 얘기가 아니라 원장의 윗선에 있는 힘을 가진 사람들에게 했어야 할 소리였다. 과도하게 앞서 나간 발언을 했다. 다만 후회는 없다.

—— 당시 WHO총장이 이종욱이었다면 달랐으리라

당시 WHO 사무총장이 우리나라 신천지 신도 중 대규모 유행 발생을 계기로 이후 대한민국 내에서 다른 유행 가능성을 언급했다는 내용을 접했다. 우리나라가 코로나 대유행의 상징처럼 취급되고 또 다른 유행 가능성의 사례로 언급된 것이다. 당시 심한 모욕감을 느꼈고 메모에도 기록했었다. 코로나 초기에 제대로 조치도 취하지 못한 WHO가, 그 기구의 사무총장이, 방역 선진국인 우리나라를 향해 또 다른 유행 가능성을 운운하다니! 당시 분위기로는, 우리나라가 전 세계에서 동네북이 된 상태였다.

그때 과거 WHO 사무총장을 역임한 이종욱 총장이 떠올랐다. 저자는 2006년 이 총장 별세 이후 약 1년간 작업을 거쳐서, 2003년부터 2006년까지 제네바 파견 근무 당시 일기를 바탕으로 이종욱 총장에 대한 책 『옳다고 생각하면 행동하라(가야북스, 2007)』를 출간한 적이 있었다. 지금까지도 만약 우한 폐렴 당시, 즉 2020년에 이종욱 총장이 WHO 수장이었다면 과연 WHO는 어떻게 대응했을지를 생각해 본다. 아마도 2003년 사스를 경험한 이종욱 총장은, 즉시 비상 상황을 선언하고 중국에 좀 더 적극적인 조치를 취했을 것이다. 이종욱 총장은 1997년 중국 홍콩에서 발생한 조류독감 H5N1 이후, 또 다른 감염병 대유행 가능성에 매우 민감했었다. 이 때문에 당시 홍콩 보건국장(우리로 치면 보건부 장관에 해당)을 역임했던 마가렛 창(Margaret Chan)[23] 박사를 제네바 WHO 본부[24]로 데리고 와서, 처음에는 중국 정부의 완강한 반대[25]로 낮은 자리 보직인 일반 감염병 국장 보직을 주었다가 이후 곧 비상 상황에 대응하는 총괄 실장으로 승진시켜 전 세계 감염병 대유행에 대응하게 할 정도였다. H5N1을 다루어 본 마가렛 창을 중국 정부 반대에도 중용한 것이다. 그만큼 신종감염병에 민감하였고 곧 H5N1이 유행할 것처럼 준비했었다. 이런 이종욱 총장이 2020년 당시 WHO 총장이었다면 한가하게 비평하듯 한국을 언급할 것이 아니라, 바로 코로나19 발원국인 중국에 대해 강력하게 조치를 취했을 것이라고 확신한다. 위기에 누가, 어느 자리에서 지휘하는지가 얼마나 중요한지 실감한 당시였다.

—— 또 집단 발생이었다

신천지에 이어서 서울특별시 구로구에 위치한 콜센터에서도 집단 환자 발생이 확인되었다. 오미크론을 겪은 오늘날 시각에서 보면 호흡기, 즉 공기 전파로 인해 발생하는 코로나 환자가 콜센터와 같은 환경에서 나온 것이 당연하고 언제 발생할지 시간문제였다고 판단되지만, 당시로서는 치명률도 높고 위중증화율[26]도 높은 우한 균주에 의한 코로나19가 콜센터에서 발생한 것이 큰 충격이었다. 더구나 수도권이었다.

23　마가렛 창: 1947년생으로 나중에 이종욱 총장 사후, 2006년부터 2017년까지 WHO사무총장을 역임했다.

24　WHO는 제네바에 위치한 본부와 대륙별로 위치한 지역사무소 6개로 구성되어 있다.

25　중국은 마가렛 창이 홍콩 출신이기에 고위직을 주는 것에 강력하게 반대하였다. 본토 출신, 즉 중국 출신이 해야 한다는 입장이었다.

26　위중증화율: 감염된 자 중 증상이 심각하여 위중하게 된 자의 비율을 말하며 해당 질병이 얼마나 피해를 주는지를 비교하는 지표로 사용된다.

우리나라에서는 이렇게 집단 발생이 이어졌는데, 이는 사실 곧 닥칠 전 세계 코로나19 유행의 전조이자 미래를 보여준 것이다. 다른 나라에서는 연일 한국에서의 코로나 발생이 초미의 관심사가 되었고 우리는 그네들의 해외 뉴스감이 되었다. 그러나 곧 상황은 역전될 운명이었다. 이때 중앙 부처인 해양수산부에서도, 종교시설인 은혜의 강 교회에서도, 의료기관인 분당재생병원에서도 연달아 집단 환자 발생이 확인되었다. 코로나19의 특징이 이러한 강력한 전파를 가능하게 했었는데 이는 각종 호흡기 증상이나 발열 등의 전신 증상이 나타나기 이전, 즉 잠복기[27] 중 전파가 잘 되기 때문이었다. 게다가 코로나19는 특이하게도 증상이 시작되기 이전인 초기에 상대적으로 바이러스 배출량이 높은 특징을 가지고 있었다. 대개는 증상이 심할 때 바이러스 배출량이 많을 터인데 이 점도 특이한 상황이었다. 전파에 특화된 바이러스인 코로나19는 이제 본격적으로 실력 발휘를 시작했다. 초기 일부였던 비관적인 분위기는 더욱 만연해졌다.

—— 파스퇴르 연구소에서의 코로나19
연구 개발 합동 회의(2020년 4월 9일)

경기도 판교에 위치한 파스퇴르 연구소에서, 대통령이 참석한 가운데 코로나19 치료제·백신 개발 산학연 및 의료계 합동 회의가 개최되었다. 이 자리에서 코로나19에 대응하여 개발되는 치료제와 백신에 대해서는 정부가 전체를 구매하여 개발에 투입된 노력과 비용을 100% 보상하겠다는 약속이 이루어졌다. 또한 이날 청와대 관계자는 부처별로 산재된 바이러스연구소를 일원화하려는 방안을 추진하고 있다고 언급하였다. 이는 대통령 지시에 따른 것이며 이를 질병관리본부 중심으로 진행하기로 하였다. 당시 치료제와 백신

---

27 잠복기란 감염병원체가 인체에 침입하여 감염된 후, 감염이 진행되어 증상이 나타나기까지 시간을 말한다.

개발 관련한 정부 정책에 대해 국립보건연구원장으로서 현상에서 직접 발표를 담당하였다. 문재인 대통령과 전문가들 그리고 정부 관계자들이 모두 참석한 자리였고 준비한 내용을 토대로 향후 치료제 백신개발위원회를 중심으로 진행하겠다는 내용으로 발표하였다.

다만, 항상 이러한 정책을 추진할 때 우리나라는 사공이 많아서 집중적인 노력을 효율적으로 진행하지 못하는 결정적인 단점이 있다. 미국의 경우에는 이미 생명의과학 분야 연구와 개발이 진작부터 미국 국립보건원 NIH(National Institutes of Health)[28]로 단일화되어 있다. 게다가 평상시 기초 분야에 집중하는 연구 개발과는 별개로, 비상시에 치료제나 백신 개발과 같은 응용 분야에 집중적인 연구 개발이 필요한 경우에는 별도 경로가 있었다. NIH 산하에 ARPA - H(Advanced Research Project Agency - Health), 우리말로 번역하면 집중연구기획청을 두고 긴급한 상황에서 집중적인 투자를 진행하는 체계를 운영하고 있었다. 이는 제2차 세계대전을 통해서 국방 분야 무기 개발 연구에 노하우를 토대로 성장한 미국 국방부 산하 고등군사연구개발청(DARPA)의 모델을, 생명의과학 분야에서도 도입한 것이었다. 잘 알려져 있듯이 미 국방부 산하 고등군사연구개발청은 인터넷의 개발과 보급에 결정적 역할을 하는 등 그 성과를 이미 입증한 바 있었다.

미국은 매년 보건의료 분야에 60조 이상 전체 연구비[29]를 단일 기관인 NIH에서 일원화하여 계획하고 심사·지급·평가·추후 관리하는 데 반해서 우리는 다부처 다기관이 관리하는 체계이다. 우리는 언제쯤에야 현재의 비효율에서 벗어나 제대로 보건의료 연구 개발 체계를 갖추게 될 것인가? 우리나라는 보건의료 분야를 포함해서 전체 연구개발 분야 국가 예산이 미국 단일 연구기관인 NIH 전체 연구 예산 절반에도

---

28 미국의 NIH는, 전체 27개 분야별 연구소 및 센터로 구성되어 있어서 영어 명칭에 Institutes라고 복수 형태인 s를 붙인다.

29 미 NIH의 2024년도 예산은 47.1billion 달러(2024년 5월 말 현재 우리 원화로 63조6천억 원)이다.

못 미치는 29조 원 남짓이다. 그중 보건의료 분야는 3조가 되지 못하며 그것도 복지부를 비롯하여 과기부, 산자부, 식약처, 질병청 등 여기저기서 중복·반복 투자 지원되고 있다. 그러하기에 타 기관 주도 연구와 중복도 심하고, 중복되는지조차 잘 알지도 또한 조정되지도 못하며 연구자들의 분산은 물론, 그 결과나 성과의 공유조차 의심스러운 상황이다. 아마도 이러한 상황에서는 영원히 미국 뒤꽁무니를 쫓아가기에 급급할 것이다. 그날 파스퇴르 연구소에서도 마찬가지로, 코로나19 백신과 치료제 개발위원회를 복지부와 과기부 장관 두 분이 공동위원장으로 주관하는 체계로 출범하는 데 그쳤다.

—— 혈장치료제 개발을 제안받다

혈장치료제 개발에 대해서는, 당시 한국제약바이오협회장이던 원희목 전 국회의원이자 전 대한약사회장으로부터 먼저 연락을 받았다. 원희목 회장은 2003년 WHO 결핵국에 파견 근무하던 당시 대한약사회장으로, 저자가 WHO총회 대표단 일원으로 총회 참석 차 제네바를 방문하였을 때 인사를 나눈 기억이 있어서 인연이 오래된 관계였다. 코로나19 유행 당시, 국립보건연구원장으로 발령받은 지 얼마 되지 않아 원 회장으로부터 연락을 받았다. 원 회장은 제약회사 중 녹십자사의 적극적인 참여를 언급하였다. 혈장 치료를 위해서는 우선 코로나19에 감염된 확진자들의 혈액을 확보하는 것이 우선이었다. 그래야 그 혈액에서 코로나19에 대한 항체를 확보하고 이를 수집·정제·가공하여 치료제로 만드는 것이 혈장치료제이기 때문이다. 혈장치료제는 신종감염병 초기에 다른 치료제나 백신 부재 시, 긴급용으로 사용하기 위하여 개발하는 치료제이다. 2001년 9·11 테러 이후 미국에서 탄저균 포자에 의한 우편 테러가 발생하고 이를 계기로 우리나라를 포함하여 전 세계에서 생물테러가 화두가 되어, 탄저는 물론 두창(small pox)에 대한 테러 대비 문제가 불거졌을 때 이 혈장치료제 개념을 접했었다. 2001년 당시에는 우리나라에 두창 백신 비축이 없었기에, 일단 두창 테러가 발생하면 긴급 시에 과거 두창 접종을 받은 세대의 혈액을 확보하여 항체를 분리해서 혈장치료제로 활용하자는 당시 김정순 서울대 보건대학원 교수[30]의 제안이 머릿속에 남아있었다. 지금이야 두창 백신을 비축하므로 그럴 필요는 없지만 하여튼 2020년 딩시 원 회장의 제안에 바로 대응하기로 하였다. 내부적으로 우선 혈장치료제 그리고 앞으로 항체치료제 등 다양한 치료제 개발을 위한 노력을 하되, 우선 확진자 혈액을 확보하는 방안을 고민하도록 했고 진행하였다.

—— 우리나라 바이오 R&D 현주소는 실망스러웠다

막상 코로나19의 위기가 닥치고 보니, 우리나라 의과학 분야 연구의 실체가 고스란히 드러났다. 임상시험을 위한 인프라가 약하거나 부족했고, 시도하여 성공과 실패를 반복하면서 축적되는 경험도 부족했다. 협력적 연구 체계 등 어느 것 하나 제대로 그리고 원활하게 가동되는 상황이 아니었다. 심지어 이런 위기 상황에서는 정부, 특히 규제 기관이자 허가 기관인 식약처 역할이 지대한데 이 또한 미국 FDA를 보면서 그 차이를 실감하게 되었다.

미국 FDA는 개발자로 하여금 mRNA 플랫폼 백신 개발에 몰두하도록 적극 지원하였다. 구체적으로 첫째, FDA 직원을 직접 개발 현장에 파견하여 개발 과정과 임상시험 과정이 허가 과정을 고려하여 원활하게 진행되도록 그야말로 현장 지원을 해 주었다. 둘째, 임상시험에는 반드시 자원자가 필요하다. 이들을 대상으로 백신 접종 집단과 다른 백신 또는 위약을 접종한 집단을 비교하여 효과를 분석함으로써 개발하는 백신의 효능을 미리 확인해 보는 것이다. 그런데 규제 당국인 FDA

---

30 김정순: 서울대 보건대학원 교수. 『역학원론』의 저자로 미국 존스홉킨스 보건대학원 박사 출신이며 한국역학회를 이끈 우리나라 역학의 대가이다.

가 직접 국민들을 대상으로 임상시험에 참여할 자원자를 모집하는 데 적극 나서서 홍보하고 안내해 주었다. 셋째, 임상시험 결과를 토대로 허가 절차를 최대한 빠르게 진행하였다. 이러한 FDA 모습은 위기에 대처하는 정부의 역할과 모습을 제대로 보여준다. 방역 대응만큼이나 중요한 것은 연구 개발 지원 그리고 이 과정에서 허가와 평가, 확인 절차를 빠르고 정확하며 원활하게 진행하는 것이다.

　우리는 상대적으로 많이 부족했다. 아니 멀리 뒤처져 있었다. 연구비 규모는 말할 것도 없고 나중에 별도로 상세히 기술하겠지만 일단 가장 중요한 정책 의지가 실종되어 있었다. 미국 경우를 다시 예로 들면, 미국 정부는 코로나19가 거의 안정되어 가던 2022년 말에 바로 50억 불을 다시 연구 개발에 추가 투자하는 계획[31]을 발표하고 진행하였다. 이를 통해서 세 가지 개발 목표를 설정하였는데 첫째, 코로나 변이 발생에 무관하게 광범위한 효과를 가진 범코로나 바이러스 백신 개발, 둘째, 코로나와 인플루엔자 등에 동시 대응하는 백신 개발, 그리고 셋째, 효과적인 항체치료제 개발 등이었다. 이들 세 가지 정책 목표를 내걸고 도전하면서 계속 추진한다는 의지를 구체화하여 발표한 것이다. 미국의 이러한 모습은, 코로나 말기에 도리어 R&D 예산을 삭감한 우리와 명확하게 대비되었다. 이는 단견이자 미래를 대하는 잘못된 대응이다. 국가 지도부의 정책 의지 차이이자 전문성, 비전 그리고 무엇보다도 국격 차이로 이어지는 대응이었다.

—— 근거 그리고 방역 정책에 대해서

　　　　　당시 방역과 R&D 과정에서 걱정하던 사항은, 지역사회에 우리가 아직 파악하지 못한 밀집형 집단들 내에서 이루어지는 신천지와 같은 또 다른 집단에서의 폭발적인 유행 발생

31　Project NextGen을 말한다(https://aspr.hhs.gov/NextGen/Pages/Default.aspx). 225쪽, 235쪽, 243쪽에서 각각 기술하였다.

가능성이었다. 이 글을 쓰고 있는 2024년 5월 현재에는 코로나 치료제와 백신이 개발되어 있고, 보급이 가능하며, 이미 3년간 유행을 통해서 그리고 기본 및 추가 접종을 통해서 지역사회에 집단 면역이 형성되어 있으므로 더 이상의 대유행이 당장 발생하기는 어려운 상황이다. 그러나 4년 전인 2020년 4월 당시로서는, 코로나19 유행이 제발 거리두기를 통해서 비말전파가 어려운 하절기쯤 조기에 종식되기를 바랄 뿐이었다. 당시까지는 코로나19에 대해서도 2003년 사스 원인 바이러스와 같이 약 1m 내외 근접 전파만이 가능할 것으로 추정하고 있던 상황이었다. 그런데 이제 우리는 알고 있다. 코로나19는 비말이 아니라 공기 전파[32]이기에 마치 결핵처럼, 즉 쉽게 얘기하면 지하철 동일 차량이나 버스에 만약 확진자가 있고 마스크 착용이 안 된 상태라면, 1m 밖에 위치하더라도 호흡을 통해서 나오는 바이러스에 그 공간의 모든 사람들이 노출될 수 있다는 걸. 결국 재유행, 나아가서 전체적인 대규모 유행이 계속될 상황이었다. 게다가 후에는 코로나19의 변이가 계속 등장하여 변이에 의한 유행 지속, 그리고 이런 변이에 대해서 대응이 필요한 상황이 되었다. 결국 당시 우려와 대응은 코로나19에 대하여 부족한 근거를 가지고 턱도 없는 그리고 비이성적인 기대와 희망을 깔아놓은 헛된 생각이었다. 당시 조기 종식에 대한 희망을 가졌고 그렇게 생각했던 나 자신이 많이 부족했음을 다시금 자책하고 반성한다.

—— 코로나19 관련, 학교 현장에서
대통령 행사

2020년 4월 30일, 코로나 방역과 관련해서 대통령의 초등학교 현장 방문 시, 현장 배석을 하게 되었다. 이

---

32 뒤에 서술하겠지만 2024년 5월 WHO는 비말과 공기전파를 구분하지 않고 IRP(Infectious Repiratory Particle)라는 용어, 즉 전파성 호흡기입자라는 새로운 용어를 통해서 비말과 공기전파를 통합하였다.

미 이전에 당시 질병관리본부 오송 청사 내 긴급상황실을 방문했던 대통령을 지척에서 만나고 점심 식사를 같이하는 기회를 가진 바 있다. 점심 자리에서 문재인 대통령은 코로나 방역의 목표는 유행 차단이나 퇴치가 아니라 사망자, 중증환자 감소라고 언급했다. 그 초기에 대통령 입에서 유행을 막을 수는 없다는 얘기를 들으니 대통령 된 사람의 인간적 깊이, 고민, 심지어 통찰력을 눈앞에서 보게 되어 매우 놀랐었다. 이후 학교 현장에서 진행된 내용은 잘 기억나지 않고 다만, 당시 이미 일부 지역에서 유흥시설을 중심으로 확진자가 발생하고 있어 고민이라고 했더니, 행사가 끝나고 이동하면서 대통령이 옆으로 불러 상황을 물어왔던 기억이 있다. 꽤 더운 날씨에 대통령 옆에서 걸으면서 상황을 잠시 설명했는데 행사 참석 이전과 달리 옆 모습조차 코로나에 대해서 걱정하는 기운이 느껴졌다. 신천지 이후 잘 관리되었다고 느껴진 코로나19 상황이, 밀접 접촉을 통해서 스멀스멀 다시 폭발적인 집단 발생 전조로 다가오는 상황이었다.

—— 역시 감염병은 방심을 허락하지 않았다

2020년 5월 들어 코로나19가 조용하게 안정된다고 생각한 바로 그 순간에 이미 유흥시설을 중심으로 코로나19 유행이 지속되어 왔음을 확인하였다. 이태원 발 유행이 발견된 것이다. 설마가 사람을 잡았다. 당시 이른 더위 속에, 역학조사를 총괄하던 박영준[33] 과장으로부터 이태원 이전에 서울 신촌 인근이나 홍대 주위, 심지어 경기도 일대를 비롯한 유흥지를 중심으로 코로나 전파 연결고리가 이어진 상황으로 추정된다는 얘기를 들었다. 결국 조용한 전파

---

[33] 메르스 당시에도 역학조사를 총괄했었다. 예방의학전문의로 향후 우리나라 방역을 짊어질 사람이다. 곽진 과장 또한 마찬가지로 기대주이자 의지할 역군이다. 이 두 명이 앞으로 또 닥칠 신종감염병에 리더로서 대응해야 하리라. 물론 공직을 떠나 있다 하더라도 말이다.

가 지역사회에서 계속 이어져 온 것이다. 방역은 항상 비관적으로, 최악의 상황을 가정하고 준비하라는 많은 방역 선배들의 얘기가 맞다는 것을 다시금 실감한 순간이었다. 그러면서 앞으로 꽤 장기전이 될 것이라는 불길한 예감도 들었다. 다만 그때까지도 변화된 일상, 생활 방역으로 충분히 극복이 가능할 것이라는 희망 회로는 남아있는 상태였다.

지금 돌아보면 5월 5일 브리핑과 5월 9일 브리핑의 온도 차가 너무나 컸음을 바로 알 수 있다. 5월 5일에는 조금 자신감을 내비치면서 당하고만 있지는 않겠다는 언급을 했지만 5월 9일에는 바로 "산발적 발생이 불가항력"이라고 꼬리를 내렸다. 단 며칠 사이에 급변하는 브리핑 발언을 지금 보니, 얼굴이 화끈거리면서도 방역 당국은 항상 비관적이어야 하고, 전체를 잘 통제하거나 관리하고 있다는 느낌이 드는 그 순간이 바로 위험한 상황의 전조임을 생각해야 한다는 것을 더욱 확신하게 되었다.

> ### 🌐 2020년 5월 5일 브리핑 원고
> 지금 코로나19 발생 성적표는 모두가 3월 22일 이후 노력한 결과입니다. 그러나 지역사회 어딘가에 조용한 전파는 계속되고 있을 것입니다. 항상 걱정됩니다. 여러 차례 말씀드렸지만, 무증상, 경증, 증상 발현 전 전파 등 코로나19의 특성 때문에 모니터링으로도 한계가 있기에 조용한 발생과 전파까지 차단하기는 어렵습니다. 국내외 전문가들도 2차 유행이 불가피함을 경고하고 있습니다. 언제든 다시 고개를 치켜들 것이라는 예상이 가능합니다. 그동안 강력한 사회적 거리두기, 사회적 거리두기에 수고하셨습니다. 이제는 생활 속 거리두기로 전환하면서 점차 단계적으로 달라진 일상으로 복귀해야 한다고 생각합니다. 그동안 거리두기, 개인위생을 실천·협조하신 위대한 국민들이시기에 앞으로도 잘 실천하시리라 굳게 믿고 자신감을 가지게 됩니다. 부분적으로 학교에서, 종교시설에서, 요양시설에서 의심환자 발생이 가능합니다. 이럴 경우 초기에 신속하게 대응해야 하고 중앙 정부는 물론 지자체 역할도 중요합니다. 생활 속 거리두기는, 처음

가는 길이며 아무도 어느 나라도 가본 적이 없기에 정답이 없습니다. 우리가 길을 만들고 닦아가면서 가야만 합니다. 즉, 우리 스스로 달라진 일상을 영위하고 일상과 동시에 방역도 해야만 하는 상황입니다. 아마도 많은 시행착오, 불분명한 상황이 발생할 것입니다. 전문가들의 의견이 엇갈릴 수도 있습니다. 세계 각국도 각각 다르게 대응할 수도 있습니다. 정답은 뒤에 결과가 알려주기에 아무도 자신 못합니다. 집단 지성, 합리성, 근거 위주 대응으로 함께 헤쳐나가야 합니다. 특히 생활 속 거리두기 초기에, 그리고 학교와 관련해서는 부분 개학 초기에 다양한 사례가 발생할 것입니다. 유의해서 모니터링하고 의료진들의 적극 신고와 검사를 독려하면서 함께 최선을 다해서 대응하겠습니다.

… (브리핑 마무리 발언) **다음번 유행은 지난 2월 말 이후 상황과는 다를 것입니다. 초기처럼 지난번처럼 그렇게 당하고만 있지는 않을 것입니다.** 복지부를 중심으로 의료와 전문가 그리고 지자체와 함께 의료체계 전반을 개선하고 준비하고 있습니다. 구체적으로는 치료제, 백신, 의료기기 등의 분야에서 연구 개발에도 축적의 시간을 쌓아서 진정한 K-방역이 되도록 할 것입니다. 향후 유사한 상황이 전 세계에 발생하면 우리나라는 우리의 조사 결과로 스스로 지침을 만들고 이를 세계가 표준화하며, 우리의 시약 기기, 치료약제, 백신으로 우리 국민은 물론 세계인들을 지켜줄 미래를 그려봅니다. 하나하나 차근차근 축적하고 있는 현재가 우리의 인류의 미래 안전과 건강을 보장할 것입니다.

🌐 2020년 5월 9일 브리핑 원고

…그동안 거리두기와 개인위생으로 현재 상황으로 유행을 억제하고 있다고 말씀드렸습니다. 결국 언제든 코로나19 재유행 또는 재발생이 가능합니다. 무증상, 경증, 증상 발현 전 전파, 조용한 전파, 상대적으로 젊은층 경증 등 누구라도 코로나19 환자가 될 수 있음을 이제는 상식으로 아실 것입니다. 그래서 오늘은 코로나19 환자는 환자로 생각해야 한다는 점을 말씀드립니다. 코로나19 환자를 죄인시하거나 환자들에 대한 편견을 부추기면

결국 코로나19 방역에 도움이 되지 못합니다. 이미 발생한 유행에 대해서는 조기 대응이 최선입니다. 저희 방역 당국이 역학조사와 추적에 최선을 다할 것입니다. 그러나 감염 우려자들의 자발적 검사, 의심 증상 시 신고 등도 매우 중요합니다. 만약 지하로 숨거나 드러내지 않으려 할수록 코로나19는 더욱 활개칠 것입니다. 편견을 없애자는 것은 이러한 코로나19를 밝은 곳으로 스스럼없이 나오도록 해야 한다는 것이며 그래야 방역 조치들이 효과를 발휘합니다. 앞으로 학교에서도 의심 증상자나 확진자가 나올 것입니다. 환자들에 대한 편견과 따돌림, 그리고 이들을 죄인시할수록 코로나19 방역은 물론 어린 학생들에게 심리적 피해까지 남겨집니다. 우리 모두를 위해서, 이미 벌어진 상황에서는 코로나19 환자를 환자로만 바라봤으면 합니다.

다시 한번 말씀드리지만, 가장 두려운 코로나19는 사실상 우리의 방심, 망각 속에서 활개를 칩니다. 이번에도 의료기관의 신고가 돋보였습니다. **그러나 코로나19의 산발적 발생은 불가항력입니다.** 초기 대응에 최선을 다하겠습니다만, 조금이라도 의심되거나 공개된 동선과 시간대에 노출된 분들께서는, 외출 자제와 자진 신고, 진료 및 검사받으시기를 계속 당부드립니다.

—— 방역에서 초기 대응의 중요성

감시, 즉 'surveillance'는 방역 정책에서 레이더와 같은 역할이다. 계속 모니터링하고 발생 상황을 파악하면서, 이상 징후 또는 조금이라도 평상시와 다른 상황이나 추세를 파악하여 분석하고, 대응을 준비토록 하는 기능이 바로 감시이다. 역학이라는 학문 분야에서 감시는 매우 중요한 부분이기도 하다. 감시는 방역, 즉 감염병 방어선의 맨 앞이자 방역 정책의 출발점이다.

동아일보 2020년 1월 1일 자에 보도된 내용이 바로 코로나19의 출현을 알렸듯, 이제는 각종 언론, SNS도 감시의 자료가 되어야 하는 세상이다. 심지어 소문이나 해외 언론조차 모니터링 해야 하는 세상이 된 것이다. 이를 통해서 분초를 다투어 빠르게 대응하는 것이 바로 방역 정책의 성패를 좌우한다. 초기 대응은 바로 감시이다. 감시를 통해서 얼마나 신속하게 그리고 얼마나 많은 초기 사례를 찾아내는지가 관건이다. 신속한 역학조사 그리고 추적 관리를 통해서 전파 범위를 확인하고 이를 통해서 최대한 전파 속도를 늦추면서 동시에 방역 인프라를 강화하고 의료적 대응을 위한 준비와 가동을 해 두어야 하는 것이다. 신종감염병 유행 초기에 하루 24시간은 유행의 중반이나 막바지 24시간과는 비교할 수 없는 중요성을 가진다. (자꾸 전쟁에 비유하지만) 전쟁 시작, 즉 개전을 미리 감지하고 대응하거나 최소한 개전 초기에 효과적으로 대응하는 것이 이후 전쟁이 한창 진행 중인 다음에 개별 전투에서 승리하는 것보다 중요하다는 것은 본능적으로 알 수 있을 것이다.

2015년 메르스 당시, 소위 14번 환자 — 경기도 평택에 한 의료기관 (평택성모병원)에서 대중교통으로 서울 대형 의료기관(삼성서울병원)으로 이동한 환자가 결국 삼성서울병원 응급실에 3일간 머물면서 그 많은 2차, 3차 전파의 환자들을 만들어낸 적이 있었다. 단 한 명의 슈퍼전파자가 그런 상황을 만들어 내는 것이다. 신종감염병 중에는 2003년 발생한 사스에서, 광둥성에서 이미 사스에 감염된 의사가 홍콩의 한 호텔에서 많은 확진자를 발생시키고 이어서 홍콩에서도 한 슈퍼전파자가 대형 주거 빌딩에서 많은 확진자들을 발생시킨 사례가 있는 등 초기 사례에 대한 대응과 슈퍼전파자 등장이 결국 전체 유행 국면에서 결과를 좌우하는 요인임을 알려주는 사례는 너무나 많다. 이 모두가 초기 대응인 감시의 중요성을 두말없이 계속 강조해주는 사례들이다.

—— 감염병 유행 시나리오

방역 정책에서 미래를 미리 추정하기는 매우 어렵다. 그 이유는 우리가 사는 세상 자체가 복잡하기 때문이기도 하고 우리가 추정하는 도구가 불완전하며 동시에 우리 인간 자체가 불완전하기 때문이다. 예측이 맞아떨어지는 경우를 거의 보지 못했다. 코로나19가 이렇게 3년을 가리라고 초기에 누가 짐작이나 했겠는가? mRNA플랫폼 백신이 개발에 성공하여 접종이 가능하리라고 누가 자신있게 예상했겠는가? 또한 변이가 출현하면서 유행이 이어질지를 누가 예측했겠는가? 아니 2003년 사스에 이어서 다시 동일한 계열의 바이러스인 코로나19가 등장할 줄 누가 알았겠는가? 이러한 실정이니, 많은 인구가 살아가는 사회에서 감염병이 어떻게 전파되고 파장이 어떠할지는 더더욱 예측불허다.

다만 역학조사를 통해서 최대한 빠르게 상황을 파악하고 병원체 정체와 특성을 파악하는 노력은 매우 긴요하다. 이제는 이론 역학을 통해서 모델링이라는 수단이 생겼지만 미시간 보건대학원 시절 가르침을 준 지도 교수인 제임스 쿠프만은 나에게 이론 역학, 즉 모델링이 예측을 하는 것은 절대 아니라고 누차 강조했었다. 다만 영감을 얻고 상황을 이해하는데 도움을 줄 뿐이라는 것이다. 현실을 그대로 정확하게 반영하는 모델이 만들어지기 어렵다는 이유에서다. 이렇듯 예측이 어려우니 시나리오를 만드는 작업이 얼마나 지난할 것인가? 결국 항상 최악의 상황을 염두에 두고 정책을 준비하는 것이 최종 선택지가 될 확률이 높다. 그러니 방역은 비관적 태도를 유지하는 것이 바로 평정심을 유지하는 방법이요, 방역을 담당하는 사람의 올바른 자세라고 생각한다. 그런 면에서 5월 12일 브리핑을 소개한다. 그때 서두에 코로나 유행 경로의 여러 가능성을 언급한 것이 바로 이러한 예측, 예상의 어려움 때문이었던 것이다.

> ### 🌐 2020년 5월 12일 브리핑 원고
> …현재 **여러 가능성이 있습니다.** 최선은 국한된 유행을 초기에 발견한 경우입니다. 그러나 최악은 지역사회 전파가 이미 시작되었지만 지연 발견한 상황입니다. 바로 지금 이 순간이 매우 중요합니다. 확진자, 감염자를 조

기 발견하는 것이 관건입니다. 이번 유행의 경우, 의료기관이 적극적으로 신고하여 중요한 역할을 했습니다. 조기 발견을 위한 체계가 작동하고 있다는 점은 긍정적입니다. 최근 선별진료소 검사 건수도 증가하고 있는데 전반적으로 감시 발견 체제가 작동한다는 바람직한 예라고 생각합니다. 그러나 방심은 금물입니다. 특정 장소에서 거리두기 수칙이 제대로 이행되지 않았으며 자진 신고나 추적이 지연되고 있는 상황은 매우 우려됩니다. 이는 방역 당국으로서 책임이 큽니다.

또한 **코로나19 위험성을 다시 실감하게 됩니다.** 지역사회 어디나, 언제나 도사리고 있다는 점을 인식하였고 국민들께서도 그러실 겁니다. 코로나는 무증상, 경증, 증상 발현 전 전파, 조용한 전파, 상대적으로 활발한 접촉이 이루어지는 젊은층에서 경증이 더 많기에 언제든 발생 가능하며 누구라도 환자가 될 수 있다는 점을 다시금 되새기게 됩니다. 거리두기, 개인 위생에 소홀하면 언제나 어디서나 감염된다는 점 명심하고 항상 주의합시다.

오늘은 국제 간호사의 날입니다. 간호인력 및 모든 보건 의료인들의 헌신과 노력에 감사드립니다. 우리 모두의 노력으로 여기까지 왔습니다. 물거품이 되지 않도록 다시 시작하는 마음으로 거리두기와 개인위생에 노력합시다.

… (브리핑 마무리 발언) 다시 한번 이태원 클럽 집단 발생 관련 검사 및 신고를 독려합니다. 의료기관에서 신고 체계 참여도 지금처럼 적극적으로 해주십시오. 사회적 편견 없이 감염병 관리하는 것이 정당하고 합리적이며 우리 모두에게 이득이 됩니다. 언론과 국민들께 부탁드립니다.

—— 전파 차단을 위한 노력

초기 대응 중에서 감시와 함께 또 중요한 것이 역학조사, 즉 접촉자 추적과 관리이다. 확진자, 접촉자를 발견해 나가는 것이며 이를 통해서 전체 유행의 전파 연결고리를 끊어내려는 것이다. 이는 유행의 긴 연결고리를 막고 분절시키는 노력이며 지역사회에서 유행이 번지는 속도를 조금이나마 줄여서 그 시간에 대응하는 데 준비하도록 하는 것이다. 따라서 역학조사가 매우 중요하다. 분초를 다투어 조사하고 검사를 통해서 확인해야 한다. 동시에 숨어있는 조용한 전파를 막기 위해서 일반인들에게 거리두기의 수단인 손 위생이나 3밀의 환경에서 주의해야 할 사항들을 반복해서 지겹도록 얘기해야 한다. 그럼으로써 손 닿지 않는 상황에서의 조용한 전파를 어떻게든 최대한 막으려는 노력을 하는 것이다. 이 모두가 유행 초기 절대절명의 시기에 신속하게 이루어져야 하는 방역의 요소들이다. 일단 전파가 확산이 되어 감염원, 즉 어디서 감염이 시작되어 연결되는지 짐작조차 못하는 상황이 오면 그때는 이미 역학조사보다는 중증 환자를 관리하는 의료적 대응 단계로 넘어가는 시기를 의미한다. 따라서 방역도 적정한 때에, 적합한 수단과 방법이 있으며 적기를 놓치면 전쟁과 마찬가지로 패배를 피할 수 없게 된다.

—— 2015년 메르스의 악몽을 떠올렸다

2020년 5월에 삼성서울병원에서 코로나19 확진자가 나왔다는 얘기를 듣고서 문득 2015년 메르스의 악몽이 떠올랐다. 삼성서울병원은 과거 메르스 발생에 대한 기억, 그리고 이어지는 악연이 있는 기관이다. 2015년 메르스 당시 브리퍼로서 역할을 수행하고 총괄기획관으로 투입되어 활동하다가, 막바지에는 자원해서 메르스 현장인 삼성서울병원에서 3~4일 정도 지냈던 기억이 난다. 당시 삼성그룹 총수인 이재용 회장도 직접 만났었고 후에 질병관리청장이 된 백경란 교수도 만나서 상의도 하고 서로 험한 말도 주고받는 등 많은 기억을 간직하고 있다. 메르스의 경험과 아픈 기억 속에 방역 개선대책도 총괄하게 되었는데, 그러한 개선대책이 주로 대형병원, 즉 상급종합병원, 종합병원을 중심으로 강구되고 진행이 되어서인지, 이번 코로나19 기간에 상급종합병원이나 종합병원들은 원내 감염이나 전파 등 큰 피해 없이 지켜낼 수 있었다고 감히 얘기해 본다. 다만, 메르스 당시 여력이 부족하여 남겨진 요양병원이나 정신병원에서 코로나 19의 피해가 많이 발생하였다. 이에 앞으로 이들 기관 그리고 사회복지 시설, 나아가서 학교 등 많은 인구 집단이 모이는 장소에 대해서는 코로나19 이후 달라진 세상에 걸맞게 환기 시설의 보강이나 손 위생 시설의 강화 등을 통해서 향후 발생할 또 다른 신종감염병에 대응하는 인프라를 갖추어야 할 것이다. 물론 재정이 많이 소요될 일이다. 당장 요양병원에 대해 시설 보강이나 병상 관리를 강화하기는 쉽지 않다. 나는 일단 요양병원에 앞서서 이러한 시설을 중심으로 마치 산업장에서 산업 안전 보건관리자를 고용하여 운영하듯이 지역사회에 건강과 안전 관리를 책임질 인력을 배치할 필요가 있다고 늘 주장한다. 이것이야말로 코로나19 이후 달라진 세상을 단적으로 말하는 것이다.

—— 접촉이 왕성한 젊은층에 대한 방역을 고민했다

이태원 유흥지역에서 뜻하지 않게 집단 환자 발생이 확인되었고 이를 조사하던 역학조사 요원과 박영준 과장이 이러한 젊은층이 거리두기 등 강력한 방역 조치가 지속되자 가장 먼저 이완된 상태를 보여주면서 코로나19에 노출된 것 같다는 의견을 주었다. 당시 의사이자 서울의대 의료관리학 교실 교수 출신으로 전문가인 이진석 대통령실 사회복지 비서관이 연락이 와서 같은 취지로 젊은층에 특화된 방역 대책, 세심한 대책이 필요하다는 의견을 주었다. 코로나19 초기에 수시로 연락을 주고받고 논의했던 이진석 비서관은 (후에 국정상황실장이 되었지만) 높은 식견과 혜안으로 방역 대책 방향에 큰 영향을 끼쳤다고 생각한다. 중립적이고 부드러우면서도 일하는 사람들을 배려하는 보기 드문 청와대 직원이었다. 당시 메모를 보면 이 비서관, 아니 이 교수 의견을 듣고서 어떻게 하면 접촉이 왕성한 젊은층에 특화된 방역 대책을 수립할지 고심한 메모가 남아있다. 앞으로의 방역 대책도 섬세하게 준비해야 한다는 점을 다시금 곱씹게 되며 전문가가 적기에, 적소에 자리해야 한다는 점을 다시금 인식하게 된다.

—— 계속해서 위기라고 얘기하다

위기는 극복하라고 있는 것이다. 매우 호기로운 표현이다. 이 말을 언젠가 브리핑에서 했었다. 코로나19 시기를 돌아보면 다들 방역 당국에서 끊임없이 위기라고만 얘기했다고 기억할지 모른다. 뭔가 발생하면 또 위기, 계절이 변하거나 공휴일이 다가오면 또 위기, 변이가 등장하거나 외국에서 특이한 사례가 발생하면 또 위기 등등 정말 계속 위기의 연속이었다. 백신이 개발되어도 위기였다. 왜냐하면 백신 접종 이후 부작용으로 오해되는 상황이 발생하기 때문이다. 지금 생각해 보면, 계속 위기라고 언급한 것도 국민들이나 브리핑을 듣는 사람들에게는 예의는 아니었다고 생각한다. 그럼에도 실제로 위기이고 계속 위기가 찾아오기에 그 말을 할 수밖에 없었던 것은 브리퍼의 운명이자 책임이었다.

—— 항상 선택을 고민했던 방역 정책

코로나19 시기에 각종 방역 대책 시행에서 정부, 방역 당국, 나 자신 모두 완전한 방역이냐 아니면 일상을 최대한 유지하는 방역이냐 그 기로에서 선택의 문제에 직면하게 되었다. 돌이켜보면 언젠가 맞을 매라면 먼저 맞는 게 나았다고 볼 수도 있겠다. 아예 코로나19에 노출시켜서 자연면역을 확보하여 이겨내자는 것이다. 반면에 우리나라처럼 되도록 유행을 최대한 지연시켜서, 백신 및 치료제가 확보된 이후에야 느슨한 일상에 가까운 방역으로 진행하는 것이 옳았다고 보는 의견도 있을 것이다. 결국 이런 냉온 양면의 대책을, 한창 유행이 진행 중일 때 과연 어떠한 방향으로 선택하느냐 하는 것이 최대의 고민거리였다. 결국 방역 대책도 코로나19 상황에서 계속 선택의 문제로 귀결되었던 것이다.

　우리가 살아가는 세상은, 인형들이 사는 만화 속 세상이 아니다. 실제로 존재하고 한 사람 한 사람의 인생이 진행되는 실재이다. 매 순간 선택할 수밖에 없고 그 선택에 대해서는 책임이 따른다. 방역으로 당장 목숨을 지키는 것만큼이나 경제, 교육, 사회도 중요했다. 그 균형점 그리고 지속성을 유지한다는 것이 얼마나 미묘하고 어렵겠는가? 그런데 일단 생각할 것은, 전쟁은 이기고 볼 일이라는 점이다. 일단 승리가 우선이기에 우선 순위는 당연히 방역에 두어야 한다. 그러한 관점과 과정에서 방역 담당자가 실수할 수 있고 실패하는 경우도 있을 수 있다. 인간이기에 당연할 것이다. 이종욱 WHO 사무총장이 자주 한 말대로 누구나 실수할 수 있다. 그러나 실수하더라도 실패를 받아들이고 기회를 주어야 할 것이다. 방역 정책 수립과 방향을 잡는 데 최선을 다하지만 매번 방역이 성공적일 수 없다. 그런 연속적인 성공은 결코 없다. 그래도 그런 실수, 아니 불가항력에 대해서 방역 당국을 비난은 하되, 이에 대해서 벌주거나 감사원 감사를 통한 징계를 주지는 말아야 하겠다. 그러면 아무도 방역 활동에 나서려고 하지 않을 것이기 때문이다. 실제로 나 자신 역시 원장으로 재직하면서 직원들에게 되도록 다시 한번 기회를 주려고 노력하였다. 다만 받아들이지 않는 내부 분위기에 자신의 고집을 꺾은 적도 있었는데 어떻든 선택은 어렵다.

—— 브리핑 때 창피했던 순간

　　　　　　　　　　브리핑 때 얼굴이 간지러울 때가 있었다. 매번 같은 얘기를 할 때였다. 예를 들어서 위기라는 언급, 또 다른 예로는 예방 및 역학조사에 협조를 당부하는 내용이다. 물론 브리퍼는 계속 동일한 내용을 반복하기에 부끄럽고 또 낯간지럽지만, 브리핑을 접하는 사람들 중 누군가에게는 처음 듣는 언급일 수 있기에 꿋꿋이 하였다. 다만, 제발 한 발짝, 아니 반 발짝 앞서서 대책을 강구함으로써 위기라는 말을 더 이상 하지 않아도 되는 상황을 만들기를 소망했다. 그러나 코로나19 기간 중 방역의 중심에 있는 동안에는 그러한 상황은 결코 일어나지 않았던 것으로 기억한다. 위기의 연속, 2주만 참아달라는 말의 계속되는 반복, 계속해서 인내를 부탁하는 발언들, 이것을 할 때마다 듣는 모든 사람들에게 미안했고 창피했고 심지어 자괴감도 들었다. 대표적으로 5월 28일 브리핑문을 옮겨본다.

🌐 2020년 5월 28일 브리핑 원고

…전체 지역 발생은 조금 감소 추세로 보입니다만, 여전히 전파 고리가 불분명한 사례가 많아 결국 위태로운 상황입니다. 언제든 종교시설, 의료시설, 복지시설 등을 중심으로 코로나19 침입이 가능하고 집단 발생과 많은 사망자를 초래할 수 있는 상황입니다. 특히 수도권이 우려됩니다. 현재 진행 중인 수도권 유행에서 생활 속 거리두기 수칙 준수의 중요성을 실감하셨을 겁니다. 이번에 지불하고 있는 이 수업료가 헛되지 않아야 합니다. 초기에 일부 종교시설, 의료기관 등에서 추가 전파가 없음도 보셨겠지만 결국 잘 대비하면 소위 두 번째 유행이라고 얘기하는 코로나 재폭발을 억제할 수도 있음도 알수 있을 것입니다. **코로나 방역의 요체는 사례 발굴, 추적 조사, 연결고리 끊기 그리고 이를 뒷받침하는 생활 속 거리두기, 즉 마스크 사용 및 기침 예절, 손 씻기 등 개인위생과 소독입니다. 이는 확실하고도 유일한 우리의 코로나 대응 수단입니다.**

코로나19 시대에 달라진 세상에서, 방역 당국은 솔직한 심정은, 생활 속 거리두기를 실천하지 못하는 시설이나 장소는 퇴출되어야 하지 않나 하는 생각입니다. 생산 활동과 교육 활동 등 사회 필수 기능 유지를 위해서입니다. 그러나 운영 및 소유자 모두 우리의 이웃이고 국민이기에 계속 호소하고 점검하고 강력히 조치를 취하게 됩니다. 어쩌면 이번이 마지막 기회일 수 있습니다. 사업장도 아프면 쉰다라는 상식이 일상이 되어야 합니다. 그리고 거리두기 등 수칙을 실천하는 것이 얼마나 중요한지 인식하여야 합니다. 산업 보건 차원에서 현장을 확인하고 접근해 주시길 바랍니다. 코로나19에 적응하는 시설이나 환경은 새로운 기회도 만들 수 있습니다. 위기 속에서도 다음을 생각하는 마음을 가지도록 합시다.

… (브리핑 마무리 발언) 주말을 맞아, 특히 수도권 종교시설을 중심으로 소규모 모임을 포함해서 되도록 대면 활동 자제해 주시고 외출과 모임도 자제를 호소합니다. 만약 하실 경우에는 **거리두기와 위생 준수 등 생활 방역 수칙을 꼭 지켜주시길 거듭 부탁드립니다.** 일단 클럽발로 파악된 이번 수도권 집단 전파와 산발적 발생을 향후 2주 내에 감소시키고 그동안 모든 사업장과 학교에서의 추가 환자 발생이 최소화되도록 다 같이 노력합시다. 이번 수도권 발생이 본격적인 생활 속 거리두기에 쓴 약으로 그치고 앞으로는 진정세를 유지하면서 학교와 사업장 등에서의 우리 사회 필수 활동이 일상화될 수 있도록 최선을 다하겠습니다.

── 결국 장기전에 돌입했다

코로나19가 장기전이 될 것이라는 생각을 이제는 굳히는 시기였다. 20세기 초, 스페인 독감이 결국 1918년 말부터 3년을 끌었는데 코로나19도 장장 3년 이상을 끌 유행의 전조가 이미 당시 드러난 것이다.

쉽지 않은 상황이었다. 경제나 다른 활동이 엉망이 되고 장차 글로벌 상황이 어찌될지 두려움과 걱정이 가득했던 시절이다. 게다가 원장으로서 하고픈 본래 업무인 연구 개발도 어려운 숙제인데 방역 지원에 매달리는 스스로의 모습도 안타까운 형편이었다. 하지만 결국 운명을 받아들였다. 앞으로도 유사한 상황을 마주할 누군가는 반드시 시작 시점부터 장기전을 각오하고 들어가야 할 것이다.

—— '2주 후'라는 반복 발표를
인내해준 국민들

코로나19 방역을 하면서 '최대 잠복기인 2주 후'라는 언급을 브리핑에서 자주 하였다. 논리적으로 이해는 가더라도 듣는 사람들 입장에서 이러한 반복적인 언급은 분명히 불안과 기대를 동시에 주었을 것이다. 지나고 나니, 일단 최악의 상황부터 다양한 상황을 솔직하게 털어놓듯 설명했다면 어땠을까 싶다. 심지어 내부 전문가 회의를 전체 생방송 또는 유튜브로 방송하여 누구라도 나중에 보고 또 시간이 흘러서 평가도 하게 하고 싶었다. 정말로 투명하게 운영함으로써 국민들의 인내를 시험하기보다는, 진심으로 이해를 구하는 방향으로 진행하면 어떨까 생각했다.

—— 코로나 때 등장한 칸막이

한국에너지기술평가원 임춘택 원장으로부터 코로나19의 공기 전파를 차단하기 위해서 칸막이 설치를 제안받았다. 실험을 통해서 칸막이 높이와 설치 방안에 대해서 연구하고 제안을 해왔기에 이를 전체 중대본 회의에서 논의했고 실험을 거친 후에 설치하기 시작하였다. 신촌에 위치한 연세의료원 식당에서는 지난 2024년 5월까지 칸막이가 설치된 직원 식당에서 식사를 하였다. 방역을 위해서는 여러 연구와 개발 그리고 실험을 통해서 적극적으로 대응하는 노력이 중요한데 거기에 기여한 분들에게 감사할 따름이다. 다만, 칸막이 또는 가림막 설치에 노력한 분들에게 훈장이라도 드리고 싶었으나 내부 논의 과정에서 배제되어 죄송하고 또 섭섭할 따름이다. 대개 국가의 훈장은 고생하는 사람 따로, 받는 사람 따로인 경우가 대부분인데 제발 그런 일이 반복되지 않았으면 하는 바람이다.

—— 코로나19 성적은 항상 상대평가였다

　　　　　　　　　　　코로나19의 성적표는 항상 상대평가
였다. 절대평가가 아니었다. 항상 비교를 통해서 평가받았다. 이는 방
역만이 아니라 백신 확보에서도 마찬가지였다. 우리 국민의 눈높이는
매우 높다. 세계 최고여야 만족한다. 특히 이웃 일본, 나아가 미국 정도
나라여야 우리와 비교 대상이 된다. 코로나19 초기를 넘어서 다른 나라
들, 미국과 일본은 물론 유럽 각국이 완전 봉쇄에 몰릴 정도로 발생 상
황이 악화가 되자 도리어 국내 상황이 비교되면서 우리나라 위상이 올
라가게 되었다. 그러나 이도 잠시, 나중에 백신 도입에서 우리나라의
확보 물량이 비교적 적었고 또한 나중에 5차 유행에서 오미크론 유행
이 세계에서 최대 규모로 발생하면서 다시 국내 상황이 악화되자 다시
금 따끔한 비판과 지적이 따라오게 되었다. 결국 건건마다 일희일비가
아니라 전체적인 방역 목표를 분명히 하고 냉정하게 진행할 필요가 있
다고 하겠다. 평가는 모든 상황이 종료되고 이루어져도 늦지 않다. 심
지어 담당자들이 바뀐 후에 뒤늦게 합류한 담당자들이 칭찬과 상을 받
더라도 어쩔 수 없으며 당국자들은 현직에서 오직 최선을 다할 뿐이다.
이 역시 운명이며 향후 동일한 감염병 유행이 닥쳐도 역시 반복될 일이
라 생각한다.

—— 백신 개발 및 확보에 고민하기 시작했다

　　　　　　　　　　　당시 메모를 돌아보니, 이미 국내
백신 생산에 대한 희망을 접고 어떻게든 해외로부터 도입이 필요하다
는 다짐을 하는 모습을 볼 수 있었다. 코로나19와 관련해서 나중에 결
국 mRNA 플랫폼[34]으로 완성된 백신이 주로 접종되었다. 물론 이것은

34　mRNA는 단백질을 완성한다. 우리 몸에 병원체 일부 단백질을 만드는 유전자 코
　　드, 즉 mRNA를 안정되게 주입하여 체내에 단백질이 만들어지면 우리는 스스로

전체 인류의 승리이자 과거로부터 여기에 투자하고 연구에 몰두한 과학자들의 승리이기에 대단한 일이다. 미국 정부가 이들 연구자나 회사에 과감하게 집중 지원한 것도 큰 기여를 했다. 게다가 미국 FDA[35]에서 전면에 나서서 임상시험 자원자를 모집하고 일일이 개발 과정부터 임상시험과 허가를 위한 활동에 전념하는 등 최선을 다한 모습이 결국 이러한 결과를 얻었다. 2020년 여름으로 접어들 무렵만 해도 과연 이러한 새로운 플랫폼 백신이 성공할지는 아무도 모르는 상태였다. 그럼에도 불구하고 개발에 매진하고 적극 지원하는 미국 정부 태도는 너무나 당당했으며 당시 나는 이를 매우 부러워했다. 물론 미국은 자국의 연구자들, 자국 내 회사에서 새로운 플랫폼 백신을 개발하고 있는 상황이라 선구매가 바로 지원이요, 투지였기에 더 용이한 측면도 있었다. 성공 가능성이 높은 것은 아니었지만 말이다. 미국은 긴 축적의 시간을 통해서 mRNA 백신 플랫폼에 오랜 기간 투자를 해왔고 이제는 코로나19를 넘어서서 암이나 다른 만성질환 정복을 위해서도 이 기술을 활용하는 단계까지 가고 있다. 당시 국내에서는 이러한 새로운 플랫폼에 대하여 제대로 알고 있거나 확신하고 있는 전문가들의 의견조차 찾기 어려웠다. 확실한 전문가들이나 이전부터 이어진 꾸준한 투자와 노력이 있었다면 다른 확보 방안, 과감한 재정 투입 태도를 가졌을텐데 전혀 그러하지 못한 상황이었다. 돌아보면 국가, 선진국이란 이런 것이다라는 망연한 생각만 남아있다. 미국의 힘, 국력, 그들의 미래에 대한 투자, R&D를 대하는 태도를 배우고 또 돌아봐야 한다.

항체를 생성해 낸다. 이것이 mRNA플랫폼의 기본 개념이다. 이를 병원체에 적용하면 감염병 백신, 암 질환에 적용하면 암 백신이 되는 것이다.

35 미국 식약처 FDA는, 우리와 달리 보건복지부 직속 기관이다. 우리나라 식약처는 국무총리 산하이다.

—— 코로나19 이후 달라진 세상에 대한 소망을 품었다

이즈음 브리핑 당시 자주 했던 얘기는, 이 책의 제목이기도 한 "코로나 이전 세상은 다시 오지 않는다"라는 말이다. 이는 다시는 이렇게 코로나19와 같은 신종감염병에 크게 당하지 않겠다는 스스로의 다짐이기도 하고, 감염병 유행 이후에 현재 체계와 행동, 기술이나 형식을 바꾸어서 전혀 다른 세상, 즉 발전되고 좀더 안전한 세상을 만들어야 한다는 전문가로서의 다짐이기도 했다. 개인적으로 역학을 전공했기에, 그리고 코로나 기간 전후에 관련된 책자들을 통해서 과거에 코로나19와 같은 감염병 유행 이후 우리 역사가점차 발전되고 진화한 내용을 인식했기 때문이기도 하다. 감염병 관리와 관련된 방역 대책은 물론이고 그 외에 교육, 경제, 복지, 문화까지도코로나19 이후에 새로운 세상으로 바뀌어야 한다는 생각을 간절하게,그리고 계속해서 했었다.

—— 항체 양성률 조사(Seroprevalence Survey), 정기적인 혈액 확보의 중요성

항체 양성률 조사[36], 즉 정기적인 면역도 조사를 위한 혈액 확보는 자원 확보 측면에서 매우 중요하다. 이미 확보된 혈액을 통해서 다양한 면역도 조사를 하여 구체적으로 지역사회 감염 실태를 파악하고, 백신 등의 인공적 면역도 확보 수준을 파악하며 연구 조사를 통한 감시 및 모니터링을 하게 되는 것이다. 인구집단을 대표하는 표본 선정을 통해서 확보되는 이러한 자원은 향후 액

---

36 혈액에 항체의 수준, 즉 항체량이 얼마나 되는지를 확인하여 감염되었는지 여부,그리고 만약 백신을 맞았다면 백신 접종 후 어느 정도로 항체가 형성되었는지 등을 알아보는 조사 연구이다. 다만, 항체의 종류와 항체의 지속 기간에 따라서 해석이 달라질 수 있기에 면밀하게 분석하여야 한다.

체 생검 등 뜻밖의 분야에서도 활용될지 모르는 지원이기에 더더욱 꾸준한 확보가 필요하다는 판단을 당시에 하였다.

—— 글로벌 시대,
진정한 원 헬스(One Health)

코로나19를 통해서 진정한 원 헬스를 경험하게 된다. 지구상 어느 곳에서라도 발생할 신종감염병 병원체가, 여행객이나 방문자를 통해서 우리나라에 들어오는 데 시간이 정말 얼마 안 걸린다는 점을 인식했다. 과거 초등학교 시절 우리나라의 고속도로 건설 목표가 일일 생활권이었던 것을 기억하는데, 이제는 지구 전체가 일일 생활권이 되었다. 어디선가 발생하고 시작된 감염병이 쉽게 우리나라에 바로 유입되는 것이다. 그것도 심지어 신종감염병 발생을 알아차리기도 전에 말이다. 진정한 글로벌 시대다. 원 헬스, 즉 환경·가축·인간 사이에서 감염병이 탄생하고 전파되는 무서운 세상이다. 이제는 전 지구적인 감시와 협력 그리고 연대가 중요하다. 그런데 우리나라는 위치가 중국, 동남아와도 가깝다. 언제든 중국에서 발생하는 신종감염병이 상대적으로 신속하게 유입될 가능성이 매우 높다. 그러니 더욱 철저한 대비가 필요하다. 이래저래 더 긴장하여야 한다. 더구나 적국인 북한의 경우, 우리를 향한 생물테러 가능성까지 저지를 수 있는 상황이니 우리나라는 자연적인 신종감염병 발생 및 전파 위협은 물론 인위적인 위험도에 대해서도 대비해야 하는 처지다.

—— 국가의 존재 이유는
위기 상황에서 확인된다

방역 과정에서 국가의 존재 이유를 다시 돌아보았다. 해외에서 코로나19로 고생하는 우리 국민을, 우리 힘으로 우리 능력으로 입국시켜서 안전하게 확인하고 집으로 돌려보내는 전 과정을 잘 수행하는 것. 그것이 바로 우리나라, 즉 국가의 존재 이유 중 하나일 것이다. 지금도 대변인 시절 복지부 장관을 수행하여 임시 격리된 시설에서 마지막 격리 날에 퇴소하여 집으로 출발하는 국민을, 담당 공무원과 격리되었던 장소를 관리하는 기관의 직원들이 모여서 진심으로 위로하며 배웅하던 모습이 떠오른다.

—— 브리핑과 청와대의 역할

브리핑 기간 중 그 내용에 대해서는 전적으로 나 스스로 모든 책임을 진다는 자세로 임했다. 물론 질병관리청장 또는 질병청 대변인, 그리고 같이 일하는 동료나 직원들과의 호흡과 그들의 의견이 중요했지만 가끔 청와대, 구체적으로는 청와대에서 일하는 보건복지비서관, 국정상황실장, 안보센터 등에서 의견을 직접 또는 질병관리청 대변인을 통해서 보내오기도 했었다. 하나같이 귀하고 생각하지 못한 내용이었다. 특히 안보센터에서 이라크에서 귀국하는 교민 중 확진자가 나올 가능성을 미리 언급하도록 조언해준 내용은 당시 앞을 내다보는 의견이라고 감탄했다. 그럴 가능성도 높은 상황에서 미리 언급함으로써 국내 다른 국민들이 해외에서 입국하는 사람들에게 가질지도 모르는 편견을 미리 약화시키자는 취지로 기억하는데, 정말 섬세한 고려였다. 청와대 근무자들이 멀리 보고 미리 대비하는 모습에 경이롭기도 하고 실제로 든든하기도 했다. 지금도 당시 조언을 보내온 안보센터 관계자가 누군지 전혀 모른다. 다만, 기억으로 간직하고 있는 것은 국가 최후 보루에서 일하는 그들은 상당한 지적 수준과 사명감, 그리고 전문성까지 간직하고 있었다는 점이다. 그들은 코로나19 방역 정책과 관련해서 소위 레드팀의 역할을 수행했다고도 볼 수 있는데, 향후에도 정부 방역에서는 방역과 무관하지만 조언이나 비판, 누락 사항들을 챙겨주는 레드팀 역할을 반드시 수행토록 해야 할 것이다.

2020년 7월 25일, 그 전에 이라크에서 귀환한 우리 국민 중에서 코로나 확진자가 나올 경우의 수가 매우 높다는 브리핑을 한 직후, 다음 날 확진자가 나오자 진행한 당시 브리핑 내용이다.

🌐 2020년 7월 25일 브리핑 원고

…이미 **이라크 귀환 근로자 중 확진자가 발견될 수 있다고 말씀드렸습니다만**, 오늘 이라크에서 귀환하신 근로자들 중 확진 사례 발견을 계기로 전 세계 코로나19 상황을 살펴보겠습니다. WHO 통계로도 1천 5백만 명을 넘어섰고 특히 미국은, 다른 통계지만 발생 규모가 4백만을 넘어섰습니다. 더구나 일부 외신에서 이제는 더 이상 코로나19 모범국이 아닌 국가들이 열거되는데 여기에는 홍콩, 호주, 이스라엘, 일본이 있습니다. 마음이 무겁습니다. 기사를 보면서 언제든 방심하거나 느슨해지면 안 된다는 다짐을 하게 됩니다. 코로나19의 전파력이 근본 문제입니다. 만만치 않은 아주 무서운 바이러스입니다. 대륙별 국가별로 시차를 두고 유행이 이어지면서 결국 연간 내내 코로나19 유행이 이어지게 됩니다. 장기전이 불가피하다는 이유 중 하나입니다. 우리는 무역없이 생활을 할 수가 없고, 하루하루 생활이 없으면 방역도 설 자리가 없어집니다. 우리가 가는 길이 현재로 최선이라고 생각합니다. 특별입국관리를 강화하고 철저히 하면서 거리두기, 마스크, 각종 방역 수칙 준수를 계속 지켜야 합니다.

…(브리핑 마무리 발언) 이라크에서 귀환한 우리 근로자들을 보시면서 거듭 말씀드리지만 우리는 코로나19 위기로부터 우리 이웃, 우리 국민들을 탈출시켰습니다. 재난이 발생하면 언제든, 지구상 어디든, 무슨 방법을 찾아서라도 최대한 보호한다는 자세로 임해왔습니다. 지금까지처럼 지역사회 전파 없이 관리에 최선을 다하겠습니다. 검사와 모니터링을 통해서 최대한 건강을 살피고 보호할 것입니다. 앞으로 다른 나라에 유사한 상황에 대해서도 같은 일이 반복될 수 있습니다. 계속 반복해서 국민들의 생명과 건강을 수호할 것입니다. 국가의 존재 이유입니다.

—— 수시로 백신에 대해 고민하다

코로나19가 결국 장기전으로 가면서 백신 개발, 그리고 접종을 통해서만 유행이 끝나리라는 생각에 백신에 대해서 여러 가지를 고민하게 되었다. 그러한 모습을 당시 메모에서 확인하게 된다. 자체 개발은 난망하니 우선은 어떻게든 해외에서 확보하는 것이 가장 중요한 상황이었다. 일단 백지 상태에서 했던 백신접종 사업과 관련된 이런저런 생각을 지금 돌이켜보니, 어느 무엇보다도 확보에 가장 우선순위를 두었어야 하지 않았나라는 생각이 든다. 당시 이미 미국, 일본 등은 전체 인구가 최소 1회 접종을 완료할 만큼의 물량을 선구매 계약을 통해서 확보한 것을 알게 되었다. 그렇다면 선구매 조건에 불리함이 있더라도 이들 선진국처럼 우리도 대량 구매 의지를 가지고 바로 달려들어야 했다. 그러나 우리는 정부 내에서는 물론, 방역 당국, 국립보건연구원장인 나조차 내부에서 지나가는 말처럼 발언할지언정, 그런 과감한 제안을 공개적 회의 자리에서 말하는 용기와 담대함을 가지지 못했다. 백신 개발과 관련해서는, 초기에 연구기관이나 제약사, 연구자들로부터 연구계획, 애로사항, 지원이 필요한 사항 등 제언을 들으면서 논의했는데 결국 우리의 위치가 급속한 성과를 거두기는 어렵다는 것을 인지한 이후에는 훨씬 장기적인 계획, 투자 그리고 멀리 보고 지원하는 노력이 필요함을 깨달았다. 한편으로는 실망스러운 상황이었다. 결국 당시 메모에서부터 실망, 갑갑한 현실 인식, 주저함을 보게 된다.

—— 이미 국내가 다원화·다인종·다국적 사회가 된 것을 몰랐다

당시 이슬람 신도의 집회 중 많은 확진자가 국내에서 발생하였다. 국내에 이슬람 집회가 그렇게 크게 열리고 다양한 장소에서 개최되는지를 처음으로 알았다. 그 집단 예배가 금요일에 열린다는 것도 그때 치음 알았다. 이미 우리나라는 다국적 사회로 다양한 문화가 공존한다는 것을 실감하였다. 방역 당국의 구성원 중 한 간부로서 이를 사전에 인지하지 못했다는 점에 부끄러움을 고백한다. 방역 당국은 다방면에 우리나라, 해외 모든 상황을 파악하고 인지하고 있어야 하겠다. 현재 우리나라는 다민족 출신이 늘어남에 따라서 다양한 사회 현상이 펼쳐지고 있다. 이제 우리나라 안에 세계인이 산다고 생각하고 전 세계의 다양한 문화, 종교, 행사 등을 고려하여 방역 정책을 준비해야 할 것이다. 동시에 부처 간에, 그리고 지방자치단체와의 대화를 수시로 하면서 현실을 제대로 인식하고, 현장을 제대로 반영하는 대책을 세우는 데 더 노력해야 하겠다.

감염병X - 코로나 이전 세상은 다시 오지 않는다

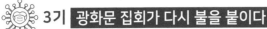

3기 광화문 집회가 다시 불을 붙이다

—— 2차 유행(2020년 8 ~ 11월)

2020년 8월 13일, 당시 방역 당국 입장에서 정례 브리핑을 통해 2차 유행 조짐이 있다고 언급하였다. 이태원 클럽 발 집단 감염보다 상황이 더 좋지 않으며 각지에서 동시 다발적 집단 감염이 보고되고 있다고 발표했다. 또한 필요시 사회적 거리두기 단계의 상향이 불가피하다고 경고하였다. 지난 1차 유행은 그나마 초기에 대구와 경북 지역 신천지 신도를 중심으로 유행이 국지화한 것으로 지목할 수 있었지만 이번에는 광화문 집회를 통해서 전국으로 확산될 상황을 우려하였다. 게다가 하절기 이후 동절기로 접어드는 계절적 요인도 우려하는 상황이었다. 8월 15일에는 이번 수도권에서의 대규모 확진을 2차 대유행의 징조로 보고 있다고 발표하였다. 1차 대유행인 신천지 대구교회발 집단 감염, 이후 이태원 클럽발 집단 감염과의 차이점이라면, 신천지와 이태원 상황은 단일 감염원이었지만 2차 대유행의 징조는 무려 세 곳의 감염원(용인 우리제일교회, 서울 사랑제일교회, 양평 서종면 명달리 마을 잔치)에서 동시에 발생했다는 사실이다. 그나마 용인 우리제일교회는 확진자 증가세가 며칠 전 60명이 발생했을 때보다 1/2~1/3 정도로 줄어들었고, 명달리에서도 추가 확진자가 크게 감소해서, 폭발적인 감염원이 서울 사랑제일교회 하나로 다시 좁혀진 상태였긴 했지만 말이다. 이후 용인 우리제일교회 및 서울 사랑제일교회에서의 집단 감염 규모가 계속해서 커져서 용인 우리제일교회는 확진자가 105명이 되었고 서울 사랑제일교회도 확진자가 134명이 되었으며, 이 인원이 당일 광화문에서 집회 허가를 받으면서 전국적인 유행의 시발점이 된 것으로 추정된다. 당시 온라인상에서 광화문 집회를 허가한 서울행정법원 행정11부에 대한 비판과 비난이 날로 거세지고 있었고 심지어 코로나19에 반드시 걸리라는 극언까지 나오고 있었다. 게다가 확진자 중 일부는 8·15 광화문 대규모 집회에 참석한 것으로 나타나 코로나19 확산이 전국 감염 및 지역 감염으로 번질 우려도 나오고 있었다. 서울경찰청은 허가를 받지 않고 집회를 연 단체 등에 대한 불법 행위를 살펴보겠다는 취지로 수사부장을 TF팀장으로 하는 29명 규모의 전담수사팀을 편성했다. 8월 18일에 최근 1주간 수도권에서의 재생산지수가 1.5에서 1.78로 상승했다고 발표했다. 이날 언론사 CBS 내에서 확진자가 발생했다. 동선이 겹친 전 총리인 이낙연 의원이 자가격리에 들어갔다. 8월 14일부터 세 자릿수 신규 확진자가 나오면서 사실상 2차 대유행에 진입했다는 언론 보도가 나왔고 당시 전문가들 사이에서 이번 2차 대유행으로 인해 결국 원치 않아도 스웨덴처럼 집단 면역에 도달하기만을 기다릴 수밖에 없게 되었다는 비관적 전망도 나왔다. 이번 2차 대유행 책임은 사회적 거리두기를 1단계로 내린 정부에게 있다고 지적하고, 지금이라도 사회적 거리두기를 즉각 3단계, 즉 유럽 국가들이 시행했던 전면 봉쇄로 격상해야 한다고 주장하는 의견도 나왔다. 8월 21일에 서울시는 08시부터 8월 30일 24시까지 서울 전역에서 10인 이상의 집회를 전면 금지한다는 사실상 사회적 거리두기 3단계 조치에 해당하는 행정명령을 발동했고, 8월 23일부터 2주간 전국이 사회적 거리두기 2단계로 격상되었다. 이후 계획대로라면 원래 9월 6일에 사회적 거리두기 2.5단계가 종료될 예정이었다. 그러나 수도권은 사회적 거리두기 2.5단계가 일주일, 비수도권은 사회적 거리두기 2단계가 2주일 더 연장되었다. 10월 4일에 보건복지부가 13일부터 노래연습장, 300인 이상 대형 학원 등에서 마스크를 착용하지 않으면 과태료를 부과하는 내용의 법을 시행한다고 밝혔다. 11월 20일 대한감염학회를 비롯한 전문학술단체들은 성명을 통해 효과적인 조치 없이 1~2주가 경과하면 일일 확진환자 수가 1,000명에 육박할 것으로 예측되어 조기에 선제적으로 강력한 방역 조치가 이루어져야 한다고 밝혔다. 또한 당시의 최근 사회 분위기가 이전과 달리 코로나19에 대한 위기의식이 많이 낮아져 있고 거리두기와 같은 방역수칙이 잘 지켜지지 않는 것 같다며 국민에게 다시 한번 적극적으로 거리두기에 참여해 줄 것을 부탁하였다.

방역 당국은 수도권을 중심으로 2차 대유행이 진행되고 있다고 공식화했다. 이에 따라 정세균 총리는 다음 주부터 각종 회식·모임 자제, 대면 회의 최소화, 재택근무 활성화 등 강화된 방역 조치를 시행하겠다고 밝혔다. 또한 2단계 기준을 충족한다면 2단계 조기 격상을 검토할 것이라고 밝혔다. 11월 29일 국무총리가 주재하는 중앙재난안전대책본부에서 수도권에 내리던 사회적 거리두기를 2단계로 유지하고, 나머지 지역에는 1.5단계로 격상하기로 발표하였다. 12월 6일 중앙재난안전대책본부는 12월 8일부터 29일까지 수도권 전역에 사회적 거리두기 2.5단계, 비수도권 전역에 거리두기 2단계로 전면 격상을 발표했다. 다만 전문가들 사이에서는 "진작에 올렸어야 한다"며 2.5단계로 올려도 2021년 3월까지 여파가 갈 것이라는 의견이 많았다. 이에 자영업자들과 소상공인들은 "연말 특수도 누릴 수 없게 되었다"며 소비 심리 위축을 우려하고 있어 3차 재난지원금의 지급이 필요하다는 목소리가 나왔다. 12월 12일 정세균 국무총리는 중앙재난안전대책본부 긴급회의에서 이재명 경기도 지사가 "3단계 선제 격상의 필요성이 있다"고 건의함에 따라, 질병관리청 중심의 방역대책본부와 보건복지부가 총괄하는 중앙사고수습본부에 거리두기 단계조정에 대한 수도권 지자체와 민간 전문가 의견을 수렴하라고 지시했다. 또한 '확진 시 하루 내에 병원이나 생활치료센터에서 정부의 의료 서비스를 받게 한다'는 원칙하에 생활치료센터와 병상 확보에 공공·민간자원을 총동원하라고 지시했으며, 13일에 이 원칙을 바탕으로 병상 및 생활치료센터 확보에 대한 구체적 계획을 발표하기로 했다. 12월 26일, 미국 주요 언론사인 블룸버그 통신은 한국이 코로나19 초기 방역 성공에 안주했다는 비평가들의 평가를 전하며, 전문가들이 실내에서 더 오랜 시간을 보내는 겨울철 바이러스 급증에 대해 경고했으나 10월에 사회적 거리두기 규칙을 최저 수준으로 완화하여 클럽과 노래방 등을 개방한 점을 지적했다. 그리고 한국의 백신 도입 계획을 소개하면서 더 빠르게 도착하지 않는 것이 실망스럽다고 언급했다. 2021년 2월 26일 영국 아스트라제네카사 기술이 적용된 벡터형 백신을 1차 접종 대상인 요양병원, 요양시설 및 코로나19 치료 병원 내 환자와 의료진 등 근무자 34만 명을 대상으로 접종이 시작됐다. 그리고 추가로 미국 화이자사 mRNA백신이 이날 들어오고 다음 날 곧바로 대형병원 내의 코로나19 전담 의료진 5만 명에게 접종이 시작됐다. 한국 최초의 코로나19 백신 피접종자는 노원구 상계 요양원에 근무하는 61세 직원이었다.

—— 다시 위기로,
이번엔 광화문 집회에서 시작되었다

코로나19를 계기로 서점에 감염병 관련 책 출간이 매우 늘어났던 것을 기억한다. 유행 와중에도 틈틈이 독서를 계속했는데, 스노든(Frank Snowden) 저작인 『감염병과 사회』라는 책의 서문에서 2019년 11월 이탈리아 밀라노 축구 경기장에서 열린 유럽 챔피언스 리그 축구 경기를 통해 결정적인 코로나19 확산이 이루어졌다는 내용을 보았다. 마치 우리나라 신천지 신도 집단과 유사한 상황을 책자를 통해서 확인하게 되니 새삼 더욱 생생하게 그려졌다. 긴 축구 경기 시간 동안 열띤 응원, 거의 실내나 다름없이 밀집된 모임, 게다가 전국에서 모였다가 코로나19 바이러스를 나눈 후 다시 거주지로 돌아가 각자가 그곳에서 새로운 전염원이 된 상황 등. 폭발적인 감염병 증가에는 항상 중요한 계기가 있었다. 일단 폭발적 발생으로 전체 인구 집단에 감염원이 퍼지게 되면 이후부터는 통제도 안 되고 전체 사회에 산발적 발생이 걷잡을 수 없이 퍼져나가게 된다. 축구장에 밀집된 환경에서 많은 사람들이 목이 터져라 응원하고 게다가 이탈리아 전국 각지에서 모인 관중들은 경기 후 거주지로 귀가하면서 고스란히 바이러스를 전국으로 운반한 것이었다.

이를 읽으면서 우리도 마찬가지 상황임을 깨닫고 향후 방역에서 초기 대응, 그리고 이러한 3밀(밀접·밀폐·밀집)의 환경을 초기부터 제어하는 방안을 머릿속에 담게 되었다. 광화문 집회도 마찬가지였다. 다만, 신천지와 차이점이 있는데 첫째, 이미 이런 집단 모임, 밀집된 집합이 코로나19를 재확대 생산하는 위험 행위라는 것을 이미 우리가 다 알고 있었는데도 속수무책이었다는 점이다. 그럼에도 그런 행동을 했다는 점이 무척 아쉬웠다. 둘째, 발생 시기가 8월이라 곧 닥칠 동절기, 즉 호흡기 감염병의 활성화되는 겨울과 마주쳤기에 더 안 좋은 상황이라는 점이었다. 게다가 셋째, 이탈리아 축구 경기장과 마찬가지로 비록 야외이고 마스크를 착용했다 하더라도 시위를 통한 구호 외침, 밀집된 공간을 생각하면 신천지보다 덜하지 않은 상황이었던 것이다. 세계적으로 각국에서 코로나19 유행이 정점으로 치닫는 상황이었다. 당시 수도권에서의 폭발적인 발생 가능성을 예기한 2020년 8월 13일 자 브리핑 내용이다.

🌐 2020년 8월 13일 브리핑 원고

…코로나19 발생이 전 지구적으로 또한 소위 코로나 방역 모범국에서조차 다시 발생하거나 증가하는 양상을 보이고 있습니다. 어느 특정 국가에서 2차 유행이 뚜렷하다는 보도를 접하게 되면, 그러한 소식이 남의 일이 아닐 수 있다는 긴장감을 가지게 됩니다. 특히 우리와 같이 방역을 통해서 성과를 거둔 국가에서 그런 상황이 발생하면 더더욱 긴장하게 됩니다. 코로나19의 집단 발생은 주로 소규모 모임에서 발생합니다. 즉, 교회에서 예배 내 행사 시, 방문 판매원 교육이나 모임, 직장, 학교, 선박 등 밀집되고 폐쇄된 구조에서 나타납니다. 그런데 이는 결국 지역사회에 어느 정도 코로나19 감염의 연결고리가 상당히 이어지고 있다는 반증입니다. 무증상 그리고 증상이 나타나도 검사를 받지 않고 지나가는 경증 환자가 가장 큰 이유일 것입니다. 이는 코로나19의 특성이자 모든 감염병 전파의 원칙이기에 원천적으로 발생할 일들입니다. **특히 인구가 밀집된 지역인 수도권을 중심으로 언제든 폭발적인 유행이 가능한 상황입니다.** 그렇기에 언제나

어디서나 타인과 만날 때에는 마스크를 착용해야 하겠습니다. 대중 장소에입장하고 또 이러한 장소를 방문하고 이용할 때에는 반드시 관리자가 요구하는 사항들을 충실히 이행해 주시길 바랍니다. 그런 사항들이란 출입자 명부를 작성하고 실내에서 마스크를 착용하는 것들입니다. 이는 호흡기나 각종 수단으로 전파되는 감염병을 차단하기 위한 노력입니다. 거기에 평상시 어디에서나 악수 대신 목례로 대신하는 것도 신경써주시길 바랍니다. 코로나19를 계속 억제해야 가을철 독감 접종도 제대로 할 수 있습니다. 또한 언제인가 코로나19의 안전하고 효과적인 백신이 개발되어 확보되어도 코로나19가 충분히 억제된 상태여야만 접종 개시와 진행이 가능합니다. 현재 코로나19 백신을 개발하고 선구매한 선진국 중 과연 어느 국가가 코로나19를 감소시키고 안전하게 접종 개시를 할 수 있을지 지켜봐야 하겠습니다.

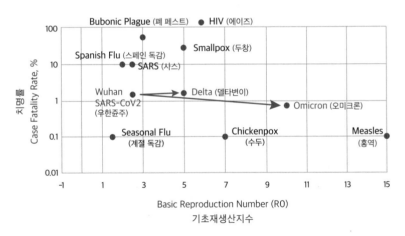

*출처: 주요 감염병별 기초재생산지수
https://www.methodsman.com/blog/covid-could-be-worse

—— 기초재생산지수란?

기초지수는 감염병 유행의 크기를 나타내는 지표이다. 만약 이 수치가 1보다 크면, 유행을 지속하면서 증가하고 1이면 간신히 유행을 유지하며, 1보다 작다는 것은 한 건의 감염 사례가 한 건도 재생산, 즉 감염시키지 못하기에 유행이 점차 사그라든다는 의미이다. 대체로 코로나19 기초재생산지수는 2003년 발생했던 사스와 유사하게 2.2~3.3 정도로 추정되었다. 다만 이는 초기 코로나 균주인 우한 균주에 해당하며 뒤로 갈수록 등장하는 각종 변이에서는, 점차 기초지수가 커지는 경향을 뚜렷하게 보였다. 예를 들어서 4차 유행을 주도한 델타 변이가 약 5.0 정도, 가장 전파력이 큰 변이인 오미크론 경우에는 거의 10.0 이상에 달할 정도로 기초지수가 높다고 추정되었다. 즉, 단 한 건의 오미크론 감염원이 평균 열 건 이상 추가 사례를 재생산한다는 것이다. 결국 폭발적인 유행을 초래할 것이 자명했다. 이러한 기초재생산지수는 역학조사를 통해서 추계되며 이론적으로는 접촉률, 해당 감염병의 전파 확률, 그리고 전파기간의 곱으로 계산될 수 있다. 해외에서, 특히 영국에서는 수시로 기초지수를 확인하고 안내하면서 코로나19 위험성을 실감나게 알려주었다. 이래는 당시 영국 공영 방송인 BBC에서 소개한 그래프인데, 이를 보면 기초재생산지수가 1보다 크냐 작으냐에 따라서 전체 발생이 차이가 나고 유행의 지속이 결정됨을 쉽게 보여주고 있다.

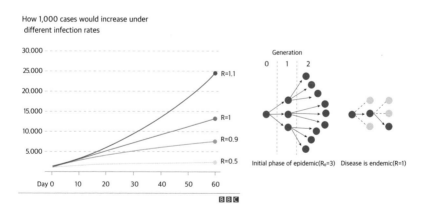

*출처: 영국 BBC 방송

이전 1차 유행 당시 신천지 신도 간에 폭발적인 발생, 그리고 2차 유행의 광화문 집회 당시 폭발적인 발생이 결국 이러한 코로나19 바이러스의 특징을 더 잘 보여주는 사례이다.

기초재생산지수는 이론 역학 분야 여러 연구자들의 노력 끝에 개념이 정립되었다. 이론 역학이란 감염병이 다양한 시간과 공간에서 어떻게 분포하고 전파하는지를 연구하는 방법론이다. 좀 더 구체적으로 알아보면, 다음과 같은 질문을 토대로 연구를 하는 것이다. 해당 감염병에 대해서 첫째, 병원체가 인구 집단에 퍼지면서 발생이 증가할 것인가? 둘째, 증가한다면 얼마나 빠르게 그리고 얼마나 광범위하게 전파될까? 셋째, 병원체가 인구 집단에 계속 존재할까? 넷째, 발생의 공간적·시기적 다양성을 일으키는 것은 무엇인가? 다섯째, 전파와 부담을 최소화할 가장 좋은 방법은? 그리고 마지막으로 전파가 퇴치될 수 있을까? 이러한 질문을 가지고 연구하고 분석한다.

이론 역학의 역사와 기여한 연구자들을 보면, 먼저 18세기 베르누이(Daniel Bernoulli)가 1766년 두창 유행 모델을 최초로 창안했으며, 19세기 중반엔 윌리엄 파(William Farr)가 감염병 유행 곡선의 정상 분포에 대해서 정리하였다. 이후 랜섬(Arthur Ransome)은 인구 집단 전체가 아니라 그 감염병에 대해서 감수성이 있는 집단이 사라지면 해당 감염병이 사라진다는 점을 인식하였다. 이어서 피요트르 디미트리비치(Piotr Dmitrievich)가 최초의 근대적 모델러로 불린다. 그는 신규 감염은 감염자와 감수성 집단의 접촉(곱으로)으로 발생한다는 점을 수식과 모델로 만들었다. 로스 경(Sir Ronald Ross, 1857~1932)은 말라리아가 모기로 전파됨을 발견하여 노벨의학상을 수상하였는데 그는 또한 모델링을 통해서 말라리아 전파를 유지하는 극치에 해당하는 모기 개체 수를 계산하였고 결국 모기 구제를 통해서 말라리아 관리가 가능함을 밝혔다. 이후 프로스트(Wade H Frost)와 리드(Lowel Reed)는 오늘날 감염병 전파 확산의 고전적 모델인 SIR, 즉 감수성, 전파, 저항(방어력)집단으로 구분된 유행모델을 만들었다. 이후 맥켄드릭과 커맥(Anderson G McKendrick,

William O Kermack)은 유행이 지속되려면 일정 규모 이상 감수성 집단이 필요하다는 점을 발견하였다. 이후 1952년 맥도널드(George MacDonald)가 기초재생산지수에 대한 개념을 정립하였다.

—— 완전한 거리두기, 봉쇄를 생각했다

2차 유행이 발생하면서 전문가들 사이에도 완전한 봉쇄 이야기가 나오고 있었다. 완전한 거리두기란 결국 100% 완전한 거리두기 즉 봉쇄, 영어로는 락다운(lock down)을 말한다. 실질적으로 완전한 차단을 통해서 거대한 유행을 잠재우려는 방안이다. 거주지에서 일정 기간 이동을 차단함으로써 기초재생산지수를 인공적으로 영(0)으로 만들어 보자는 방안이다. 워낙 유행이 지역사회에 만연하여 통제가 안 될 경우에는 이렇게 강력한 조치를 취하게 된다. 이러한 완전한 거리두기를, 코로나19 유행 기간 중 많은 나라가 시행했었다. 완전한 거리두기를 시행하려면 가구마다 필수인 식량, 의약품 등을 배달하는 체계가 가동되어야 하기에 실질적으로 시행하기에는 매우 어려운 정책이다. 그러나 얼마나 상황이 심각하면 이러한 정책을 실행하겠는가? 우리나라가 코로나19 기간 중 소위 완전 봉쇄(Lock Down) 정책 없이 코로나19를 극복한 것은 행운이라 할 것이다. 미래에 다른 감염병이 오더라도 최소한의 일상을 유지하면서 방역을 하겠다는 의지와 역량을 남겨둔 사례라고 할 수 있다. 당시 2020년 8월 18일 그리고 8월 20일의 브리핑 문을 읽어보니 비장함까지 느껴진다. 표현을 절제했지만 그래도 강한 표현이나 단어, 즉 낭떠러지, 비상 시기, 미국이나 유럽처럼 될 가능성 등등의 표현이 등장한다. 그때의 긴장감이 실제로 느껴지는 문장이다.

⊕ 2020년 8월 18일 브리핑 원고

수도권에서 대규모 환자가 발생하였습니다. 특히 사랑제일교회에서 발견되는 환자 규모가 매우 크고 우려됩니다. 종전 대구 신천지 당시보다 더 큰 위기입니다. 그동안 기회될 때마다 미국과 유럽 상황을 얘기드려왔습니다만, 이제는 우리도 그러한 상황의 문턱에 있습니다. **우리 바로 한 걸음 옆이 낭떠러지입니다.** 이번 수도권에서의 코로나19 유행은 바이러스가 전파력 높은 GH clade일 가능성이 큽니다.

이번 수도권 유행 원인은 첫째, 사랑제일교회를 중심으로 수칙을 아는 상황에서도 전파 위험 행위가 이루어졌을 정도로 위기감이 둔화된 것이 우선 가장 중요합니다. 그리고 둘째, 전국적으로 특정 교회와 종파를 구성하는 구성원 중에서도 불특정 다수에 의한 전파 가능성도 있습니다. 이는 무증상, 불현성 감염자들의 밀접한 접촉에 무작위로 일어났을 것으로 보입니다. 그리고 셋째, 사랑제일교회 특성상 지역적으로 타 지역도 많아서 더욱 위험합니다. 과거 이탈리아에서 축구장에 모인 관중들 사이에 감염이 전파되어, 경기 이후 전국으로 확산된 사례로 지적될 정도입니다. 그리고 넷째, 이 교회 중심이 수도권에 위치하여 전파 가능성이 더 높습니다. 결국 무엇보다도 낮아진 긴장감이 제일 문제입니다.

지금 상황은 지난 2주 이상 해이해졌거나 수칙이 이행되지 않은 결과입니다. 앞으로 적어도 일주일간은 추가 전파로 인한 환자 발생 증가 추세가 이어질 수 있다고 판단합니다. 또한 수도권을 비롯한 전국 곳곳에서 추가 전파 가능성도 있습니다. 일단 신도 전체와 이를 통한 추가 전파를 추적하여 차단하고 불특정 다수 전파에 대해서도 자발적 검사 및 가능한 최대로 추적 조사를 실시하여 조기 진화에 최선을 다하겠습니다. 동시에 전국적으로 카페, 식당 등 밀집한 장소에서의 전파 차단도 필요합니다. 따라서 항상 마스크 착용을 부탁드립니다. 특히 식당이나 카페에서 음식물 섭취 시를 제외하고는 계속 마스크를 사용해야 함을 강조드립니다. 호기, 즉 숨을 내쉬는 동안은 바이러스가 배출되기에 대화나 노래는 물론 흡연, 실내 운동, 혼잣말 등도 마스크 착용한 가운데 하여야 합니다. 마스크를 착용하고 할 수 없는 행위라면 하지 말아주시길 부탁드립니다. 지금은 아주 위험한 비상 시기이기 때문입니다.

…백신이 요원한 상황에서 거리두기로 억제할 수밖에 없음을 계속 말씀드려 왔습니다만, 그러나 특히 종교시설의 경우 지금까지의 상황을 보면

이제까지보다 더욱 강력한 조치가 불가피하지 않나 생각합니다. 이제는 카페나 식당 등 좀 더 일상에서도 마스크 착용을 더욱 잘 이행해 주시길 바랍니다. 다수가 모이는 장소나 기회도 차단해야 할지 모릅니다. 언제 어디서나 코로나19 유행이 가능합니다. 의료기관이 최후의 보루입니다. 반드시 지켜져야 하고 각 생활시설 중 특히 복지시설, 요양시설 등도 막아내야 할 장소입니다. 항상 거리두기와 마스크 그리고 예외없이 개인 위생에 철저를 기해주십시오.

🌐 2020년 8월 20일 브리핑 원고

코로나19 상황에 대해서 이번 주까지 사랑제일교회에서 유발된, 시작된 유행의 직접적 전파와 이들 확진자로 인한 2차 또는 그 이상의 추가적인 전파를 차단해야 우선 주말까지 1차 기로를 넘어설 수 있다고 말씀드린 바 있습니다. 여기에 전국에서 광화문으로 모여서 집회에 참석한 사람들 가운데 거주지로 돌아가서 이번 주부터 본격적으로 환자가 나오고 있는 상황이기에 이제는 전국에서 주말까지 추적 조사와 추가 전파를 차단해야 하는 상황입니다. 그러한 노력 그리고 이번 주말경 나타나기 시작할, 8·15부터의 거리두기 2단계 효과가 더해져서 전체 유행을 관리한다는 것이 최상의 목표이자 앞으로의 계획입니다.

그러나 현재 상황은 심각합니다. 지난 번에 말씀드린 대로, 우려하고 있는 상황은 미분류되는, 즉 사랑제일교회와 무관한 전파, 그리고 경로를 알지 못하는 깜깜이 전파 규모가 더욱 의미가 있다고 했습니다. 그런데 안타깝게도 현재 매일 미분류 사례가 크게 늘고 있습니다. 최악의 상황, 즉 수도권에서는 대유행을, 타 지역에서도 유행 증가를 염두에 두어야 할 상황입니다. 추적이 부진하면 결국 미국이나 유럽의 가장 심각했던 상황으로도 갈수 있습니다. 의료진, 일선 보건요원, 지자체, 방역 당국, 정부가 얘기하는 대로 따라주시길 바랍니다. 지금은 비상 상황입니다. 코로나19 유행이 본격화되었다고 생각하시고 전국 교회는 비대면 예배로 그리고 다른 모임은 일체 중단해 주시기 바랍니다. 다수가 모이는 행사도 중단하시길 바랍니다. 의심되거나 아니면 설령 조금이라도 이상하다 생각되면 검사를 받으시기 바랍니다. 거리두기와 마스크는 기본입니다. 상시 지켜져야 합니다. 마지막으로 광화문 집회 참석자들은 무조건 지금 바로 선별진료소에서 검사를 받아 주십시오. 추가 전파를 차단하기 위한 절박한 호소를 드립니다. 이미 추적은 시작되었고 지자체를 중심으로 최선을 다하고 있습니다.

… (브리핑 마무리 발언) 지금 당국은, 좌고우면할 틈도, 그럴 시간도 없습니다. 방역 당국의 눈과 머리에는 오직 코로나19만 있습니다. 어떠한 다른 의도나 차별은 없다는 점을 다시 분명히 말씀드립니다. 누구라도 우리 국민 한 분 한 분의 생명, 건강은 소중합니다. 검사와 추적은 확진자의 생명을 건지고 추가 전파를 막기 위한 노력입니다. 다시 한번 광화문 집회 참석자들께 검사, 그리고 전국 교회의 비대면 예배, 거리두기와 마스크 착용을 부탁드립니다.

—— 다시 내림 추세로 그리고 질병관리청 출범(2020년 9월 9일)

강화된 거리두기와 적극적 참여와 협력 덕분에 전체적인 발생은 다시 감소 추세로 돌아섰다. 그러면서 조직 체계의 변화가 이루어져서 질병관리청이 출범하였다. 질병청이 정식으로 출범하면서 새로 임명된 나성웅 차장이 제1 부본부장을 맡고, 저자는 국립보건연구원장으로서 제2 부본부장을 맡아, 코로나19에 대한 백신과 치료제 개발이 주요 업무가 되었다. 본격적으로 R&D에 집중하는 체계가 되어 사실상 본래 국립보건연구원장 업무로 돌아왔다고 할 수 있었다. 질병관리청 출범이라는, 즉 방역 전문기관 출범이라는 소망이 이루어졌으므로 이를 통해서 우리나라 방역의 전문화, 체계화를 통해서 과거보다 훨씬 효과적이고 신속한 방역을 추진하게 될 것이라고 믿었다. 당시 메모를 보면 이제는 본격적으로 R&D, 그리고 국립보건연구원의 발전 방안 수립에 매진하겠다는 결의가 보인다.

── 브리핑 축소, 그러면서
주요 회의 생중계에 대해 생각했다

제2 부본부장이 되면서 국립보건연구원장의 브리핑 기회는 점차 축소되었고 따라서 브리핑 간격이 넓어졌다. 사실 코로나19가 점차 장기전으로 가는 것이 확실해진 상황에서 이제는 형식과 내용에 변화를 줄 만도 한 상황이었다. 결국 장기전을 치르면서 이후에도 계속해서 질병청에서는 쉼 없이 국민들에게 상황을 설명하고 안내하는 역할을 지속하였다. 당시 고민했던 사항은, 중요한 코로나19 관련 회의를 생중계, 또는 시차를 두더라도 회의 전체를 촬영하여 지속적으로 투명하게 공개해서 국민들 스스로 판단하고 뭔가 얻어내도록 해보면 좋겠다는 생각이었다. 미국 FDA의 백신 평가, 그리고 허가 과정을 보면, 자문위원들이 비대면으로 화상 회의를 하는데 이것을 있는 그대로 소위 생방송처럼 유튜브에 공개한다. 깜짝 놀랐지만 이런 위기 상황에서 진정한 소통의 한 방법이 아닐까 하고 생각했다. 물론 불안한 면도 있었다. 전문가 회의가 즉흥적 쇼처럼 보여 정작 발언을 할 전문가들이 위축되거나 방해받아서 논의가 제대로 이루어질지 걱정이 되었다. 하지만, 미국 상황을 보니 전혀 그렇지 않았다. 일반 방송에서 중요한 선거를 앞두고 경쟁자들을 모아서 생방송으로 토론을 중계하듯 이제는 투명하고 정직하게 있는 그대로 전문가들 논의도 일반인들이 접해야 한다고 생각했다. 평상시나 중요한 국가의 정책 논의, 예를 들어서 특히 기술과 관련된 분야 회의는 공개를 추진하는 것이 타당하다는 생각을 했다.

—— 추석을 앞두고 고민하다

당시 코로나19를 맞아 최초로 긴 공휴일을 맞았다. 바로 추석이었다. 평상시 인구 대 이동이 이루어지는 추석은 당시 시점으로 보면 코로나의 아주 좋은 배양 기간이자 어쩌면 폭발적인 배지[37]로도 산수되었다. 따라서 방역 대책에 대해서 고민하게 된 것이다. 물론 외국도 그러한 사례가 있었다. 중국에서 우연히 우한 균주 확산 시기가 설 연휴와 겹치면서 걷잡을 수 없이 퍼져나갔듯, 우리도 추석이 그러한 계기가 되지 않을까 하는 우려였다. 돌아보면 방역 당국이 걱정하고 대비하면 결국 일반 국민도 같이 준비하고 걱정하기에 그런 일은 대체로 발생하지 않는다. 이것이 방역 정책의 좋은 예라고 생각되는데, 일단 대비하고 고민하는 것이 중요하다. 결국 그렇게 미리 고민하고 경고하고 준비했기에 추석 연휴를 지나고도 코로나19는 계속 안정적으로 유지되었다.

—— SNS상의 비판이 주는 스트레스

브리핑과 관련해서 스스로 언론이나 댓글 등 피드백을 거의 안 보았다. 어차피 복지부와 질병청의 대변인실에서 정리하여 객관적인 평가를 해주기 때문이다. 개인적으로는, 가족의 전화를 통해서 비판받고 지적받는 경로도 있었다. 그런데 우연한 기회에 댓글을 보고 나서 충격받았던 기억이 새롭다. SNS를 통해서 유명인들이 괴로워한다는 보도를 보고 그냥 그러려니 했는데, 막상 내 일로 내가 비판받고 매서운 표현을 당해보니 이건 보통 마음 자세가 아니면 흔들릴 수밖에 없으며 계속 머릿속을 맴돈다는 것을 확실하게 알았다. 심지어 그 글로 인해서 정신이 혼미스러워짐을 알았다. 향후 방역 당국

---

37 병원체가 증식하도록 만들어진 영양원을 말한다. 여기서는 코로나 환자가 많이 발생할 수 있는 여건을 비유해서 배지라고 표현하였다.

자는 그리고 특히 브리핑 하는 사람은, 객관적 비판을 대변인실을 통해서 받도록 하고 개별적으로 절대 SNS를 확인하지 말기를 바란다. 중심에 있는 동안에는 마음의 중립, 평정을 지속해서 유지해야 업무에 집중하고 또 잘 헤쳐나갈 수 있기 때문이다. 물론 정당한 비판 역시 대변인실에 그 기능을 주고 정확하게 판단할 수 있도록 평가받으면 될 것이다.

—— 백신 구매, 돈이 문제였을까?

백신 구매는 모든 가능성이 있는 개발 중인 백신을, 전체 국민 인구수만큼 계약하고 확보하는 것이 정답이었음을 거듭 반복하여 인식하게 된다. 실제로 그렇게 시행하고 준비한 국가들이 바로 미국, 일본 등 선진국이었다. 우리는 그렇게 하지 못했다. 왜 그랬을까? 예산 때문이었다. 그리고 누가 책임질 것인가라는 문제도 관련되었다. 우리나라 방역진과 전문가 집단이 소규모인 것도 문제였다. 많은 반성을 했다. 국회 국정조사나 감사원 감사로 벌주고 망신주는 후진국형 뒤풀이는 더 이상 하지 말고, 우리 전체가 스스로 돌아보는 반성을 통해서 새롭게 개선하고 문제점을 보완하는 노력이 필요하다. 죄를 벌주는 자세는 절대로 안 된다. 비난하고 책임자를 규명하여 낙인을 찍는 것이 목적이 되어서는 더더욱 안 된다. 그러나 그냥 넘어가는 것도 올바른 자세는 아니라고 판단한다. 분명하게 반성하고 돌아보고 제도를 개선하고 다음번 유행에 대비해서 정답을 찾고 준비하고 대책을 수립해야 할 것이다. 어쩌면 우리는 벌써 교훈을 얻어서 다음 유사한 상황이 벌어지면 예산 당국이나 해당 부처에서 먼저 전체 인구수만큼 도입하자고 할지도 모른다. 당연히 다음 유행 시 같은 상황이면 모든 개발 백신 제조사와 사전 계약으로 재정 낭비를 신경쓰지 않고 우리나라 전체 인구수(재외 국민까지도 포함해서)만큼 물량을 확보하는 계약을 바로 할 것이다. 동시에 우리 스스로 그런 개발자들을, 개발 회사들을 국내에서 만들어야 하고 지원해야 함은 물론이다.

—— 백신 도입이 늦어진 이유는?
총리 결정으로 그나마 60%

　　　　　　　　　　　백신 구매 지연은 결국 예산 문제였
다. G7에 버금가는 경제력을 가진 우리나라에서 예산 때문에 이런 상
황을 자초했다니 정말 당황스러운 일이었다. 연구와 개발은 투자이기
도 하다. 미국처럼 자국 내에 개발자가 있는 경우에는 결국 선구매를
통한 확보가 투자이기도 하지만, 우리는 그러하지 못하기에 분명 제약
이 컸다. 그럼에도 불구 우리나라는 안보 차원에서도 그리고 50만 명
이상 군인이 밀집되어 의무 복무하는 상황에서 다양한 결과를 예상하
고 모든 가능성에 투자함이 당연했다. 전쟁을 대비하는 것도 마찬가지
아니겠는가? 전쟁을 준비하는 우리가, 전쟁을 대비하는 우리가, 방역에
서 다른 입장을 취한다는 것은 앞뒤가 맞지 않는 일이었다. 당시 정세
균 총리 결단으로 당초 전체 인구 대비 50%에서 물량을 늘려서 60%를
확보하기로 한 것은 그나마 다행이긴 했지만 다시 똑같은 상황이 오면
훨씬 더 적극적인 자세로 준비해야 할 것이다. 백신 구매를 최초 결정
한 2020년 9월로부터 얼마 지나지 않은 2020년 12월에 백신 확보로 온
나라에 난리난 것을 생각하면, 예산 때문에 멈칫하고 고민했던 당시 모
습이 창피하다 못해 방역을 언급할 자격이 내게 있는지 반성하게 된다.
비록 실무자라 할지라도 명색이 대한민국의 국립보건연구원장, 즉 NIH
수장을 했던 사람으로서 통렬하게 반성하고 머리 숙이게 된다. 당시 50%
라는 수치도 집단 면역에서 최소한으로 추정한 규모를 예산 당국에서 인
용한 것이니 예산을 깎고자 할 때는 이 자료, 늘리고자 할 때는 저 자료
등 임의로 또는 마음대로 취사선택하는 일도 없어져야 하겠다. 그렇지만
이미 우리는, 아마 다음번에 이런 상황을 만나면 전체 인구 규모만큼 백
신을 확보하는 예산을 당연히 마련하게 될 것이다. 동시에 정책에 통계
나 자료를 사용할 때, 중립적 자료를 냉정하게 사용해야 한다는 점도 다
시 강조한다.

2000년 의약 분업 당시, 의료계 폐·파업 업무[38]에 종사하면서 고위층으로부터 받은 지시, 즉 의료계 파업을 추산하여 우리 의료기관의 대응 능력, 환자 관리 능력에 문제가 없다는 보고를 올리라는 말을 들었다. 보고받으려는 정답을 미리 주고서, 거기에 맞추어서 보고서를 만들라는 지시였다. 당시 공중보건의사 2명[39]을 급히 파견받아 업무를 처리하고 있었는데 밤새 시뮬레이션을 통해서 위에서 원하는 결과와 보고서를 만들었던 기억이 떠오른다. 이런 풍조도 이미 사라졌으리라 믿는다. 원하는 보고를 억지로 만들어진 문건으로 받느니 차라리 보고를 안 받는 게 나은 일일테니.

38　당시 보건복지부 보건자원과 사무관으로서 의료계 폐업과 파업에 대응한 의료체계 유지 실무 업무를 하였다.

39　코로나19 방역 당시 보건복지부 내에서 제일 고생한 손영래 국장이 당시 차출되었던 공중보건의사이다. 그도 박영준, 곽진 과장 등과 더불어 내일의 우리 방역을 짊어질 사람이라고 감히 기록해둔다.

— 3차(2020년 11월 ~ 2021년 1월) ~ 4차(2021년 7월 ~ 2022년 1월) 유행

세계적으로 코로나19 백신 개발 완성을 목전에 둔 상황에서 다시 대유행이 가파르게 발생하고 있었다. 당시 전파력이 높은 알파 변이에 의한 유행, 그리고 이미 3차 유행 와중에 오미크론이 등장하는 등 2020년 겨울은 변이에 의해서 본격적인 대유행이 정말로 시작되었다. 그 당시 11월 24일의 브리핑문을 지금 보니, 최대 위기라는 부제를 달아 놓았다. 백신이나 치료제를 가지지 못한 상황에서 맞는 유행이기에 더욱 불안했고, 우리나라는 거리두기 유지로 이겨낸 종전 성과가 과연 반복될지 불확실한 상황이었다. 2021년 2월 26일부터 국내 코로나19 백신 접종이 시작되었다. 이후 2021년 11월 초까지 인구 대비 전체적으로 1차 접종은 80.8%, 2차 등 접종 완료자가 76.5%까지 달성되었고 이것으로 3차 유행은 마무리될 것으로 보였다. 그러다가 2021년 4월부터 신규 확진자가 600~700명대로 늘어나면서 다시 크게 증가했다. 의료계 전문가들 사이에선 4차 유행 징조는 이미 보였기에 사회적 거리두기 단계를 조금 더 일찍 높였어야 된다는 의견이 많았다. 그러나 방역 당국은 6월 고령층 접종이 완료되면 독감 수준에서 관리를 할 수 있다는 청사진 아래 거리두기 단계 개편을 앞두고 있었다. 6월 고령층 백신 접종이 거의 완료되자 단기 치명률이 0.6%대로 유의미하게 하락하였다. 하지만 델타 변이까지 퍼지기 시작한 상황에서 잘못된 신호를 주고 있다는 비판이 제기되었으며, 결국 7월에 들어서자마자 4차 대유행의 위기를 맞았다. 2021년 11월에는, 위드 코로나 방역 정책 관련해서 선택적 방역, 정치 방역 논란에도 불구 이때만 하여도 정부 방역 대책에 어느 정도 수긍하는 모습이었다. 이 당시 해외 상태를 보면 바이든 정부 수립 이후 나름 버텨 온 미국이 일일 확진자 수가 평균 10만 명대를 넘겨버리고, 스웨덴, 캐나다, 벨기에 등 다른 선진국들 역시 거리두기로도 방역에서 못 버티고 있었기 때문이었다. 그러다가 2021년 11월 우리나라도 위드 코로나를 시행한 뒤 확진자와 사망자 수가 연일 최대 규모를 기록하며 다시 의료 붕괴 위기가 찾아왔다. 이 때문에 섣불리 위드 코로나를 시행한 데에 큰 비판을 받았다. 전체 국민 중 81%가 2차 접종까지 완료하였음에도 불구하고, 일상 회복으로 들어서며 일일 감염자가 만 명 단위로 찍히는 상황이라 참으로 난감했다. 델타 변이가 주도한 4차 유행은 2021년 7월부터 2022년 1월까지 길게 이어졌다. 코로나19 백신 접종이 이루어지고 추가 접종률도 높은 상황에서 변이 등장으로 점차 유행 규모가 커지게 되자 방역 당국 입장에서는 매우 곤란한 상황이 이어졌다.

—— 알파 변이

결국 걱정한 변이가 출현하였다. 당시 일부 전문가들 중심으로 변이 등장 가능성이 계속 지적되었고 이를 접하고 메모에 기술한 것이 떠오른다. 아마도 영국에서 최초로 발견되었을 것이다. 감시체계가 발전된 국가에서 변이가 발견되었을 뿐, 최초 발생은 다른 나라일 가능성도 있었다. 어떻든 변이 등장은 새로운, 아니 전혀 다른 코로나19 유행을 의미했다. 결국 긴 전쟁이 계속된다는 의미였다. 변이는 면역이 저하된 코로나19 확진자에서 감염이 지속되다가 돌연변이 형태로 등장한 바이러스가 계속 생존하고 전파된 형태일 것으로 추정되며, 워낙 전 세계에 감염 규모가 크기 때문에 그 발생 확률이 매우 높아졌던 것이다. 참고로 전체 코로나19 유행 기간 중 WHO가 파악한 확진자만 해도 7억 7천만 건이 넘을 정도였다. 따라서 미확인된 사례까지 추가하면 전체 인류 약 77억 명 가운데 10%는 족히 넘을 정도라는 것을 추정할 수 있다. 그중에는 갖가지 이유로 면역이 저하된 확진자가 있고 그 경우 체내에 침입한 코로나19 바이러스를 완전히 제압하지 못한 가운데 바이러스 분열 때 등장한 변이가 생존하고 다시 탈출하여 다른 사람에게 전파되면서 주요한 변이들이 등장하는 기전이 계속되었을 것으로 생각된다. 이에 따라 본래 코로나19 우한 균주에서 이후 알파 변이, 델타 변이, 이어서 오미크론, 현재 JN.1 변이 등 지속적으로 변이가 등장했던 것이다. 주로 바이러스가 침입하려는 세포와 결합하는 돌기(spike) 단백질 부위의 변화로 일어나고 이를 구분하여 명명하고 있다. 변이가 등장할 때마다 위중도는 좀 낮아지면서도 전파 속도는 높아지는 특징을 보였다. 심지어 개발된 백신의 효능도 점차 낮아졌다. 마치 인플루엔자 바이러스의 항원 대변이, 소변이처럼 코로나19도 변이가 주기적으로, 아니 계속해서 등장하여 유행을 간헐적으로 지속할 것으로 예측하게 되었다. 앞으로도 코로나19 경우에는 다양한 변이, 심지어 악성 변이가 언제든 등장 가능한 상황이다. 그래서 개선된 대책을 강조하는 것이다. 지구상에 80억 가까운 인구가 살기에 이제 변이, 전혀 다른 신종감염병 출현은 시간의 문제일 뿐, 가능성의 문제는 아니다. 변이 등장으로 그러한 우려와 예상을 우리는 이미 경험했고 사실로 확인했다.

—— 당시 변이, 그리고 기초재생산지수에 대해서 다시 정리

변이 등장에 이어서 그 변이의 기초재생산지수가 초기 코로나 병원체인 우한 균주 코로나19에 비해서 2배 이상 큰 것으로 추정되어 당시 완전히 새로운 유행의 시작을 알리는 신호로 받아들여졌다. 그나마 백신 효과는 크게 저하되지 않아서 불행 중 다행이었지만 그러나 언제든 악성 변이, 즉 백신과 치료제 등에 저항을 높인 균주 출현도 우려되는 상황이었다. 앞으로 신종감염병이 등장하면 장기전을 각오하면서 동시에 각종 변이 출현 등에 대해서 고려하고 대비해야 할 것이다. 구체적으로 실험실 감시를 강화하고 유전자 분석 연구 능력을 늘리고, 항상 확보된 치료제에 대한 효능 분석을 꾸준히 지속해야 할 것이다. 우리가 기억하기에 오미크론 변이가 등장한 지역을 남아프리카 공화국으로 기억하는데 이는 실제 발견된 지역일 뿐이다. 아프리카 대륙 국가 중 실험실 감시체계를 위한 투자가 이루어져서 변이를 분석하고 감시하는 체계를 가동하는 나라가 사하라 사막 이남 아프리카 대륙에서는 남아공이 유일하기에 그곳에서 발견되었다고 보는 것이 타당할 것이다. 영국, 인도, 남아공 등 이러한 국가에서 변이가 발견되고 그러나 그 어느 곳에서든 추가적인 변이의 발생은 가능하다. 심지어 중국의 경우 2021년 12월 한 달 동안 전체 인구 중 거의 90% 이상이 감염된 것으로 추정된 연구가 등장했다. 그렇다면 한 달 동안 거의 10억 건 정도 확진이 발생했다는 얘기가 되며 큰 규모 확진자 중 더 많은 변이 출현이 가능했다는 얘기다. 우리가 파악하는 한, 기초재생산지수가 높은 감염병으로는 소아에서 주로 유행하는 홍역이 있는데 대체로 10이 훨씬 넘는 규모이다. 인플루엔자의 경우 코로나19 중 우한 균주와 비슷한 정도인데도 매 동절기마다 북반구에서 유행을 일으키는데, 홍역 정도의 감염병이라면 얼마나 큰 규모로 유행을 발생시킬지 짐작할 수 있을 것이다. 호흡기전파인 인플루엔자는, 미국의 경우 표본 감시체계 운용 결과, 매년 평균적으로 전체 인구의 5~20%를 감염시킨다. 만약 코로나19의 경우 오미크론은 아니더라도 알파나 델타 정도의 기초재생산지수를 가진 변이, 악성 변이가 등장한다면 악몽과 같은 상황이 생길 것이다. 물론 지금 우리가 어느 정도 백신을 통한 면역을 가지고 있고 계속 정기적으로 백신을 접종받겠지만, 주의가 떨어지고 시간이 지나면 지날수록 다시 유행이 생길 가능성은 충분하며 그런 상황이 언제든 재발한다고 가정하고 대응해야 한다.

—— 연말에도 거리두기를 호소

코로나19의 변이에 의한 유행이 지속되고 도리어 변이의 기초지수가 높아지면서 가파르게 늘어나자 당장 연말 각종 모임 등을 통해서 확산이 우려되었다. 이에 브리핑 등 각종 통로를 통해서 연말 거리두기를 강조하고 만남을 자제토록 호소하게 된다. 11월 24일 자 브리핑을 보면 이러한 내용이 드러난다. 당시 좀 투박한 표현이지만 "2020년은 이제 없다"고 생각해 달라는 표현이 있는데 이는 연말연시를 예년과 다르게 거리두기 상황에서 보내달라는 의미였다. 이 브리핑 이후, 내용에 대한 반대는 아니지만 연말연시도 없는 삭막한 2020년에 대한 아쉬움이 담긴 연락을 주변에서 많이 받았다.

🌐 2020년 11월 24일 브리핑 원문 (부제: 코로나19 등장 이후 최대 위기)

코로나19가 세계적으로 다시 대유행을 맞이한 가운데 우리나라도 다시금 위기 상황을 맞았습니다. 반드시 극복해야 하고 극복할 수 있습니다. 관건은 일상에서 지인들과의 모임과 만남입니다. 마스크를 착용하지 않는 순간은 언제나 위험하고 감염될 가능성이 있다고 생각하셔야 합니다. 강하게 말씀드립니다만, "2020년은 이제 없다"라고 생각해 주시길 바랍니다. 연말 연시 모임은 하지 말아주시길 바랍니다. 일상 중 집밖에서는 항상 마스크를 착용한다는 생각을 하시고, 식사 중에, 목욕 중에 등등 어쩔 수 없는 마스크 미착용 상태에서는 절대 대화를 하지 않도록 하셔야 합니다.

코로나19에 대한 항체 검사에 대한 전문가들 의견으로는, 그 결과를 가지고 전체 인구에 일반화하는 것은 바람직하지 않다고 전제하며 말씀드립니다만, 지금 드러나는 코로나19 유행 규모가 실제와 큰 차이가 있다고 보지는 않지만 특별히 젊은층을 중심으로 코로나19 전파에 대해서는 경각심을 더 높이고 거리두기 강화가 필요하다는 의견입니다. 나이가 젊을수록 더 "2020년은 이제 없다"라고 생각하시고 모임 자제하시고 이번 연말연시는 대면 모임없는 시간을 보내주시길 바랍니다. 고위험군의 생명을 지키고 의료 역량을 보존하면서 백신없는 마지막 겨울을 무사히 넘기기 위한 절박한 호소입니다.

코로나19에 대한 백신이 없는, 마지막 겨울이 될 것입니다. 그러나 일부 국가에서 그리고 극히 일부에서 연내 백신 접종 개시도 예상됩니다. 대체로 한 달 간격으로 2회 접종 결과와 콜드체인 등 진행 경과에 따라서 우리도 일정이나 전략을 유연하게 가져갈 수 있을 것입니다. 곧 확보현황에 대한 투명한 공개가 있을 것입니다. 해외 언론에 보도된 성공 사례들은 다 우리 협상 테두리 내에 있습니다. 물량을 확보하는 것을 전제로 협상하고 있기에 불안해하지 않으시기를 바랍니다. 국내 백신 후보 3가지도 모두 1상을 진행하고 있거나 또는 1상에 막 진입한 상황입니다. 치료제 중 특히 항체치료제는 임상2상 시험에 환자 등록까지 완료되었습니다. 물론 앞으로 시험 그리고 결과 도출 및 분석, 허가 신청 등 쉽지 않은 여정이 남아 있지만, 어쨌든 분투하고 있습니다. 바로 다음 유행 때는 우리 치료제와 백신으로 우리 국민들을 지킬 수 있다는 희망을 가져봅니다. 그럴수록 거리두기가 중요합니다. 접종 이후에도 전 세계에서 코로나19가 종식될 때까지 다시 한번 "2020년은 이제 없다"라고 생각하시고 지인 모임 등 가족 외 모든 모임은 자제해 주시기 바랍니다. 그리고 거리두기와 마스크 착용을 항상 기억해 주십시오.

—— 치료제와 백신 개발을 고민하면서, 미래에 mRNA 플랫폼 백신 개발을 꿈꾸다

코로나19 기간 경험한 바로는, 우리 나라는 mRNA플랫폼 백신에 대해서는 인식이 부족하고 특허권을 우회하여 개발할 역량도 떨어지는 상황이었다. 결론적으로 처음부터 다시 시작한다는 마음으로 연구 개발 체계부터 개선하고 또 꾸준한 지원, 아니 전반적인 분야에 체계적이고 지속적인 지원으로 앞으로 수십 년의 기간을 정권과 담당 공무원들의 운명과 무관하게 계속해야 한다. 초기에 전문가들이나 국내 제약과 관련된 단체, 기관 등이 mRNA 같은 새로운 플랫폼보다는 이미 에볼라 백신으로 허가받은 벡터형 플랫폼 백신 개발에 더 집중하고 치중해야 한다고 말했던 모습이 기억난다. 물론 mRNA 백신 개발사인 모더나, 화이자와 같은 글로벌 제약사조차 당시 내부적으로 반신반의할 정도였으니 우리나라에서야 그런 태도가 당연하다고 할지 모른다. 그러나 위기 상황에서 연구 개발에도 모든 능력을 가지고 진행해야 할 우리나라가 그런 입장과 자세를 취한 것은, 돌아보면 실망스럽고 우리 위치가 그 정도 밖에 안 된다는 것을 알려주는 냉엄한 현실임을 인식하게 된다. 결국 우리는 코로나19 기간은 물론 앞으로도 과연 새로운 플랫폼, 심지어 감염병이 아닌 각종 만성질환까지 대응할 이 mRNA 플랫폼을 언제 소유하게 될지 모르는 실정이다. 전체적으로, 단순 복제약으로도 건강보험체계 내에서 생존 가능한 현실이 제약업계로 하여금 R&D에 대한 투자를 저하시키는 이유가 된 것이 아닌가 생각해 보았다. 우리는 의료계나 교육계 개혁을 얘기할 때 카르텔이란 단어를 많이 사용한다. 도리어 역설적으로 백신이나 치료제 개발을 위해서는 우리나라 제약계에 현실에 안주하게 만드는 카르텔은 없는지, 있다면 이를 발본색원하는 개혁 또는 건강보험을 개선해서 복제약에 대한 가격, 즉 약제 급여를 최대한 낮추어서 건강보험 재정을 보존하고 동시에 제약계가 어쩔 수 없이 연구 개발에 집중하도록 하는 합리적인 개혁을 추진하라는 말을 하고 싶다. 그렇게 함으로써 당장은 힘들고 어렵지만 결국 연구 개발의 선순환 열차에 올라 계속 발전하게 될 것이다. 그렇지 않아도 우리나라는 다른 많은 분야에서 발전과 개혁 성과를 경험하고 축적해왔다. 당장 우리나라 국방, 항공기 개발, 자동차 개발, 나로호 발사 상공의 축적 경험 등으로부터 벤치마킹하고 그 정도 끈기와 시간을 여기 제약 분야 연구 개발에도 투입해야 할 것이다.

—— 백신으로 인한 면역 형성,
그러나 계속되는 걱정

　　　　　　　　　　당시 코로나 백신 접종이 진행되었지만 계속 걱정이었다. 일단 강력한 개인적 방역 수단인 백신접종으로 면역을 만들고 이를 통해서 방어력을 높였다. 그러나 감염병 병원체, 그것도 만만치 않게 영악한 코로나19는 계속 도전을 해왔다. 당장 변이가 이미 등장하였다. 그리고 백신에 대한 저항 균주 출현 가능성도 더 높아졌다. 게다가 백신 이상 반응으로 오해되거나 의심되는 사례는 계속 생겨났다. 이를 통해서 원인이 규명되기도 전에, 오해와 불신으로 이어져서 잘못하면 전 국민적 저항도 초래할 사항이었기에, 계속 우려와 걱정을 기술한 메모가 연속된다. 역학적으로는 기껏 집단 면역이 형성되는 시기에 도리어 백신 접종받은 사람들이 이전까지 유지하던 거리두기를 통한 조심성이 해이해짐으로써, 변이로 인한 유행이 다시 반등할 가능성도 상정 가능했다. 최악의 경우로 임상시험과 허가 과정에서 노정되지 않은 부작용 발생으로 더 큰 반발과 저항이 생길 가능성 등도 우려했다. 참 걱정과 우려가 팔자였다. 그러나 방역 정책은, 다른 모든 정책 집행과 마찬가지로 이러한 우려와 걱정, 그리고 내일의 일을 계속 걱정하고 준비하면서 진행해야 할 과제이다.

—— 본연의 업무인 국립보건연구원 혁신에 몰두

본격적으로 R&D 거버넌스 개혁을 고민하면서 우선 원장으로 일하고 있는 국립보건연구원의 발전 방향부터 정립하기로 하고 이를 진행하였다. 내부에 국립보건연구원 발전 TF를 구성하고 전체 직원들 의견을 수렴하고 정리해서 최종 대책을 세우기로 했다. 이는 우연한 기회에 시작되었다. 전남대학교 부속병원에서 국가심혈관센터 건립에 대한 제안이 과거부터 있었고 이를 논의하고 현장을 확인하기 위해서 김원호 과장(현 만성질환관리부장, 미 NIH 출신)과 함께 현장인 광주광역시와 전라남도를 다녀오는 길에, 당시 김 과장으로부터 우리 기관 혁신 노력에 대한 제안을 받고서 정신이 번쩍 난 기억이 있다. 김원호 과장 지적은, 원장인 내가 코로나19에만 집중하다가 임기 전체를 보내면 안 된다는 얘기였다. 정신이 번쩍 든 나는 바로 사무실로 복귀하여 우리 기관, 즉 한국 NIH 미래 발전을 위한 전략과 로드맵을 만들기로 하고 이를 위해서 전체 직원들, 구성원들로 TF를 구성하고 정기적으로 토론하면서 진행하기로 하였다. 국립보건연구원 발전을 위해 국립감염병연구소를 신설하는 데 이르렀지만 그것으로는 턱도 없었다. 국립보건연구원이 진정한 NIH로 거듭나는 것, 물리적 건물이나 조직이 아니라 우리나라 바이오 분야 R&D 거버넌스 중심으로, 미국과 같은 성공적 R&D 체계를 구축하는 것을 최종 목표로 진행하였다. 이를 위해 국립보건연구원 연구기획과 정지원 과장 중심으로 매주 일정 시간에 모여서 논의하고 내용을 정리하며 전체 간부들과 직원들이 다 함께 토론하는 기회를 가졌다. 이렇게 완성된 내용이 바로 국립보건연구원 발전 방안이다. 요지는 미국 NIH의 거버넌스를 그대로 가져오자는 것이다. 뒤에 방역과 관련된 보건의료정책 10가지 제언 부분에서 다시 설명할 것이다.

—— 백신접종 시작, 면역과 함께 향후 방역 대책을 고민하다

당시 3차 유행이 한창인 상황에서 백신이 비록 최종 해결책은 아니라는 것이 이미 드러났지만, 그래도 일단 접종이 시작되면서 다양한 백신접종 이후 상황을 고민하고 정리하였다. 그러나 돌아보면 좀더 정밀하게 고민하고 연구했어야 하는데 하는 아쉬움이 남는다. 아마도 당시 많이 지치지 않았을까? 공직도 정신력은 물론 체력이 중요하다는 점을 다시 인식한다. 수시로 방역 대책 그리고 미래에 대해서 고민하였다. 과연 단기적으로 코로나19가 어떻게 될 것인가? 백신 도입과 접종으로 코로나19를 정복할 수 있을까? 변이가 계속 등장하면 앞으로 어떤 모습으로 전개될 것인가? 코로나19 변이를, 감염병예방및관리에관한법률에서 인플루엔자를 인수공통일 경우에는 1급으로 규정하고 그냥 계절 인플루엔자일때는 4급으로 관리하듯, 이를 벤치마킹하여 코로나가 악성변이[40]로 판정되면 1급으로, 관심변

---

40 악성변이: 돌연변이가 너무 다르게 바뀌어서 기존 진단제제로 진단도 안 되고 치료제나 백신도 듣지 않고 위중도는 매우 높아진 매우 나빠진 변이를 말한다.

이[41] 정도라면 4급으로, 우한 균주 정도의 위중도를 가진다면 2급으로 관리하는 등 단계별로 관리하는 방안도 고민하였다. 코로나19가 언젠가 마무리되면 그때는 다음의 신종감염병을 고민해야 하는데, 향후 어떤 비전과 방향으로 방역 대책이 준비되어야 할 것인가? 당장 해외로 눈을 돌려 외국은 어떠한 반성과 회고 그리고 이를 바탕으로 미래를 준비하고 있을까? 연구 개발과 관련해서 미국은, 아니 유럽 각국은, 중국은, 이웃 일본은 어떤 대책을 그리고 얼마만한 규모로 R&D 투자를 진행하고 준비하고 있을까? 전쟁이 한창일 때 전쟁 종결 이후를 미리 준비하고 평화 시에는 전쟁을 준비하는 등, 방역도 반 발짝 먼저 고민하고 준비하도록 배웠고 그렇게 하려고 노력했다고 말하고 싶다.

—— 설마 또는 낙관론을 생각할 때마다 현실은 정반대로

이것도 일종의 액운이 아닌가 싶다. 발생 추세가 괜찮아서 거리두기 강도를 낮추려고 낙관적 논의를 하면 꼭 상황이 악화가 되었다. 뭔가 찜찜하지만 설마 하고 생각하기만 하면 여지없이 그 상상을 부수는 상황이 발생한다. 당시는 향후 오미크론 등장으로 앞으로 정점을 찍는 환자 발생 급증이 일어나리라 예상하지 못했음은 물론, 도리어 고위험군이나 취약계층에 대한 추가접종 완료로 정말 2021년을 끝으로 코로나19를 정복하는 게 아닌가 하는 생각도 했었다. 이미 국민은 지쳤으며 경제도 내리막길이고 사회 전반적으로 돌파구가 필요했다. 그런데 어찌하였든 설마 하는 방심, 괜찮아질 것이라는 낙관론은 정말 방역 담당자들의 머리와 가슴에서 지워야 할 단어임을 다시금 강조하게 된다.

---

41 관심변이: 악성변이만큼 변이는 아니기에 기존 제제로 진단도 가능하고 어느 정도 기존 치료제와 백신으로 대응할 수 있으나 일단 증중도도 높아지고 전파 속도가 빨라진 변이이기에 관심을 기울여야 하는 것을 말한다.

—— 여론과 전문가들의 지적에 대한
대응, 고민, 반영

흔히들 의견을 수렴하고 남의 말에 귀 기울이고 열린 자세로 행정과 정치를 하여야 한다고 말한다. 그러나 실제로 인간은 이기적이다. 저자 스스로도 남의 말에 귀 기울이기가 쉽지 않음을 고백한다. 사무관 시절부터 민원 전화에 너무 질려서인지 지금도 전화로 부탁을 해오는 청탁성 통화를 받으면 심장이 두근거리는 느낌이다. 언론, SNS를 통한 공격, 비난도 견디기 힘들다는 것을 실감한다. 계속 비난받고 공격받으면 아마도 정신이 어지러워지고 판단력이 낮아질 것이다. 그럼에도 불구하고 바른 미래를 위해서 비난과 비판을 수용하고 바뀌어야 하는데 결단코 쉽지 않았다. 아마도 이를 해결하려면 방역과 관련된 결정 과정을 되도록 공개적으로, 기록을 남기면서 그리고 토론 형식으로 진행해야 할 것이다. 당시 4차 유행의 와중에 있던 2021년 7월 중 브리핑 원고 두 개를 참고로 공개한다. 특히 7월 16일 브리핑에서는 마음먹고 고민하던 향후 코로나19 다양한 상황에 대해서 구구절절 얘기하였다.

🌐 **2021년 7월 9일 브리핑 원고**

…본격적인 4차 유행 속에 있습니다. 과거 유행보다 오랫동안, 더 많은 환자가 발생할 가능성이 높습니다. 델타 변이 영향도 이제 본격 시작됩니다. 지난 6월 수도권 항체 양성률 조사 결과, 실제 발생은 더 많음을 확인했고, 더구나 활동성이 큰 계층에서 많이 증가했기에 더욱 안 좋은 상황입니다. 유행 규모를 작게 유지해야 일부 백신을 맞지 않은 고위험군이 보호되고, 전체 접종도 원활히 이루어지며, 의료체계도 여력이 있는 가운데 다시금 변화된 일상을 기대할 수 있습니다. 따라서 일단 지금 당장은 무엇보다 위기극복이 우선입니다. 우리는 그동안 위기 때마다 거리두기를 강화하면서 고비를 넘겨왔습니다. 이번 위기는 가장 크고 위험하지만, 동시에 **고**

위험군 우선으로 백신접종을 진행해 왔기에 위중증과 사망 규모가 높지 않기를 기대하고 있습니다. 과거 보여주셨던 참여와 연대, 인내와 동참을 다시금 보여주시고 실천해 주시기 바랍니다. 당장 지금 이 순간부터, 이번 주말부터 다시금 시작입니다. 최근에도 위기를 맞았던 다른 방역 선진국이나 다빈도 국가들도 위기는 결국 거리두기로 극복하고 있습니다. 심지어 접종률이 높은 나라들도 위기 속에 있는 경우도 있습니다. 초유로 어려운 감염병인 코로나19이기에 위기는 항상 올 수 있습니다. 지금부터 경각심을 올리고 이행을 강화하면 그 효과는 시차를 두고 반드시 나타날 것입니다. 방역 당국도 무한 책임 속에 최선을 다하겠습니다.

우리 코로나19 대책 목표가 전파 0(zero transmission)[40]를 목표로 하지는 않습니다. 이는 모든 나라들이 마찬가지입니다. 우리의 목표는 사망자 0명(zero mortality)[41], 즉 피해 최소화로 생명을 보호하고 더불어 의료체계를 유지하는 것입니다. 그러면서 동시에 유행을 감소시키면 결국 변이 출현, 유입 확률도 줄고 아주 천천히 코로나19가 퇴치의 길로 들어설 것입니다. 그런데 백신 접종을 통해서 코로나 이후 일상으로 빨리 그리고 평화롭게 돌아가려면 우선 발생 규모가 작아야 한다는 점은 이미 말씀드린 바 있습니다. 특히 활동성과 사회성이 큰 계층을 대상으로 전파 차단을 강조하게 됩니다. 현재 고령층이나 기저질환자에 대한 백신 접종 규모가 안심할 정도는 아닙니다. 변이가 아니더라도 언제든 종교시설, 복지시설, 의료시설로 파고들 수 있고 이곳에 계시는 고위험군 중에서 희생자가 늘어날 수 있습니다. 지금은 첫째, 어르신을 비롯한 기저질환자들 우선한 되도록 빠짐없는 접종, 둘째, 모든 사람들이 어디서든 거리두기 수칙 철저 준수 셋째, 폭발적 유행 유도가 가능한 위험 환경 사전 차단이 관건이고 이를 위해서 최선을 다하겠습니다.

---

42 완전무결한 방역으로 환자 발생이 0명, 즉 전혀 없다는 의미이다.

43 사망자를 전혀 발생시키지 않는다는 의미로, 방역으로 감염병 전파를 모두 차단하지는 못해도 발생하는 환자의 생명을 지킨다는 것을 목표로 삼았다는 의미이다.

🌐 **2021년 7월 16일 브리핑 원고**

　…발생 상황이 여전히 엄중합니다. 지금은 응급 상황이자 위기입니다. 하절기 폭염 속에 모든 분들께서 인내해주고 계십니다. 각종 이동 지표를 볼 때, 그리고 현장점검 결과를 볼 때 분명히 거리두기가 강력하게 이행되고 있음을 확인하고 있습니다. **비록 위기 상황 한가운데지만, 항상 그러했듯 이 위기에서 거리두기 동참과 협조로 극복할 것입니다. 현재처럼 거리두기가 이행되면 곧 정점을 지나서 추세가 반전될 것입니다.** 그때까지 그리고 하강 중에도 발생 규모가 커진 상황이기에 간헐적으로 큰 규모로 집단발생이 있을 것입니다. 돌파감염이 늘어날 것입니다. 델타변이가 곧 전체를 주도할 것입니다. **델타보다 더 강력한 변이가 등장할 것입니다.** 시간차를 두고 위중증과 사망자가 늘어날 수 있습니다. **규모가 커졌기에 상대적으로 위중증이 적은 젊은층에서도 사망자가 발생할 수 있습니다.** 그러나 폭염 속에 의료진과 의료기관의 헌신으로 피해도 최소화하도록 될 것입니다. 속도가 느려진 예방접종도 원활히, 신속히 진행되도록 최선을 다하고 있습니다. 아무리 코로나19가 도전해 와도 기본 방역수칙으로 극복 가능하고 그렇게 해왔습니다. 폭염 속에 건강 유의하시고, 지금처럼 거리두기에 계속해서 적극 임해주시기 바랍니다. 일단 위기를 넘기면서 동시에 접종 속도를 다시 올리면 다시금 코로나19 극복 궤도로 진입할 수 있습니다. 특히 하루하루를 고통 속에 지내실 소상공인들, 자영업자분들을 생각하면서 더욱 노력하겠습니다.

　…(브리핑 마무리 발언) 고위험군 접종이 마무리되고, 나머지 집단에 대해서도 접종이 진행될수록 **코로나19는 독감 같은 양상으로 될 가능성이 높습니다.** 현재 독감은, 고위험군 대상으로 정기적인 백신접종 그리고 효과적인 경구용 치료제, 손 위생 등을 하고도, 미국은 매년 전체 인구 중 많게는 11%까지 질환이 발생하고 최대 5만 명이 사망합니다. 몇몇 선진국들이 앞장서서 높은 접종률이지만 발생이 늘어남에도 또 해당 국내 전문가 반대에도 불구하고 거리두기 이완을 시행하고 있습니다. 특히 영국이 7월 19일부터 거리두기를 큰 폭으로 완화합니다. 결과가 주목됩니다. **코로나19가 계절독감처럼 관리된다는 의미는, 진단과 치료 그리고 고위험군 중심으로 정기적인 백신 추가 접종으로 희생자 규모가 독감 또는 그**

이하 수준으로 되도록한다는 의미입니다. 거기에 코로나19의 병원사[43]를 알아내야 하고 병원소[44]를 찾아야 합니다. 동시에 변이 감시와 모니터링이 전 지구적으로 철저히 시행되어야 합니다. 악성 변이가 출현할 경우, 다시 현재와 같은 대량 방역대책을 가동해야 합니다. 또한 현재 가동하고 있는 치료제, 백신 연구개발 체계 그리고 임상시험 체계, 선구매 등 인프라가 계속 유지되어야 합니다. 이것이 일단 공중보건 분야에서 코로나19 이후 변화된 일상이고 결국 이를 위해서는 우리도 어떻게든지 백신과 치료제 연구개발 체계를 구축하고 가동해야 하기에 이를 위해서 최선을 다하겠습니다.

—— 그 와중에 코로나19 이후
   뉴 노멀에 대한 고민

코로나 이후 변화된 세상은 어떤 모습일까? 그리고 우리는 어떻게 준비해야 할까? 또 다른 신종감염병이 공격해 오면 어떻게 대응해야 할까? 일단 코로나19로 거리두기 그리고 비대면 사회 특성이 더욱 강화되어 사회적 동물이라는 우리 인류가 상대적으로 직접적 접촉이 줄어들고 대신 온라인에서 더 많은 교류가 지속되지 않을까 생각해 보았다. 호흡기로, 공기로 전파되는 코로나19 덕분에 환기 그리고 개인 간 거리두기, 병원 등 실내를 출입할 때 마스크를 착용하는 것이 일상이 된 세상. 결국 분명하게 코로나 이후 세상은 변화되었다. 중국에 대한 인식도 바뀌고 더 악화 되었고, 다른 신종감염병이 언제든 발생하여 우리를 위협에 빠뜨릴 것임을 모두가 알게 되었다. 인류 전체가 고령화되고, 경제가 발전할수록 점차 고립화되는 측면도 있을 것이다. 양극화는 더 심해지고 국가별로 스스로 독자 생존하

---

44   병원사(病原史): 질병의 진행역사, 즉 진행경과를 말한다.

45   병원소(病原巢): 병원체가 침입하여 생존, 승리하는 장소(사람, 동물, 매개체 등).

려는 경향도 강해졌다. 모두가 코로나19 이후 과거 내응책을 조망하고 반성하고 돌아보고 개선대책을 찾으면서 일상을 회복해왔다. 과거 많은 감염병이 흔적과 상처를 남기면서 새로운 세상으로 진전되었듯, 코로나19 이후 우리도 마찬가지로 그러나 조금 다른 방향으로 나아가게 될 것이다. 그러면서 연구 개발에 주력하여 조금 더 안전한 세상을 누리려는 우리 희망을 뒷받침할 기술을 확보하려 노력할 것이다. 이와 관련된 내용을 2021년 8월 27일 브리핑에서 언급하였는데 그대로 인용해 보았다.

🌐 **2021년 8월 27일 브리핑 원고**

…우리가 위드 코로나를 고민하면서 일상으로 돌아가야 한다고 말합니다. 그런데 그 '일상'의 의미는 방역 측면에서는 다른 의미가 될 수 있습니다. 예를 들어서 인류는 **1890년 이후에야 결핵 유행을 겪으며 거리에서 침 뱉기 규제가 시작**되었습니다. 당시부터 환기가 강조되어 건물에 창문이 늘기 시작했습니다. **1918년 스페인 독감 이후부터 마스크와 기침 예절이 강조**되었습니다. 기억하다시피 우리나라도 지난 2015년 의료기관 중심으로 **메르스 유행 이후, 각종 의료기관 안전 대책(음압병상 확충, 호흡기 환자 대상 별도 동선 구축, 입원환자 면회시간 제한 강화, 간병 체계 변화 가속, 응급실 밀집도 완화)이 본격 시작**되었습니다. **코로나19도 변화된 일상을 가져올 것으로 생각**됩니다. 예를 든다면, 첫째, 관습이 변화될 것입니다. 악수가 줄어들고, 자발적인 마스크 착용이 늘어날 것입니다. 둘째, 생활이 변화될 것입니다. 아프면 출근이나 등교하지 않고, 공공장소 출입구에 손 세정제 비치가 예상됩니다. 셋째, 국제적으로도 각종 규제가 강화될 수 있습니다. 야생식용동물시장에 대한 규제가 착수되어야 한다고 생각합니다. 백신접종이 어느 정도 진행되고 이에 코로나19가 통제되면서 우리가 돌아갈 일상 즉, 코로나19로 인해서 변화될 일상은 건강하고 안전한 모습이며, 코로나19 이전 그대로 간다는 의미는 아닐 것이라는 생각입니다. 합리적이고 생활화된 안전한 일상을 구축하는 데 고민하고 노력하겠습니다.

…국내 발생은 여전히 네 자릿수 규모이지만 지난주 동일 시기보다는 낮은 추세입니다. 그럼에도 여전히 향후 추세가 중요하기에 당장 맞이하는 주말에도 거리두기와 마스크 착용 등 수칙 준수를 거듭 요청드립니다. 국내 백신접종은 속도를 내고 있습니다. 전 세계적으로 50억 회분 이상 백신접종이 이루어졌습니다. 이러한 접종 확대는 코로나19 유행 관리는 물론 나아가 새로운 변이 출현과 확산을 막는 데 중요한 의미가 있습니다. 접종 완료율이 70%를 넘어선 국가들, 특히 아이슬란드에서는 최근 사망자가 없습니다. 우루과이, 덴마크 등에서도 낮은 사망자 규모입니다. 그러나 접종완료율이 50%를 갓 넘어선 미국이나 60% 이전에 거리두기가 완화된 영국 등에서는 사망자가 크게 증가하고 있습니다. 이번 주 WHO에서 전 세계 코로나19 발생이 정점에 이르고 있다고 판단하고 있습니다. 거리두기 외에 백신접종이 확대되면서 나타나는 양상입니다. 글로벌 유행 곡선상 이번 세 번째 유행은 델타 등 주요 변이에도 불구하고 가장 높이가 낮습니다. 동시에 WHO는 백신 접종에도 불구하고 거리두기 이완에 대해서는 신중한 결정을 권고하고 있습니다. 과거 하산 길에 더 조심하자는 얘기처럼 앞으로 코로나19 상황과 백신접종, 변이 유행 상황이 중요하되 서두르지 않아야 한다는 전문기구 의견도 있다는 말씀을 드리면서 끝으로 갈수록 더 신중하고 침착하게 진행해야 하기에 더욱 철저한 수칙 준수로 안전하고 건강한 주말을 맞이하시길 바랍니다.

—— 항상 틀리는 예측, 돌아보니

방역이 시나리오대로 된 적이 없다고 했는데 결국 돌아보니 예측이 많이 틀렸다. 백신 접종 이후 특히 유행 가능성에 대한 언급에서 방역 당국으로서 국민이 가졌던 신뢰를 많이 잃어버린 것 같다. 백신접종으로 면역도가 높아졌지만, 변이가 빠른 속도로 등장하고 확산되면서 오미크론 유행이 대규모로 진행되니 국민 입장에서는 방역 당국 권고와 안내대로 따라주었음에도 상황이 호전되지 않음에 신뢰를 낮출 수밖에 없었을 것이다. 돌아보면 미국의 경우, 앤소니 파우치(Anthony Fauci) 국립감염병연구소 소장도 분명한 표현보다는 원칙적 표현으로 그리고 항상 비관적으로, 그리고 한 박자 느리게 상황을 설명하고 예측했다고 느끼고 있다. 아마도 나 자신 성격이 급한 면도 있고, 되도록 이 긴 고난의 기간에서 모든 사람이 빠져나와 하루라도 빨리 일상을 되찾기를 바라는 마음에 성급했던 것이 아닌가 반성한다. 또한 코로나19 이후 변화된 일상, 뉴 노멀을 되찾도록 하려는 의지가 너무 과했던 것 같다. 당시 메모는 결국 이러한 잘못된 예측의 점철이다. 코로나19가 정리되는 데 최종적으로 총 3년이라는 시간이 걸렸지만, 앞으로 등장할 신종감염병 경우에도 만만치 않을 것이다. 비록 대비를 하고 준비한 상황에서도 계속 늘어나는 인구, 발달된 교통, 커진 고령인구 집단 규모, 많아진 면역 저하 인구 집단 등 악조건도 만만치 않기 때문이다. 우리가 2024년에 경험한 22대 총선의 경우 비록 상황은 다르지만 오차 범위 이내라 해도 투표 예측도 어긋나는 경우가 많은데, 하물며 복잡계에서 일어나는 감염병 전파와 유행을 예측한다는 것은 한마디로 학문적 영역일 뿐이지 현실에서 정확성을 기대한다는 것은 매우 어려운 일이다. 이를 인정하고 여러 예상 상황들, 여기에 최악의 상황까지 포함해서 미리 국민에게 설명하고 이해를 구하는 것이 바람직한 태도라고 생각된다. 물론 그런 태도를 방역 당국이 지속하면 다른 영역, 특히 경제, 외교, 문화 등 영역에 관계된 사람들이 싫어하겠지만 어떻든 방역 당국은 방역이라는 단어만 머리와 가슴속에 넣고 일하고 말해야 할 것이다.

5기 　오미크론이 끝장을 보다

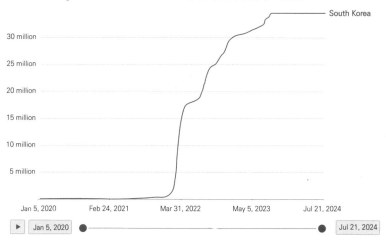

Cumulative confirmed COVID-19 cases

Due to limited testing, the number of confirmed cases is lower than the true number of infections.

Data source: WHO COVID-19 Dashboard

*출처: OUR World in Data

—— 5차(2022년 1월 ~ 5월) ~ 6차(2022년 7월 ~ 10월) ~ 7차 유행(2022년 11월 ~ 2023년 1월)

　　　　　　　　변이 중에서 전파력이 매우 높은 오
미크론이 5차 유행을 주도하였고 결국 가장 큰 규모로 확진자가 발생
하였다. 2022년 3월에만 하루 40만 명 이상 확진자가 발견된 날이 다
섯 차례나 될 정도였다. 그중 3월 16일에 최고조에 달하여 621,328명
의 확진자를 공식적으로 기록하였다. 이 시기에는 전 세계에서 우리나
라의 일일 확진자 수가 압도적으로 1위를 차지하였다. 다만, 5차 이후
에는 코로나19 백신 접종이 이루어진 후이기에 상대적으로 낮은 치명

률을 나타내어 우리나라, 중국의 등 경우 다행히도 의료체계가 붕괴될 정도로 중증 환자가 발생하지는 않았다. 5차 유행이 잠잠해진 이후, 2022년 8월과 12월에 BA.5에 의한 추가 유행이 두 차례 이어져서 6차 그리고 7차 유행이 발생되었다. 먼저 2022년 7월 중순, 약 80여 일 만에 하루 확진자가 7만여 명이 발생하면서 본격적인 6차 대유행이 발생하여 동년 10월 초까지 확산세가 이어졌다. 2022년 8월 초에 누적 발생자 수가 2천만 명을 넘어섰고 10월 중순에 2천 5백만 명을 넘어섰다. 그리고 7차 유행이 가라앉는 시기인 2023년 1월 말에 누적 발생자 수가 3천만 명에 이르렀다. 7차 유행은 22년 하반기와 23년 상반기에 걸쳐서 BA.5변이 균주에 의해 일어났다. 당시 2022년 9월 말부터 코로나19 추가접종이 실시되어 2023년 1월까지 이어졌다. 이때 추가접종 대상 균주는 BA.1과 BA.4, BA.5였다. 이 당시에는 화이자, 모더나 백신만이 도입되었다.

—— 초유의 대규모 유행이 발생했다

다섯 번째 유행은, 오미크론 변이에 의한 최악의 상황을 보여주었다. 오미크론 변이 자체 특성이 워낙 큰 전파력이기에 코로나19 유행에 잘 대응했다고 평가받은 아시아 국가들도 속절없이 대규모 유행을 맞았지만, 한편으로 각국에서는 오미크론 변이가 상대적으로 위중도가 낮고, 백신을 이미 접종하여 면역도가 높았으며, 게다가 치료제도 준비된 상황이었기에 이 기회를 자연면역을 통한 유행 종식으로 삼으려는 의도도 있었을 것이다. 중국이 가장 뚜렷한 예이다. 나중에 Nature라는 저널에 모델링과 실제 자료를 통한 연구[46]가 발표되었는데 이를 보면 중국은, 2022년 말에 소위 Zero—COVID Policy(완전한 코로나 봉쇄정책)를 포기하고 이를 단박에 이완하였다. 정확하게는 2022년 11월 11일 자로 완전 봉쇄를 포기하였다. 모델

---

46 Swift and extensive Omicron outbreak in China after sudden exit from 'zero-COVID' policy, Nature communications, 3888(2023)

링을 통한 분석과 일정 지역, 즉 서천성에서 현장 항체 조사를 통해서 추계한 결과를 통합하여 분석해보니, 전체 중국 인구 중 97%가 2021년 한 달 동안 감염된 것으로 파악되었다. 우리나라 상황을 보면, 2022년 2월 20일 기준으로 오미크론 확산과 정부의 거리두기 조치 완화로 인해 확진자가 10만 명을 넘기는 등 확산세가 이전보다 더 커졌으며, 다만 확진자별 사망률은 이전만큼 높게 나오지 않고 있었다. 초과 사망도 세계 최저 수준을 유지하고 있었다. 다만, 일본에서는, 오미크론으로 인한 사망자 수가 증가 추세를 보였는데, 당시 우리나라도 이를 따라가려는 조짐이 조금씩 보여서 전문가들 사이에서는 방역 완화를 섣불리 하면 안 된다는 목소리가 나왔다. 2월 15일 전체 12세 이상 인구 중 6%에 불과한 미접종자가 최근 8주간 전체 중환자 중 62%(1,468명), 전체 사망자 중 66.5%(1,070명)를 차지했다는 것이 밝혀졌다. 이후 우리나라도 22년 3월 17일 하루 확진자가 62만여 명으로 파악되는 등 최대 유행 규모를 기록했었다.

—— 중국, 오미크론 당시 상황

코로나19 유행의 끝에는 중국에 대한 유감과 걱정이 남았다. 사실 중국 당국 대응은 비판받아도 할 말이 없을 정도로 불투명하고 늦은 대응을 했다. 국제 사회로부터 비난을 받아도 얼굴을 들지 못할 상황이었다. 앞에서 동아일보 2020년 1월 1일 자에 실린 기사를 여러 차례 예로 들어서 설명했지만, 코로나19 유행을 감지한 중국 당국이 진즉 조치를 빨리 취했더라면 아마도 신천지도, 유럽과 미국의 그 많은 희생도, 아니 전 지구적인 피해도 어느 정도 줄었거나 막을 수 있었을 것이다. 그런데 코로나19 유행이 본격화하자 도리어 통제 방역으로 겉보기 성과를 자랑하던 중국. 그 중국이 이제는 오미크론 끝물에 다시 대규모 유행을 통해서 혹여 신종변이, 그것도 독한 변이 배양지가 되지나 않을까 노심초사했었다. 세상은 불공평하다. 중국은 우한 균주가 아닌, 오미크론 유행 당시에 거리두기를 이완하고 면역이 완성된 이후 개방정책으로 전환하여 순식간에 13억 인구 대부분이 감염되었지만 상대적으로 혼선과 치명률, 즉 희생이 적은 나라가 되었다. 결국 막대한 감염 규모이지만 뒤끝 시기에 발생하였기에 상대적으로 피해가 덜했다는 것인데, 중국에서 발원한 코로나19가 전 세계에 미친 영향을 생각하면 도리어 이기적인 모습만 보여준 발생 양상이었다. 향후 유사한 상황이 발생하여 초기 대유행의 조짐을 알아차리게 되면 지체없이 해당 국가가 어디가 되었든 바로 입국 차단 조치를 취하여야 할 것이다.

—— 당시 왜 대선을 생각했을까?

　　　　　　　　　　　　코로나19 유행 기간 중 두 번의 큰 선거가 있었다. 선거는 실내에서 이루어지며 근접 거리에서 줄을 서서 대기하는 등 코로나19와 같은 공기, 호흡기전파 감염병에 최적화된 전파 환경을 제공해준다. 또한 대화나 밀접한 접촉은 부지불식 중 누구나 감염 전파를 우려하게 된다. 방역 당국도 대선을 포함해 총선 등 선거를 매우 신경쓰고 대비했었다. 다만 지나고 보니 다행인 것은, 2020년 4월에 치러진 국회의원 총선이나 2022년에 치러진 대통령 선거 시기가 전체 코로나19 유행 기간을 생각하면 불행 중 다행으로 아주 긴급한 시기는 아니었다. 2022년 대통령 선거 직전에는 오미크론 유행으로 하루 최대 60만 건 확진자가 발생하는 등 우리나라 발생이 세계에서 기록적인 수준을 보인 것은 사실이지만, 이미 그때는 백신 보급과 접종 그리고 치료제의 상용화가 이루어진 다음이었으니 그나마 상황이 나았다고 볼 수 있을 것이다.

　　좀 다른 얘기이지만 치료제와 관련된 사항을 하나 소개한다. 최근 NEJM[47] 논문에 나온 내용에 따르면, mRNA 백신을 성공한 화이자 제

47　Jennifer Hammond, Robert J Fountain, Pharm D Caria Yunis et al. Nirmatrelvir for vaccinated or Unvaccinated Adult Outpatients with COVID-19, Published

약사에서 백신 접종받은 집단과 접종받지 않은 집단을 대상으로 팍스로비드 투약군과 위약군에서 코로나19의 증상과 증후를 비교해 보니 통계적으로 차이가 없다는 결과가 나왔다. 전체 연구 대상은 1,296명이므로 물론 이 하나의 연구로 바로 결론을 말하지는 못한다. 그러나 개발된 약제에 대해서 사후에 부정적 결과라 하더라도 발표하는 태도가 매우 훌륭하고 위 약제를 확보하여 사용한 우리도 비교군을 통해서 연구할 필요가 있는 상황이다. 어떻든 이러한 노력을 통해 백신과 치료제가 확보된 상황에서 대선을 치루었으니 당시 걱정했던 내용이 무색할 따름이다.

── 코로나19 항체 보유율 조사 연구
(COVID-19 seroprevalence study)

코로나19 항체 보유율 조사, 줄여서 '면역도 연구'라고도 하는데 이는 쉽게 말하면 대상 인구 집단 중 코로나19의 항체가 형성된 인구 규모, 비율, 특성 그리고 시간에 따른 변화를 알아보는 연구이다. 대표적인 표본 인구의 혈액을 확보하여 항체를 측정하고 이 항체가 자연면역으로부터 형성되었는지 인공면역, 즉 백신을 맞고 형성되었는지를 구분하여 파악하는 연구이다. 좀 더 구체적으로 말하면, 코로나19 백신은 바이러스의 돌기(spike) 부분을 항원으로 사용하므로 S항체가 형성되는데 반해, 자연면역, 즉 감염되어 형성되는 항체는 전체 바이러스 부위에 대해서 생기므로 돌기에 대한 항체인 S항체와 바이러스 핵(nucleus)에 대한 항체인 N항체가 같이 존재하게 된다. 따라서 S항체만 검출되면 이는 백신으로 형성된 항체임을 알수 있고 N항체가 나오면 이는 무조건 감염으로 형성된 항체인 것이다. 코로나19 당시 많은 나라들이 백신접종 이전에도 접종 이후에도 정기

April 3, 2024, NEJM 2024;390:1186-1195 / DOI:10.1056/NEJMMoa2309003
VOL. 390 NO.13

적으로 면역도 연구를 시행하였다. 자연면역도를 통해서는 실제 감염 규모를 파악함으로써 감시 또는 신고로 파악되는 감염 규모와 비교하고 이를 통해서 방역 체계 실행의 충실도와 정책의 질을 평가하게 된다. 백신 접종 후 인공 면역도는 백신 접종 효능과 항체 형성 비율, 그리고 지속 기간을 파악하여 향후 해당 감염병 유행 시 발병 규모를 예측하고 이를 통해서 의료 대응 대책을 준비하고 점검한다. 이러한 면역도 연구는 규모의 적정성, 지속성, 관련 자료 채집의 정확성, 그리고 해석의 일관성 등이 중요하다. 이를 위해 우리는, 이 사업을 전문가 용역을 통해서 시행하였다. 면역도 연구는 윤석열 정부 공약 중 하나였기에 시행에 최선을 다했다. 이 연구에는 우리나라 지역 보건 사업에 기초를 닦고 사업을 이끌어 온 모든 교수와 일선 보건소 등 지역 보건 담당사들의 노력이 들어있다. 더 중요한 것은, 확보한 혈액이 자원이라는 점이다. 꾸준히 혈액을 확보하여 코로나19 외에 지나간 혈액으로 다른 감염병 또는 다른 병원체에 대한 항체를 확인하는 노력이 중요할 것이다. 방역 당국의 중요한 책임이자 기능이기도 하다. 마치 전체 국민 중 표본을 대상으로 경제 활동이나 인구 조사를 하듯 보건 분야에서 국민건강영양조사, 정신건강실태조사, 청소년행태조사 등등 각종 조사를 하듯, 면역도 연구는 감염병을 비롯한 건강에 대한 감시라는 방역의 가장 출발점에 해당하는 구성 요소이기에 지속적으로 시행할 사항이다.

—— 계속 등장하는 변이

변이는 모든 병원체에서 돌연변이로 등장하여 출발하기에 마치 숙명과 같다. 즉, 반드시 생길 수밖에 없다는 말이다. 결핵균을 예로 들면, 결핵균 병원체 1억 마리가 등장하면 그중 한 마리의 비율로 반드시 돌연변이가 생긴다. 그런데 이 돌연변이가 마침 특정한 치료제에 내성, 즉 저항성을 가지고 있는 경우에는 상황이 달라진다. 그 병원체 중 돌연변이가 치료제에 내성을 가져 치료제가 투약되어도 점차 생존이 늘어나고 자손이 많아져서 결국 전체 결핵균 대다수를 차지하면, 이때 내성균이 등장하는 상황이 되는 것이다. 이러한 일을 최대한 막고자 우리 인류는 결핵 치료에 소위 복합 치료, 즉 약제를 네 가지나 같이 투여한다. 네 가지 약제에 모두 내성인 결핵균 돌연변이가 등장할 확률을 1억×1억×1억×1억 분의 1로 낮추기 위해서 그렇게 하는 것이다. 그러면 사실상 발생할 일이 없어진다. 그런데도 불구하고 약제를 중간에 끊거나 잘 복용하지 않거나 하면 네 가지 약제를 아무리 동원해도 내성이 등장하며, 그러한 상황에서 소위 다제내성 결핵이 등장하는 것이다. 코로나19도 앞서 오미크론, 그 이전에 알파, 델타 등 변이가 유행을 주도했듯 이번 6차 유행에는 BA.5가 등장하여 다시금 유행을 주도했고 우리나라에도 들어와서 6차 유행을 불러 일으켰다. 다행히도 기존 mRNA 플랫폼에 기반한 백신 제조가 가능하므로 이제는 BA.5에 대한 백신 방어가 가능하고 앞으로 유행할 변이 균주에 대해서도 앞서서 유행 변이 균주를 예상하여 대응하게 된다. 이를 위해 전 세계적으로 코로나19에 대한 실험실 감시를 지속하면서 유전자 분석을 통해서 새로운 변이 등장을 감시하고 있다. 마치 인플루엔자에 대해서 대응하는 것처럼 똑같은 기전으로 대응하게 된 것이다. 우리나라도 여기에 적극 참여하고 있다. 비록 6차 유행을 겪긴 했으나 이제 우리도 점차 코로나19 관리에 자신감을 가지는 상황이 되었다.

—— 코로나는 이제 연중 순환 유행하는 또 다른 인플루엔자가 되었다

2024년 4월 26일, WHO는 향후 코로나19(정확하게는 사스2 바이러스)가 유행할 경우에 대비해 이에 대응할 백신 항원 조성으로 단일 항원인 JN.1 lineage를 권고하였다. WHO에서 운영하는 코로나백신기술자문위원회에서는 매 6개월 주기로 대면 회의를 통해서 모니터링 결과 및 실험실적 감시체계 자료 등을 근거로 전문가들이 논의를 통해서 향후 유행을 주도할 백신의 항원, 즉 코로나19의 변이 균주를 정해서 권고하는데, 이는 다음과 같은 의미를 가진다. 첫째, 인플루엔자에 대해 WHO에서 구성한 기술자문위원회에서 매년 두 차례 백신 항원 조성을 권고하듯, 이제는 코로나19가 인플루엔자와 동등한 위치에 올랐다는 것을 의미한다. 전 세계적으로 주기적 유행의 가능성이 있어 전 지구적인 감시와 대응을 하는 감염병이 되었다는 의미이다. 둘째, 백신과 관련해서 인플루엔자의 경우, 이 기술자문위원회에서 매년 2월에는 북반구의 동절기 유행 균주를 권고하고, 그해 8월경에는 이듬해 남반구의 겨울에 해당하는 북반구 하절기에 유행할 균주를 미리 권고하는데 이런 동일한 과정을 통해서 백신 접종을 전체 고위험군에게 권고한다는 것이다. 세 번째, 이러한 인플루엔자 감시와 백신 권고는 당장에 인플루엔자 유행으로 인한 사망을 막는 데도 목적이 있지만 쉽게 얘기해서 악성 인플루엔자[48] 등장을 차단하는 데도 목적이 있는데, 코로나19 경우에도 마찬가지로 인플루엔자와 동일하게 언제든 악성 변이가 등장할 가능성이 있다는 점을 우리에게 시사한다.

—— 1차 코로나19 항체 양성률 조사 결과 발표 (2022년 9월 21일)

면역도 조사와 관련해서 2022년 8월 초부터 9월 초까지 전체 9,901명의 대표 인구집단을 대상으로 항체 조사를 실시하여 자연 감염으로 인한 항체가 양성률이 57.65%임을 확인하였다. 그리고 백신 접종을 포함해서 전체 인구 중 항체 양성률은

---

48 악성 인플루엔자: 인플루엔자 바이러스의 대변이, 소변이를 쉽게 설명한 말이다. 바이러스 소변이는 같은 아형 내에서의 변이, 즉 평소 유행하는 같은 H3N2형이라 하더라도 일부 유전자 변이도 나타나는 경우에는 분리된 지역의 이름을 따서 명명하는 정도의 변이이다. 그러나 대변이, 즉 큰 변이는 아예 H5N1처럼 전에는 인체에 전파되지 않다가 크게 변화가 일어나는 경우를 말하며 실질적인 진정한, 신형 인플루엔자 등장을 말한다.

97.38%로 나타났다. 결국 5차 유행 강도를 다시금 '전 국민 항체양성률'로도 확인했으며 백신 접종까지 포함하면 전체 국민 대다수가 항체를 보유하였음도 알게 되었다. 다만 이런 항체는 계속 감소하게 될 것이며, 앞으로 등장할 변이가 이전 유행한 균주 또는 백신 조성에 포함된 균주와 차이가 크면 클수록 기존 백신 효과는 더 낮아질 것이라는 점도 짐작하게 되었다. 또한 우리나라의 방역에서 중요한 감시체계의 정확성, 제대로 가동되고 있다는 점을 확인한 것도 매우 중요하며 백신으로 인한 항체 양성도 실질적으로 확인했다는 점도 중요하다. 당시 연구와 조사는 한림의대 사회의학 교실 김동현 교수 주도로 이루어졌다. 또한 전국 의과대학 예방의학 교실을 우군으로 둔 인제대 보건대학원 박노례 교수의 지도력과 기여가 없었다면 과연 가능했을까 싶다.

—— 또 다른 코로나19에 대비

과거 감염병 유행이 이미 모든 답을 미리 보여주었다. 조물주는 이미 인간의 역사를 통해서 수많은 감염병들이 인수공통감염병에서 시작하였고, 이들이 점차 전 세계로 퍼지면서 면역이 없는 인간의 희생을 불러오고, 이어서 면역이 확보되면 정기적으로 유행하거나 또는 잠잠해지는 경로를 역사를 통해서 보여주었다. 심지어 코로나19조차 이미 2003년에 겪은 사스 유행이 그 전초전이었다. 이외에도 1980년대 들어 발견된 에이즈, 최근 무뇌증 태아로 공포를 유발한 지카 바이러스, 2015년 우리나라를 강타하여 의료체계에 일대 변혁을 요구한 메르스 등 신종감염병 사례는 무척 많다.

과거가 이러하니 미래에도 감염병 유행, 또 다른 코로나19가 발생할 가능성은 매우 농후하다. 글로벌 인구 증가, 교통 발달, 기후 변화 등 신종감염병 출현에 유리한 환경만 가득하다. 신종감염병 유행은 더욱 자주, 더 큰 규모로 발생할 것이 분명하다. 물론 우리 인류의 대응, 즉 새로운 플랫폼 백신 개발, 더 새로운 치료제 그리고 발전되는 의료 대응 능력이 있긴 하지만, 반대로 감염병도 더욱 치밀하고 영악하다.

이번에 코로나19 유행 과정에서 빠른 주기로 능장한 변이만 봐도 금방 이해가 될 것이다. 고민하고 벤치 마킹하고 투자하고 준비하는 데 최선 아니 모든 의지와 능력을 쏟아부어야 할 것이다.

여러 중요한 요인 중에서도 가장 강조하고 싶은 것은 감시이다. 전 지구상에서 1년 365일 계속 모든 병원체의 등장, 소식, 정보, 발생 상황, 이에 더하여 소문이나 풍문까지도 수집하고 분석해야 할 것이다. 하루에 전 지구를 다니는 시대에 먼 아마존 밀림 지대에서 발생한 병원체가 인천국제공항에 도착하는 데 채 며칠이 안 걸릴 것이다. 작가 스노든은 『감염병과 사회』라는 책에서 2019년 겨울 코로나19의 중국 내 발생이 문제되기 전, 유럽컵 축구 대회가 열린 밀라노에서 많은 노출과 감염 그리고 경기 이후 이탈리아 전국으로 퍼져나간 감염병 상황을, 이후 이탈리아 코로나19 유행의 전조로 기술하였다. 얼마나 실감나는 얘기인가? 감염병은 이미 우리 일상에서 어떻게 그리고 얼마나 퍼져나갈지를 알려주었다. 이에 대해서 우리는 대응해야 한다. 감시는 하수 감시를 포함하고 환자들에 대한 가검물 확보 후 병원체 분리, 병원체에 대한 유전자 분석으로 병원체의 족적, 지문을 확인하는 일이 급선무가 아니라 일상이 된 세상이다.

—— EIOS[49]- 개방적 정보원에 의한 감시의 시대로

코로나19를 계기로 기존 감염병 감시체계를 알아보면 두 가지로 크게 분류된다. 첫째, 정부가 법령에 의해서 의료인의 신고 의무로부터 출발하는 수동적인 신고로 이루어지

---

49 EIOS: Epidemic Intelligence from Open Sources. WHO가 주도하는 감염병 감시체계 확대 개선 사업. 공식적으로 수집되는 자료나 정보 외에도 오픈 소스로 모든 데이터, 정보, 통계, 소식, 소문 등을 가리지 않고 수집하여 감시에 활용한다는 개념의 사업이다.

감염병X - 코로나 이전 세상은 다시 오지 않는다

는 감시체계가 있다. 신고에 의한 수동적 감염병 감시이다. 둘째로, 여기에 보완하여 능동적 체계 하나로 특정 감염병에 대해서 표본감시체계를 통해 감염병 발생을 감시하는 체계 운영 형태가 있다. 우리나라도 감염병의 종류에 따라서 수동적 감시체계와 보완적으로 표본감시체계를 동시에 운영하고 있다. 코로나19 이후 보완적으로 하수를 채취하여 바이러스 검출을 통해서 감시하는 방법도 우리를 비롯해서 여러 국가가 활용하고 있다. 그리고 이미 제기된 오픈 소스, 즉 모든 정보원을 활용해서 감염병을 감시하자는 아이디어가 현실화가 되어 이제는 WHO가 이를 주요 감시체계 개선 내용의 하나로 추진하고 있다. 우리도 마찬가지다. 이미 여러 번 실례를 보았듯이 중국에서 코로나19 발생이 지상 언론을 통해서 우리에게 먼저 알려졌듯 이제는 모든 공개되는 정보를 활용해서 감염병을 감시해야 한다. 과거 인플루엔자 유행을, 간접적인 방법이긴 하지만 포털에서 인플루엔자나 감기 등의 단어 검색량이 평상시보다 늘어나면 이러한 동향을 통해서 인플루엔자 감시에 활용하자는 생각은 오래 전 제기된 바 있다. 앞으로 아마도 국제보건규칙 2005 개정 작업도 속도를 낼 것으로 확신하지만 일단 감염병 관리 중 중요한 요소인 감시체계 개선과 확장부터 먼저 진행될 것으로 생각한다.

—— 코로나 이후 달라진 세상, 뉴 노멀을 꿈꾸다

우리가 현재 가진 위생 관념과 행동은 놀랍게도 그다지 오래된 것은 아니다. 길거리에서 침을 뱉지 않는 것만 해도 결핵이 한창 유행하고 나서 1880년대에 생긴 관례이다. 그 이전에는 그렇지 않았다. 코로나19도 마찬가지로 마스크와 거리두기라는 습관을 우리에게 가져다 주었다. 이제는 우리가 방역 대책을 하면서 달라진 세상, 달라진 모습을 생각해야 한다. 인구 구조가 고령화되면서 노인층이 늘어나고 집단 생활하는 장소, 예를 들어서 실버타운이 늘어난다. 이곳에 대한 환기나 거리두기 개념이 앞으로 새로이 세워질 건축물에 반영되어야 할 것이다. 방역 대책은 이러한 일상을 변화하는 방향으로 진화되고 발전해야 한다. 좀 더 세밀하게 준비해야 할 사항이다. 코로나 이전 세상은 영원히 오지 않는다는 말은 스스로 실감하여 뱉은 말이다. 이는 바로 뉴 노멀을 의미한다. 학교나 많은 사람이 모이는 장소에서도 각종 위생은 물론 감염병, 특히 호흡기로 전파되는 감염병을 생각하여 이를 피하거나 예방하는 노력, 즉 환기, 공기정화, 건축 구조 등을 고려하여 이를 건축과 일상에 반영해야 한다. 물리적 구조만이 아니라 사회 관념, 즉 몸이 아프면 쉰다는 개념을 정상으로 만들고 손해나 차별이 없도록 제도화하고 재정적 지원 등을 갖추어야 할 것이다. 방역을 통해서, 일상이 개조되고 발전되는 토대가 되어야 할 것이다. 이에는 R&D를 통해서 확보되는 학문적 근거가 반드시 동반되어야한다. 20세기 초반 스페인 독감 이후에 경제가 매우 활성화되었다. 물론 제1차 세계대전 이후이긴 했지만 대개 감염병으로 인한 피해가 발생하고 사망자가 생긴 이후, 그 감염병이 가라앉으면 경제는 반등하였다. 이는 일상을 정상화하려는 자연스러운 흐름에서 출발한다. 코로나19 이후에도 경제 침체가 아니라 일상의 뉴 노멀을 통해서 각 분야별로 새로운 생활과 삶의 기준을 설정하고 정립한 다음 이를 위한 투자를 통해서 실질적으로 뉴 노멀 경제로 생활 수준을 높이고 질을 개선해야한다. 이러한 새로운 삶의 기준을 설정하는 데 방역 당국도 역할을 해야 할 것이다.

6기 드디어 휴전. 그러나...

— 23년 1월 이후 ~ 현재까지

　　　　모두 7차례 코로나19 유행이 마무리되었고 코로나는 이제 항상 발생하는 감염병으로 자리매김하였다. 마치 매 동절기에 유행하는 인플루엔자와 같은 자리를 차지한 것이다. 그러나 언제든 다시 또 다른 변이로 변형되어 세계적인 범유행을 일으킬 가능성은 상존한다. 따라서 휴전기라고 명명하였다. 2023년 3월 20일 질병관리청은 대중교통 등에서 실내 마스크 착용 의무를 해제하였고 5월 5일에 WHO는 코로나19가 이제 더 이상 국제적인 공중보건 비상사태가 아니라고 선언하였다. 이어서 2023년 5월 11일에 우리나라 정부는 코로나19 방역 조치를 대부분 해제하고 3년 4개월 만에 일상 회복과 함께 코로나19 종식을 선언하였다. 2024년 5월 1일부터 우리나라 코로나19 위기 단계가 관심으로 하향되었으며 병원에서 실내 마스크 착용 의무도 해제되었다. 2023년 5월 1일부로 감염병 위기 단계가 '경계'로 하향 조정된 이후, 2023년 8월 31일 기준으로 누적 확진자 수는 34,571,873명이다. 이로써 코로나19가 3년 6개월의 기나긴 시간 끝에 국내에서도 진정 국면에 들어갔다. 마치 남북 관계처럼 일시적 평화일지 아니면 영원히 이어질 평화일지 잘 모르지만, 확실한 것은 충분히 대비해야만 어떤 위협이 발생해도 당황하지 않고 이겨낼 것이라는 점이다.

— 글로벌 코로나 피해

　　　　WHO가 2024년 1월 7일 자로 집계한 바에 의하면 전 세계에서 2019년 12월 이후 공식적으로 확인된 코로나

19 확진자가 7억 7천 4백만 명이며, 이 중 7백만 명 이상이 사망한 것으로 나타났다. 그리고 미국에서 조사한 바에 의하면 코로나 후유증 소위 long COVID가 확진자 중 10% 이상에서 발생하였는데, 연령별로는 의외로 40대가 17.6%로 가장 많이 발생한 것으로 나타났다. 2023년에 미국 NIH의 조사 결과에 의하면 코로나19 기간 중 특히 유행 초기에 신규 암 진단이 급격하게 감소한 것으로 나타났다. 그리고 추계에 의하면 전 세계에서 약 6천 5백만 명이 코로나 후유증으로 고생하고 있고 향후 10년 동안 약 2억 명에서 후유증이 발생할 것으로 추산하였다.

—— 미국 질병관리청(CDC)이 일본에 새로운 동아시아태평양 사무소를 개설했다

2024년 2월 5일 미국 CDC에서는 미국의 안전과 안보를 위해서 특히 동아시아 지역과 협력을 통한 위협 조기 발견, 실험실 연계, 발생하는 공중보건 위협에 신속하게 대응하는 기틀을 강화하기 위해서 일본 동경에 CDC 산하 동아시아태평양 사무소를 개설한다고 발표했다.

—— WHO, 종전 공기전파와 비말전파를 묶어서 IRP(감염성 호흡기 입자)전파라고 명명하다

감염병 역학에서 전파 경로는 여러 가지 경로로 구분된다. 접촉성, 수인성(식품 매개 포함), 매개체, 성 접촉, 혈액 및 체액 전파 그리고 공기전파와 비말전파 등으로 구분한다. 이 중 공기전파는 아주 작은 입자, 즉 에어로졸이 공기 중에 부유하여 전파되고, 상대적으로 입자가 큰 비말전파보다 넓은 범위의 전파가 가능하다고 얘기한다. 코로나19의 경우, 초기에는 과거 2003년 사스와 마찬가지로 비말전파로 판단되어 약 1m 이내의 범위에서만 전파된다고 생각하고 각종 방역 조치들이 이루어졌다. 그러나 사례가 쌓이고 분석되면서 공기전파, 즉 작은 입자에 바이러스가 함유되어 수 미터 이상 전파가 가능하다는 것을 파악하여 결국 공기전파로 분류되었다. 최근 WHO에서 4개국 주요 질병관리기구(미국 CDC를 비롯해서 유럽 CDC, 중국 CDC, 아프리카 CDC)와 함께 논의하여 공기전파와 비말전파로 구분하지 않고 이 둘을 한꺼번에 감염성 호흡기 입자, 영어로는 Infectious Respiratory Particle의 약자를 따 IRP로 분류하기로 하였다. 이는 공기전파나 비말전파를 따로 구분하지 않고 IRP로 묶어서 분류하므로 사실상 좀 더 넓은 전파 경로를 상정하며 더 강한 방역조치의 근거를 마련하게 된 것이다. WHO가 이들 방역기구들과 논의하여 발표한 공기전파에 대한 명명 자문위 보고서는 공기전파 또는 비말전파로 분류했던 코로나19, 인플루엔자, 홍역, 메르스, 사스, 결핵 등을 다루고 있는데 지난 2021년부터 2023년까지 다단계로 진행된 광범위한 협의를 통해서 이 새로운 용어를 적용키로 했다. 이를 통해 병원체에 대한 이해를 높이고 방역 활동에 도움을 주고자 하였다. 호흡기 병원체에 감염된 사람들은 호흡, 이야기, 노래, 침 뱉기, 기침 또는 재채기로 병원체를 함유한 감염성 입자를 발생시키고 내뿜는다. 이제 이 입자를 우리는 IRP라고 명명하는데 IRP는 다양한 크기로 존재하며 이전에 사용된 '에어로졸(일반적으로 더 작은 입자)' 및 '비말(일반적으로 더 큰 입자)' 용어의 이분법에서 벗어나게 되는 것이다. 이 IRP는 두 가지 전파 경로를 가지는데 첫 번째, 공기 중 전파로 이는 IRP가 공기로 배출되어 다른 사람에게 흡입될 때이다. 이때 감염된 사람으로부터의 거리와 다양한 요인(공기 흐름, 습도, 온도, 환기 등)에 따라 달라진다. 이론적으로 IRP는 인체 호흡기 어디서든지 들어갈 수 있지만, 선호되는 입구 위치는 병원체별로 다를 수 있다. 두 번째는, 직접 침착이다. IRP가 감염된 사람으로부터 공기 중으로 배출되어 주변의 다른 사람의 노출된 입, 코 또는 눈에 직접 침착될 때이다. 이는 첫 번째보다 상대적으로 가까운 거리에서 발생하며 종전 비말전파 범위 정도로 이해된다.

—— WHO의 2024년 하반기 코로나
유행 균주 예측 발표.
그러나 백신 불일치[50] 가능성?

　　　　　　　　　　WHO에서는 인플루엔자에 대해서
매년 동절기를 앞두고 자문위원회 논의를 통해서 2월에는 북반구 유
행 균주를 예측하고 9월에는 남반구 유행 균주를 예측하여 발표한다.
그러면 이를 토대로 각 제약사가 인플루엔자 백신을 제조하여 북반
구와 남반구에서 고위험군 중심으로 접종을 시행하여 유행에 대비한
다. 마찬가지로 이제는 코로나19에 대해서, 일단 북반구 남반구를 가
리지 않고 전체적으로 유행 균주, 즉 유행을 주도할 변이 균주를 파악
하여 이를 발표히는데 이 변이를 사용한 코로나 백신 제조를 권고하는
것이다. 2024년 4월에는 당시까지 전 세계 유행 변이 균주를 파악하고
모니터링한 결과를 분석해서 기술자문위원회(Technical Advisory Group
on COVID-19 Vaccine Composition) 논의를 통해 단일 변이 균주인 JN.1
lineage를 권고하였다. 참고로 직전 권고 시기인 2023년 5월에는 역시
단일 변이 균주로 XBB.1.5를 권고한 바 있다.
　　그런데 2024년 6월 8일 기준 미국 CDC가 코로나 변이를 감시하여
발표[51]한 바에 의하면, 미국은 오는 동절기에 KP.3 변이가 유행할 추세
를 보이는데 하필 이 변이는 JN.1 변이를 대상으로 제조한 백신에 대해
서는 백신 불일치(Vaccine mismatch)가 발생할 것으로 우려되고 있다. 결
국 변이 출현 속도를 백신 제조 속도가 따라잡지 못하는 코로나의 특징
을 보여준다. 이는 심각한 변이가 등장할 경우 과연 적기에 이를 예측
하여 백신 제조와 접종이 제대로 이루어질 것인지 의문을 가지게 하며,

50　백신이 대상으로 하는 균주와 실제 유행 균주와의 차이로 백신 접종을 받더라도
　　효과를 보지 못하는 상태를 말한다.

51　변이 감시 결과를 공표하는 사이트(https://covid.cdc.gov/covid-data-tracker/
　　#variant-proportions).

다시금 앞서 언급한 대로 일정 기간 NPI 특히 사회적 거리두기가 동원될 수밖에 없을 것이라는 점을 상기시킨다. 코로나, 결코 쉽지 않은 감염병이다.

—— 세계 각국이 코로나 백신, 그리고 후유증에 대한 연구를 지속하고 있다

2024년 5월 미국 육군 월터리드 연구소 연구자들이 소위 pan-corona virus, 즉 만능 코로나백신[52]을 제조하여 임상 1상에서 유효한 성과를 거둔 것이 The Lancet 저널에 발표되었다. 현재 이외에도 연구자들은 sarbeco-virus, 즉 코로나 바이러스의 4가지 아형인 알파, 베타, 델타, 감마형 중에서 사스와 코로나19가 해당하는 베타형 전체에 효과를 가지는 백신에 대해서도 활발하게 연구하고 있다. 코로나19와 관련된 연구를 보면서 연구의 다양성에 감탄했다. 대표적으로 미국에서 화이자 백신의 경우, 첫 번째 접종과 두 번째 접종을 각각 같은 상완, 즉 동일한 어깨 쪽 삼각근에 했는지 각기 다른 쪽 삼각근에 했는지를 비교하여 다른 쪽에 접종한 경우 항체가가 더 높다는 것을 밝히기도 했다. 이런 섬세한 연구까지 시행하다니 감탄했고, 또 그런 연구를 생각지 못해 시행하지 못한 스스로를 반성했다.

—— 독감보다 치명적으로 나타난 코로나

2024년 5월 15일 현재, 미국에서 자국내 보훈병원 입원자들을 대상으로 시행한 연구 결과에 의하면 2023~2024 절기에 코로나가 계절 인플루엔자(독감)에 비해서 치명률이

---

52 만능 코로나백신: 코로나 바이러스의 아형이나 변이 전체에 대해서 효과를 가지는 백신을 말한다. 따라서 이론적으로 변이가 등장하면 효과가 없거나 감소하는 경우가 없어지도록 하려는 백신이다.

5.70% 대 4.24%로 나타났다. 입원율을 보면 코로나가 계절 인플루엔자의 거의 두 배에 달하는 상태였다고 발표하였다. 미국에서 2023~2024 절기에 전파를 주도한 코로나의 변이는 JN.1 균주인데 결코 이전 코로나 변이에 비해서 경증을 보이지는 않았고 더구나 계절 인플루엔자와 비교하면 치명률이 60% 정도 더 높은 감염병임을 알려준다. 즉, 코로나는 우한 균주에서 출발하여 변이를 거쳐 지금은 지역 사회에 전파되고 있지만 흔히들 겨울철 독감이라고 불리는 계절성 인플루엔자보다도 더 치명적이라는 것을 입증한다. 비록 휴전 시기이지만 여전히 무서운 감염병이며 언제든 다시 발화할 가능성도 있다는 점이 위협적이다.

—— 지금 이 순간에도 슬금슬금 보이는 신종감염병 유행 징조, 고병원성 동물인플루엔자 H5N1

지난 2024년 3월부터 미국에서 H5N1형 동물인플루엔자(종전 조류 인플루엔자로 명칭)가 포유류들, 특히 가축들 사이에 발생이 늘어나고 있음이 주목[53]되고 있다. 새로운 변이로 H5N1계통 중에서 2.3.4.4b형인데 이들을 중심으로 미래에 사람 간에 전파되는 새로운 계통의 인플루엔자가 등장할 가능성을 매우 우려하고 있는 것이다. 미국 농무부에서는, 2024년 3월 말에 캔자스 주와 텍사스 주에서 가축에서는 처음으로 감염된 소의 우유에서 H5N1 바이러스를 발견하였다고 발표하였다. 이어서 4월 26일에는 WHO에서 조류인플루엔자 바이러스 진화를 철저히 감시하고 모니터링이 필요하다는 성명을 내놨다. 심지어 미국에서

---

53 란셋 저널 2024년 6월 8일 자 사설에 H5N1에 대한 국제 사회의 대응을 비판하는 사설이 게재되었다(H5N1: international failures and uncomfortable truths). 신속한 대응, 정보 공유 등 코로나 이후에도 언제든 신종감염병이 유행할 가능성에 대해서 다시 한번 강조한 내용이다(DOI: https://doi.org/10.1016/S0140-6736(24)0118).

는 H5N1에 감염된 고양이들도 발견된 바 있다. 텍사스 주에서는 감염된 가축과 접촉한 사람의 감염 사례도 보고되었고 이것이 2024년 4월 뉴잉글랜드저널오브메디신에 발표 되었다. 신형 인플루엔자 등장, 즉 인플루엔자 대변이의 출현이 우려되는 현재 상황이다. 전 세계가 신종 감염병 발생에 경각심을 가지고 신속하게 바이러스 분석, 역학조사 공유 등 협력과 연대 그리고 전문가 참여를 통한 대응을 준비하고 각국도 항바이러스제 비축 및 유통을 확인하고 방역을 점검해야 하겠다.

이런 사례는 하루가 멀다 하고 전 세계 곳곳에서 등장하고 있다. 신종감염병 발생 정보를 공유하는 사이트들을 보면 언제 어디서 새롭게 우리를 위협할 감염병이 등장할지 정말 아슬아슬하다. 매일 무슨 일인가 벌어지고 있다. 지구상에 전쟁이 끊이지 않고 일어나고 각종 테러와 대형 사고가 터지듯 이제는 감염병들도 슬금슬금 대놓고 유행 징조를 우리에게 보여주고 있는 형국이다.

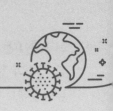

제3장
전쟁의 막후 이야기들

—— 코로나와 대통령

　　　　　　　　코로나19로 인해 문재인 대통령을 포함해서 국무총리들과 만나는 기회들이 있었다. 코로나와 관련해서 문재인 대통령을 직접 만난 것은 총 일곱 차례였는데 최초의 만남이 가장 인상깊게 뇌리에 남아있다. 2020년 3월이었다. 대통령이 갑작스레 질병청 긴급상황실을 방문하여 격려를 해주었고 이후 점심 식사 자리로 이어져 긴 시간을 가졌다. 그때 그의 숙고, 깊이 그리고 통찰력이 인상적이었다. 식사 자리에서 하였던 첫 마디를 기억한다. "코로나 유행을 막는 것은 사실상 불가능하다. 대신에 방역 목표를 이로 인한 피해 최소화로 해야 할 것이다. 즉, 사망자를 막는 데 최선을 다해야 할 것이다." 당시는 코로나19 초기로 이러한 중요한 방역 목표에 대한 얘기를 비전문가인 대통령으로부터 들을 줄 생각조차 하지 못했다. 교과서와도 같은 언급이자 방역을 꿰뚫어 보는 깊이를 느낀 것을 지금도 생생하게 기억한다. 식사 자리였고, 본인의 생각임을 당시 그의 얼굴을 바라보면서 직감적으로 알아챘다. 사실 나는 특정 정치 세력에 대한 호불호가 없는 성향인데 당시에는 지도자의 진중함과 깊이에 푹 빠졌었다. 당시 식사는 보리굴비 정식이었으며 대통령은, 물에 밥을 말아서 먹는 모습을 보여주어 아마도 그가 치아 건강에 문제가 있을 것이라는 생각을 했던 일이 떠오른다. 그 후 2020년 7월에 수해가 발생하여 대통령의 수해 피해 지역 방문을 수행했는데 이동하는 기차 안에서, 보고하는 자리와 현장에서 그의 겸손함 그리고 배려를 읽었다. 기관장들이 바쁘기에 차관이나 차장급 인사인 여러분들을 수행토록 했다면서, 기관장들이 대통령 방문 수행하느라 일하는 데 방해받을까 봐 현장 방문을 망설였다는 얘기까지 했다. 현장에서 피해당한 시민들 앞에서 울먹이는 모습도 보았다. 수해 현장 참석자들과 너무 가까이 접촉하고 악수하기에 수행관에게 악수는 자제토록 얘기한 기억이 있다.

—— 코로나와 총리 두 사람

정세균 총리, 김부겸 총리와 각각 총리 재직 시절에 식사를 했다. 여기에는 정은경 청장과 함께 당시 정 총리 때는 나성웅 차장이, 김 총리 때는 김헌주 차장이 자리했고 나는 국립보건연구원장으로서 합석하였다. 정세균 총리와 세종 관저에서 만찬을 하면서 코로나 방역 활동에 대해서 격려와 칭찬을 받았다. 온화한 성격에 개인적 얘기도 청취했는데, 정세균 총리의 딸이 마침 미국 미시간 대학에서 유학했다는 것을 알게 되었고 나와 같은 미시간 동문인 인연이 너무 반가웠다. 특히 졸업식을 풋볼 경기장에서 했던 추억까지 소환해서 얘기를 나누었다. 김부겸 총리와는 총리 재임 중 세종 총리 관사에서 식사를 했다. 세부 사항에 대한 기억력이 대단했고 질병청 전체 예산과 인력 현황을 물어왔는데 갑작스런 질문에 정확하게 대답하지 못한 창피함이 기억으로 남아있다. 온화하고 부드러우며 집중하는 모습을 보여주었다. 만인지상 일인지하의 자리가 아무에게나 가지 않는다는 생각을 하게 되었다.

—— 코로나와 박능후 장관

박능후 장관은, 보건복지부 장관으로서 코로나 방역에 최선을 다한 분으로 기억에 남아있다. 개인적으로 가장 친밀했던 장관이다. 박 장관을 떠올리면 이런 단어들이 동원된다.

침착, 노력, 온화 그러면서도 업무에 있어서는 날카로움. 대변인으로 활동 시 여러 면에서 가끔 지적과 혼이 났던 기억도 있고, 한편으로는 다양한 시야, 놀라운 정무 감각, 그리고 강인한 리더십도 뇌리에 깊이 남아있다. 방역을 바라보면서도 사회학적 시각, 경제적 입장을 가지고 간부회의 때 발언하고 논의하기를 좋아했다. 책임을 지겠다는 자세로, 올곧게 업무를 수행하려 했다. 2018년 저자가 덴마크 출장 중 주 덴마크 대사가 박 장관과 마침 학사장교 동기였는데 박 장관이 그 기수에서 전체 1등을 할 정도로 군인 체질도 있었다고 들었다. 그러고 보니 박 장관의 자세, 걸음걸이, 몸 관리, 생활 태도 등에서 군인 분위기가 났는데 그 점이 이해되었다. 국회 상임위에서 소신 발언 강도가 대단해서 자주 의원들 질의와 충돌한 기억이 생생하다. 방역 회의 중 난상토론이 이어져도 결국 장관이 정리하게 되는데, 이런 것이 리더십이구나 하고 생각한 적이 한두 번이 아니었다.

—— 앤소니 파우치
미국 NIH 국립감염병연구소장

공직 생활 중 마지막 해외 출장으로 2022년 12월에 미국 NIH를 방문하였다. 물론 출장 당시에는 그 여행이 마지막 공직 출장일 줄은 짐작하지 못했다. 그만큼 저자의 사회생활이 미숙하거나 또는 좋게 표현하면 일만 생각한다고도 할 수 있을 것이다. 그러고도 국립보건연구원장 자리까지 올랐으니 기적이라 할 수 있다. 과거 1992년에 처음으로 복지부 사무관이 되어 당시 과장과 담당관을 모시고 미국 워싱턴 등을 출장 간 기억이 난다. 그때도 NIH를 방문하여 당시 NIH에서 연구 중이던 이민걸 세브란스 피부과 교수를 뵌 기억도 있는데 어떻든 이번에는 나도 한국 NIH 원장으로서 마침 퇴직하여 공석이었던 미국 NIH 원장 대신 직무 대리인을 만나게 되었다. 당초 원장이던 프랜시스 콜린즈(Firancis Collins)박사는 저자가 미시간 보건대학원 유학 당시, 여름 강좌 특강을 들었던 인연이 있어서 만나면 그 얘기를 해야지 하고 생각했었는데 코로나19로 방미가 하염없이 지연되면서 콜린스가 교체되어 그럴 기회는 영영 사라졌다. 대신에 의과대학당시 내과 교과서인 소위 '해리슨 저서'의 책 주 저자 중 한 사람 앤소니 파우치(Anthony Fauci) 박사를 만났다. 끈질긴 만남 요청을 하여 조우하고 대화를 나누었다. 더구나 의대생 시절 사용하던 해리슨 내과 교과서를 준비하여 파우치 박사가 저술한 부분에 직접 서명을 받았다. 나보다 작은 키에 1940년생이니 25년 연상인데 악수하는 팔 힘이 단단하고 건강한 인상이었다. 비록 나는 한국 국립보건연구원장이지만, 학생 때부터 익히 들었던 전문가이자 영웅을 만나니 기쁨에 앞서서 긴장이 밀려왔다.

▌2022년 12월 미 NIH 방문 당시 앤소피 파우치 국립감염병연구소 소장과 함께 찍은 사진

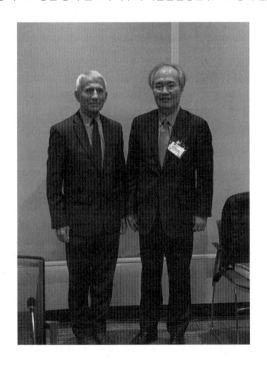

| 2022년 12월 미 NIH 방문 당시 타박 NIH 원장 직무 대리와 함께 한 모습

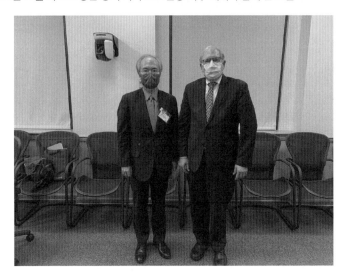

　　이어서 미 NIH 간부들과 토론과 의견 교환을 하고 원장 직무 대리인 타박(Lavorence Tabak) 박사를 만나러 본관 원장실로 이동하였다. 타박 박사는 1951년생이니 파우치 소장보다 11년이나 아래지만 훨씬 더 나이가 들어 보였고 마스크를 하고 둔한 인상이었다. 그러나 자리에 앉자마자 마치 오랜 친구인 것처럼 나에게 속내를 바로 드러냈다. 당시 메모에도 있지만, 미국 젊은층에 대한 걱정을 타국에서 온 생면부지의 저자에게 길게 하소연하였다. 수학, 화학 등 기초 학문에 매진하지 않고, 오로지 오락, 게임만 한다는 것이다. 미국의 미래를 걱정한다고 하는데, 들으면서 큰 충격을 받았다. 미 NIH 원장 직무 대리의 나라 걱정, 쉼 없는 미래에 대한 생각, 그에 반해 나 자신은 어떠한지 등등 스스로 돌아보면서 한편으로는 미국이라는 나라가 강대국이 된 이유를 실감할 수 있었고 동시에 미래가 밝다는 느낌을 가지게 되었다. 배석한 모든 출장자들이 같은 대화를 들었기에 우리 국립보건연구원 직원들도 모두 자극받았으리라. 국립보건연구원이 국가 보건의료 연구기관으로서 최종 보루이기에 아마도 그런 간부들이 앞으로 우리나라 바이오 R&D 분야에서 최선을 다하고 매진하리라 확신한다.

—— 복지부 대변인이라는 자리

어릴 때 아버지를 위해 조간 신문, 석간 신문을 챙겼으니 아마도 집안 내에서 대변인, 아니 공보과장 정도 역할을 했던 저자였는데, 어느덧 50대 후반에 접어들어 단일 부처로는 최대 예산인 100조[1] 이상을 보유한 보건복지부 대변인이 되었다. 대변인 발령은 2019년 6월 어느 더운 날에 이루어졌고 장관실에서 다른 몇몇 국장들과 함께 발령장을 같이 받았다. 이전까지 의사 공무원이 대변인으로 일한 사례는 매우 드문데 아무래도 당시 박능후 장관, 김강립 차관 체제에서 의사 공무원을 선택하여 다양한 인력을 소통에 활용하려는 의도로 파악하고 있다. 이후 박 장관께 왜 의사 공무원을 대변인으로 선택했는지 직접 물어보지는 못했지만, 거의 매일 대변인으로부터 언론을 통한 보건과 복지 분야의 다양한 현안들을 보고받는 장관 입장에서, 본인의 전공인 복지 분야보다는 보건의료 쪽 전공자인 의사 공무원 출신 대변인 시각이 업무에 중요하다고 생각하여 반영할 필요성을 느끼지 않았나 하고 짐작할 뿐이다.

대변인으로서 기상 시간은 적어도 새벽 4시이다. 언론 동향 보고 대상인 장관을 만나기 위해 당시 복지부 서울출장소 역할을 한 국민연금건물 15층으로 적어도 6시 30분까지는 가야 한다. 충정로에 위치한 건물이다. 이미 카톡으로 장관께, 언론에 보도된 주요 보건 의료 관련 동향과 이에 대한 의견 그리고 전체 언론 동향과 이에 대한 요약과 의견을 송부한 다음이다. 카톡 송부는, 아무리 늦어도 5시 30분까지는 끝내야 한다. 이후 세면, 옷을 입고 용산 삼각지역 근처 집에서 나와 6시 경까지는 버스를 타야만 한다. 6시 30분 훨씬 이전에 국민연금건물 15층 대변인 책상에 도착해야 신문 기사 중 주요 사항을 출력하고 이를 토대로 내용을 확인하고 필요하면 관련 간부들에게 통화해서 사실 확인을 마친 후, 7시 전후에는 언제든 시작될 장관 보고에 대기 상태로

---

1   2024년 현재 복지부 예산은 122조 3,779억 원이다.

있어야 했다. 한치라도 어긋남이나 나태, 태만, 몸살, 전날 숙취, 가벼운 감기 등은 신경을 쓸 겨를이 없었다. 오직 임무, 보고 그리고 그 보고 후에 장관으로부터 지시를 다시 정리해서 간부들에게 전해야 한다. 장관실 언론 동향 보고는 때로는 장관 비서관이, 때로는 공보과장이 배석하기도 하는데 주로 단독 보고하는 경우가 많다. 이런 동향 보고는 일주일 중 주말인 토요일, 일요일, 그리고 공휴일을 제외하고 예외 없이 계속된다. 만약 장관이 해외 출장이면 어쩔 수 없이 면제되지만 이때도 카톡 보고는 계속 이루어진다. 장관의 하루도 이 언론 동향 보고를 통해서 시작된다고 봐도 무방하다. 출근 직후에 장관 비서관으로부터 당일 일정에 대해서 보고를 받게 되고 아마도 출근길에 각종 메시지나 통화를 하겠지만, 대면해서 현안들에 대해 언론 동향을 보고하는 대변인의 보고야말로 가장 처음으로 하루를 여는 일정이 되는 것이다. 대변인은 그 보고 시간을 통해서 장관에게 주요 현안들을 보고하지만, 반대로 보건의료나 복지 등 모든 분야에 대한 장관의 생각도 가감없이 듣고 알게 된다. 비록 짧은 기간이었지만 대변인직 수행을 위해서 뼈를 깎는 노력을 했다. 의사 공무원으로서 행정이나 복지에 어둡다는 얘기를 듣지 않기 위해, 동시에 보건의료 분야에 정통하니 그 분야는 걱정 없겠다는 기대에 부응하고자 최선을 다한 것이다.

개인적으로는, 이제라도 대변인직을 다시 수행하라 한다면, 설령 억만금을 준다해도 결단코 못할 업무라 할 것이다. 업무 강도도 세지만, 사실 이 언론 동향 보고는 시작일 뿐이다. 대변인 업무는 이후 계속 이어져서 하루 중 장관이 참가하는 행사에 같이하고, 더불어 점심과 저녁 식사 기회에 이루어지는 장관과 차관의 언론 소통 자리, 즉 언론인을 만나는 자리에 같이 합석하는 것도 중요한 일정이자 업무 사항이다. 이런 일정이 매일 밤까지 이어진다. 현재 체력으로는 도저히 감당할 업무가 아닌 것을 너무나 잘 안다. 더구나 이러면서도 추가로 중·장기 언론 소통 전략, 홍보 계획 그리고 복지부 내부 주요 회의에 참석해야 하고 그 회의에서 대개 대변인에게 언론 대응에 대한 의견이나 정책에 대한 의견

제시를 요구받기에 그야말로 긴장의 연속이다. 이 모든 것이 대변인의 업무이다.

—— 코로나 브리핑 루틴

브리핑을 하는 날은 아침에 일어나는 순간부터, 아니 잠 속에서부터 고민을 시작한다. 이미 발생 상황에 대해서는 추세가 나타나 있고 어느 정도 현안이 파악된 상황이지만 과연 어떤 주제로, 어떤 내용으로 이를 전달하고 또 쏟아지는 질문에 어떻게 답변해야 할지 고민한다. 원장 관사는 오송 청사에서 차로 5분 거리이다. 그 5분이 운전을 하면서도 무아지경에서 브리핑의 주제를 생각하는 가장 중요한 시간이었다. 이미 기상하고 나서, 각종 논문, 각국의 지침, 밤새 국내외 뉴스를 파악한 상황이다. 차를 국립보건연구원 1동 건물 바로 앞, 원장을 위한 지정 주차 장소에 주차하고 2층에 있는 원장실로 계단을 걸어서 올라간다. 원장실 문을 열쇠로 열면서 가끔 열쇠 아귀가 맞지 않는 일이 일어나면 왠지 불안하다. 속된 말로 일진이 안 좋은 건지 쓸데없는 생각에 빠진다. 그날따라 코로나19 발생 상황이 좋으면, 즉 별다른 집단 발생이 없거나 발생 추세가 계속 내려가거나 하면, 브리핑에 자신감이 생기기에 오후 브리핑 시간인 2시가 아니라 아침 일찍 얼른 하고 싶기도 하다. 그렇지만 그런 날이 과연 있었던가? 특히 초반에는 그런 기억이 거의 없다. 원장실에 들어가 컴퓨터를 켜고 공식적인 하루 일과를 시작한다. 보통 6시 30분경, 방에 도착하면 정적이 감돈다. 일단 원장실 텔레비전을 켜고 YTN 채널에 고정된 화면을 보면서 뉴스를 듣는다. 컴퓨터에 로그인하면 이때쯤 하루 방향과 할 일을 정리하고 브리핑 주제와 문장을 생각한다. 정리된 생각을 메모하고 대변인실 등 관련된 간부들과 공유하면서 일단 준비를 마친다. 이때가 7시 30분쯤 된다. 8시 30분부터 중앙재난안전대책본부 회의가 시작되고 이때는 배석자이기에 마음은 홀가분한 상황에서, 또 지친 상황에서

8시까지 한 20~30분 정도 쪽잠을 청한다. 가끔은 생시인지 꿈속인지 머릿속에서 상황을 분석하고 시뮬레이션하기도 한다. 이런 나의 모습이 혹시 정신질환은 아닌지 스스로에게 물어보기도 하는데, 짧은 시간이지만, 현실과 꿈속을 분간하지 못하기도 한다. 물론 악몽을 꾸는 것은 아니다. 과거 복지부 근무 시에도 다음 날 장관 등께 중요한 보고가 있거나 하면 가끔 전날 꿈속에서 고민하기도 했다. 선잠을 자는 것이다. 아주 힘든 상황에서는 잠을 자면서 다음 날 눈이 제발 안 떠졌으면 하는 생각도 했었다. 이건 위험한 신호인데 그런 날도 꽤 많이 겪었다.

오전에 총리 주재 회상 회의에 배석하고, 끝나면 방역대책본부 구성원 중 질병관리청장 주재하에 간부들 간 논의가 있다. 이후 국립보건연구원으로 복귀하여 내부 논의, 결재 등 일정을 보내고 방에서 직원이 준비한 도시락으로 점심을 먹고 세면 후, 다시 복장을 갖춰 입고 12시 45분경까지 질병관리청 긴급상황실로 향한다. 긴급상황실 입구에 위치한 회의 탁자에 대변인실에서 출력한 브리핑 문, 그리고 그때까지 들어온 기자들 질문지, 오전 보건복지부 브리핑이나 주요 기관, 청와대 등에서 현안으로 지정한 내용들을 보게 된다. 이미 아침에 메모 공유를 통해서 대변인실과는 흐름을 공유한 상태이기에 빠르게 파악하고 질병관리청 주요 간부들 의견을 개별적으로 확인하고 질문에 대해서도 답을 정리한다. 그러다 보면 브리핑 시간인 오후 2시가 다가온다. 1시 50분에 긴급상황실 앞에 차량에 탑승하고 같이 브리핑을 할 곽진 역학조사과 과장, 고재영 대변인 등 이렇게 셋이 질병관리청 본부동 건물에 위치한 브리핑실로 이동한다. 짧은 거리지만 차량으로 이동하는 것을 원칙으로 하였다. 브리핑실 안으로 들어서면서 조명, 카메라를 받으며 정 위치하면 그때부터 시작이다.

코로나19 당시 방역 브리핑은 먼저 인사말, 그리고 상황 설명과 주요 정책 발표, 이어서 참여한 언론인들의 질문에 대한 대답, 마지막으로 마무리 발언으로 구성되었다. 브리핑은 초반에는 거의 1시간 가까이 진행되었고, 2021년 들어서는 30~40분 정도 시간이 소요된 것 같다. 브리핑 시작 직전, 눈앞 정면에 카메라가 있고 주변에 든든한 동료, 즉 고재영 대변인, 곽진 과장, 그리고 다른 간부들이 있어 마음이 안정 되다가도 일순간 몇 초에 불과하지만 정적 속에 시작을 기다리는 그 짧은 순간에는, 마치 나 홀로 물에 빠진 채 구원을 외치는 불쌍한 낙오자가 된 기분이 든다. 그러다 브리핑 원고를, 한 글자 한 글자 읽어나가면서 단어 하나마다 왜 그 단어를 골랐는지 지난밤부터 이른 아침 시간까지 했던 고민들이 스쳐 가며 점차 평정을 되찾고 자신감을 얻으면서 서서히 몰입한다. 어느덧, 머릿속에서 정리되고, 말하는 내용 그리고 나 자신이 혼연일체가 되어 무아지경에 빠진다.

브리핑이 끝나면, 수고한 간부들과 함께 걸으며 감사 인사를 하고 나 홀로 걸어서 국립보건연구원으로 향한다. 그러면서 휴대폰에 그 동안 들어온 카톡이나 메모를 확인한다. 그때 마침 가족으로부터 격려 문구가 있으면 다른 무엇보다도 나를 버티게 하는 큰 힘을 받는다. 한 번도 가족으로부터 질타나 잘못을 지적받은 적은 없었다. 언제나 격려와 파이팅을 외치는 카톡에 용기백배했을 뿐이다. 이 또한 나를 지탱해 준 버팀목이었다.

—— 코로나 방송 출연

당시 각종 대중매체에 출연하여 코로나19와 관련된 토론이나 논의에 임하면서 그 내용을 준비한 메모들이 있다. 출연하는 목적과 입장을 명확하게 하고 모든 원고와 답변을 스스로 준비하였다. 이런 일로 그 바쁜 직원들을 귀찮게 하고 싶지 않았다. 방송 출연에 따른 결과에 대해서 최종적인 책임은 나의 몫이었다. 출연 당시의 긴장과 떨림은 아직도 생생하다. 그럼에도 덕분에 방송국에서 많은 전문가를 만날 수 있었고 특히 이를 핑계로 서울 여의도를 갈 수 있었다는 데 감사한다.

일부 외신 기자와 인터뷰 기회가 있었는데 당시 왜 영어로 하지 않았는지 후회가 남는다. 물론 영어로 하려면 별도로 준비가 필요한데 스스로 그럴 시간에 차라리 우리말로 정확하게 표현하는 것이 좋겠다는 생각을 한 것이었다. 그런데 충분히 현장에서 영어로 대답이 가능하고 일단 발동이 걸리면 무의식 중, 즉 무아지경에서 영어로 생각하면서 답변을 이어가면 도리어 우리말보다도 더 정확하게 전달이 가능한 경우가 과거에도 많았는데 그러지 못해서 아쉽다. 특히 CNN과 인터뷰는 영어로 해야 했는데, 후회가 많이 남는다. 방송 출연은 큰 스트레스였다. 되도록 안 나가고 싶었다. 주로 주말 늦은 밤 시간대에 출연하였고, 출연 자체가 노동이자 스트레스였다. 물론 영광이자 기회이기에 이를 악물고 준비하고 또 연습하였다. 내 기억력이 부족하고 두뇌가 나쁘다는 것을 실감하면서 잘 외워지지 않음에 절망한 기억도 있었다. 방송 출연은 보통 준비된 상황대로 전개되지만 매우 드물게 즉석에서 토론을 하는 경우도 있었다. 이럴 경우, 동반 출연하는 교수나 전문가가 워낙 달변이기에 이분들과 대결하는 입장이 되면 더욱 힘들었다. 같이 한 분들 중 정재훈 교수, 이재갑 교수, 김윤 교수 등이 기억난다. 정부 측 입장을 얘기했기에 이들이 나를 배려하여 살살 공격해준 데 감사할 뿐이다. 전체 출연 횟수를 세보니 거의 20회 가깝게 출연했다. 그런데 당시 눈에 문제가 생겨서 시력도 저하되고 눈물 부족으로 방송 중 불편함이 커서 말못할 애로사항이 있었다. 그러나 애써 참고 또 참으면서 준비했고, 전력을 다해 노력하였다. 출연진을 위해서 케이크 등 먹을 것을 예쁘게 준비해 준 KBS 생로병사 제작팀, 그리고 심야토론 팀에 정말 감사한다. 일단 방송이 끝나고 집에 돌아가는 차 안에서 많은 후회가 쏟아진다. 좀 더 정확하고 좀 더 투명하게 그리고 좀 더 설득력있게 해야 하지 않았을까 하는 후회다. 여의도에서 용산 집으로 운전하며 후회도 하고, 일단 끝났다는 생각에 홀가분해 하기도 하고, 그런 감정 기복을 가지고 운전한 밤길 추억이 새롭다.

—— 브리핑 반성

언론 브리핑 경험이 많고 노련하고 잘한다는 칭찬을 많이 받았음에도 불구하고 항상 준비 과정은 힘들고 떨렸다. 게다가 수시로 실수의 기억이 떠올라 아쉬움이 남는다. 특히 이공계 공직자들 단점인, 너무 아는 것을 다 얘기하면서 전문적인 설명을 길게 한다는 특징을 실감한 적이 한두 번이 아니다. 기초재생산지수를 설명하는 과정에서 언론의 이해를 돕는다는 구실로 너무 과한 설명을 하였다. 브리핑 현장에서 스스로 이런 문제점을 직감하였다. 그러나 어떻든 최선을 다해서 하는 것이기에, 또한 스스로 책임지고 준비하고 한 것이기에 후회는 없었다. 그 정도가 나의 실력이자 동시에 나 자신 그대로의 모습이라고 자위한다. 그나마 대부분의 브리핑이 비대면이었기에 기자들을 화면으로 보거나, 아니면 질문만 전달받는 경우가 대부분이어서 다행이었다. 브리핑 때는, 한 마디 한 마디가 중요하기에 더욱 긴장하고 임하였다. 물론 일단 시작이 되면 무아지경으로 브리핑에 몰두하지만 시작하기 직전까지는 갖가지 생각도 들고 몸도 이상함을 많이 느끼면서 때때로 어지러울 경우에는 브리핑하다가 쓰러지기라도 하면 어떻게 하나 하는 기우를 했던 기억도 있다.

어느 정도 브리핑이 진행된 후, 아마도 2020년 하반기부터는 즉석 질문 답변을 도와주는 방역 요원들이 각자 사무실에서 모니터링을 하다가 필설로 답변을 보내주면 브리핑실 화면에 그 내용이 비춰져 이를 참고하여 답변하는 형식으로 대응했다. 이것이 마음의 안정에 큰 도움이 되었다. 다만, 그 내용을 보면서 방향과 설명을 덧붙이거나 변형시켜서 답변하는 경우도 있었는데 지금 와서 생각해보니 되도록 우리 방역요원들의 답변대로 했어야 한다는 후회가 남는다. 일관성 유지, 해당 요원들 노력과 경험, 하다못해 모르면 모른다고 하고 또 내부에 논의가 필요하면 정리해서 직후에 답변을 드리겠다고 했어야 하는데, 모르는 것을 모른다고 하기가 싫어서인지 고집을 부린 것 같다. 물론 브리핑 준비에 최선을 다해야 하고 열성적으로 임해야 하며 따라서 모르는 것이 없어야 하지만, 좀 더 신중하고 진실되며 모르는 것을 모른다고 대답하는 자세도 일단 필요하다는 생각이다.

—— 코로나19 덕에 국회의 법안, 기재부의 예산 처리에 도움을 받다

코로나 기간 중 감사한 것은, 예산을 위해서 기재부를 방문했을 때 그리고 법안 때문에 국회를 방문했을 때 모든 상대방이 적극적으로 지원해 주고 격려해 주었다는 점이다. 너무나 감사하다. 2021년에 윤석열 정부 들어 기재부 2차관이 된 최상대 당시 기재부 예산실장을 방문해서, 국립보건연구원 예산 증액을 부탁하니 들어주었다. 심지어 이 바쁜데 왜 여기까지 왔느냐고 얘기하기에 너무 감사해서 감격할 지경이었다. 기재부 어디를 가도 격려와 인지, 그리고 예산 지원을 약속해 주어 너무나 감사했다. 국회도 마찬가지이다. 감염병예방법 개정을 통해서 질병관리청, 즉 국립보건연구원이 연구개발을 주관하는 기관으로 성장하는 근거 조문을 만드는 데 국민의 힘, 민주당 의원들이 직접 만남에 응해주었고 법률안 발의와 진행에 너무나 큰 도움을 주었다. 당시 격려해준 모든 의원실 의원들께 깊이 감사할 뿐이다. 특히 신현영 민주당 의원, 강기윤, 백종헌 국민의 힘 의원에게 큰 은혜를 받았다. 신현영 의원은 의사이자 전문가로서 백신을 확보할 때 나중에 물량 낭비에 따른 문책 가능성까지 염두에 두고서 법령으로 이를 방지하는 구상을 하는 등 사실상 코로나19에 대응하는 모든 입법 과정에서 탁월한 능력과 지도력, 전문성, 그리고 세심한 고려를 보여주었다. 이뿐이 아니다. 과기부, 산자부, 특허청 등 회의에 참석한 고위 간부들, 국가과학기술자문회의 부의장으로서 감염병 분과에서 적극 지원하고 도와준 포항공대 염한웅 교수에게 깊이 감사한다. 국립보건연구원 김성순 공공백신개발센터장의 읍소에 호응해준 염 교수는, 이제는 학교로 복귀하였지만 코로나19 연구 개발에 내내 관심과 지원을 아끼지 않았다. 과기부 용홍택 차관도 집요하게 매달리는 부탁과 협조 요청에 항상 밝은 미소와 태도로 대해주어 깊은 인상과 함께 고마운 마음뿐이다. 구제역 사태 당시 살처분 폐기물 처리에 일을 하면서 얼굴을 익힌 김대기 비서실장(구제역 당시에는 청와대 경제수석)이 대통령 국립보건연구원 방문 시, 승강기 안에서 반갑게 인사를 받아주어 너무나 감사한 마음이다. 기록을 하다 보니 감사한 사람들이 너무 많아 내 자신이 복받은 인생임을 조물주에게 다시 한번 감사하게 된다.

—— 기술 개발 관련해서 만났던
제약계 CEO들

코로나19 업무를 하면서 많은 CEO들을 만났다. 특히 기억에 남는 사람은, 최창원 SK바이오 부회장, 임종윤 한미약품 사장 두 사람이었다. 최 부회장은 단독으로 몇 차례 만났는데 그 깊이와 침착함, 독서에서 나오는 내공을 느꼈다. 부드럽고 온화한 분위기에 책이나 각종 정보를 통해서 습득한 내용을 바탕으로 미래를 준비하는 모습이 지금도 머리에 남아있다. 임종윤 사장은 초기에 직접 사무실로 찾아와서 수행한 회사 측 전문가들과 함께 자유롭게 토론했는데 마치 대학교수 같은 지적인 분위기에 상상의 나래를 펴는 자유로움 그리고 맑은 인성을 인식했다. 역시 아무나 CEO가 될 운명은 아닌가 보다 생각했다. 한편으로는 매우 부러웠다. 이들처럼 기업에서, 치열한 현장에서 미래를 준비하는 일도 얼마나 준비하고 노력해야 할까? 그 책임감은 또 얼마나 클 것인가? 부도나지 않는 기업, 즉 정부에서 일하는 것과는 완전히 다를 것이다. 그들이 그런 치열하고 위험한 곳에서 경험을 할 수 있다는 점이 부러웠다.

—— 북한은 코로나19를 어떻게 겪었을까?

북한 내 코로나 발생에 대해서는 공식적 자료로 확인하기는 어렵지만, 노동신문 기사를 통해서도 그리고 란셋 저널에서도 확인했듯 대략 2022년 4월에 첫 환자가 발견되어 그해 6월까지 유행이 지속되었고 대략 최소한 477만 명 이상 코로나19 환자가 발생한 것으로 추정된다. 란셋 저널에서 과학 전문기자인 탈하 버키(Talha Buzki)는 과거 2007년에 북한이 홍역에 대해서 3일 만에 1천만 명에 대한 접종을 완료한 실적을 예로 들면서 코로나 유행에 대한 대응으로 수 주 만에 그 정도 규모의 접종을 완료한 것으로 보도하였다. 다만, 위중도와 중증도에 대해서는 외신 보도에 따르면 고작 발열 환자 중 74명, 코로나 확진자 중에는 1명 사망자가 나왔다고 하는데 신뢰하기는 어렵다. 어떻든 우한 균주가 아닌, 위중도가 낮은 오미크론 변이였기에 사망률은 매우 낮았겠지만, 전체 발생 규모에 비해서 그리고 알려진 대로 취약한 보건의료체계에 비해서는 매우 낮은, 아니 거의 피해가 없는 것으로 기록되어있다.

사실 코로나19 초기에는 개인적으로 코로나19를 통해서 북한의 체제가 붕괴될 것으로 예상하였다. 우리도 그랬듯이 세계 각국이 코로나 대응에서 정부가 기울인 노력과 성과에 따라서 극명하게 평가받고 정치적으로도 반응했기 때문에, 코로나19로 북한이 여지없이 크게 당하고 무너질지도 모른다고 생각했었다. 그런데 그렇지 않은 오늘날 북한의 모습을 보면서 여전히 예측력 부족에 부끄럽다. 과거 북한을 여러 차례 방문했고 WHO 파견 근무를 통해서 북한 실체와 현실을 잘 안다고 자부했지만 그렇지 못한 결과에 씁쓸하다. 2002년 신분을 위장하고 북한을 방문하여 모종의 제안을 하는 임무를 수행한 바 있고 제네바 WHO 파견 근무 시절에도 북한 대사관과 접촉하는 등 경험이 있는데 북한 보건 체계가 만만하지 않음을 알고 있긴 했지만 이번 코로나19를 경험하면서 감염병으로 체제가 무너질지 모른다는 생각을 한 나 자신이 좀 우습기도 하고 세상을 너무 만만하게 본 것 같았다.

—— 대통령직 인수위 보고 자리에서
정치 방역했다는 소리를 듣다

2022년 5월 어느 날, 대통령직 인수위원회에 대한 질병관리청 보고에 참석했다. 주관은 당시 질병관리청 차장이었고 저자는 국립보건연구원장으로 같이 자리했었다. 그런데 자리에 앉자마자 보고회에 참여한 사람으로부터 면전에서 "과학방역을 했어야 하는데 정치 방역을 했다"는 발언을 들었다. 사실 위드 코로나 당시 일상 회복을 위해서 21년 11월부터 거리두기를 완화할 때 일부에서 대선을 앞두고 과학방역이 아니라 정치 방역을 한다는 공격과 지적이 있었다. 저자의 입장에서 너무도 긴 기간 동안 힘들게 일한 마당에 그런 소리를 면전에서 들으니 서운함과 아쉬움이 넘쳐났다. 물론 비판은 자연스럽다. 저자는 메르스 유행 이후, 삼청동에 위치한 감사원에 직접 20차례 이상 방문[2]하여 조사받을 정도로 시달렸다. 그런 쓰라린 기억이 있기에 그러한 지적은 당연하다 할 수 있었다. 그러나 수많은 고민과 주저함 속에서, 모든 나쁜 결과에 책임지겠다는 자세로 일했던 스스로에 대해서는 순간 자괴심이 들기도 하였다. 그러면서도 내 신체와 정신 건강을 생각하여 빨리 그 기억을 털어버리고 싶었다. 당시 저자는 앞장서서 코로나19 대응이 정치가 아니라 과학방역이었다는 것을 설명했었다. 그나저나 그러한 방역에 대한 설왕설래보다는, 평가와 반성 작업에 참여하고 또 기여하기를 원했었다. 그러나 2023년 퇴임으로 그런 기회는 놓쳤으며, 결국 이 책을 통해서 일부 반성과 평가에 대한 의견을 내놓게 된 것이다. 2024년 영국 HSA(Health Security Agency)[3]의 수장이 연세대 보건대학원을 방문했었다. 영국은 2022년 11

---

2   총 26차례 방문하여 조사를 받은 걸로 기억한다. 여기에는 대질조사 1회가 포함되어 있다.

3   영국에서 우리의 질병관리청과 같은 기구이다. 수장은 2024년 4월 현재 제니 해리스(Jenny Harris) 박사이다.

월에 이미 백서와 같은 형태로 만든, 코로나19 대응 검토 보고서를 통해서 코로나 대응에 대해서 반성하고 개선 방향을 발표하여 공개한 바 있다고 하였다. 찾아보면 그 형식이 재미있는데, 앞으로 방역 업무를 담당할 자들에게 남기는 권고 사항의 형태로 이 보고서를 작성하였다. 우리도 뉴 노멀을 향해서 더 큰 시각으로 반성하고 개선하는 노력을 계속 기울여야 할 것이다.

—— 국산 백신 개발 성공 행사의
주도권 관련 에피소드

당시 메모를 읽어보니 그때 상황이 기억난다. 2022년 6월 언젠가 국산 백신 개발 성공을 축하하는 행사가 있었는데 참석 대상에서 굳이 국립보건연구원장을 제외하는 일이 벌어졌다. 국산 백신 개발 당시, 국립보건연구원 공공백신개발센터 직원들이 항체가(antibody level)[4] 검사를 위해서 안전실험실에서 수 주간 열심히 검사하고 측정하는 데 성실히 임하여 지원했었다. 사실 공공백신센터 건립조차도 최선을 다해서 앞당기는 데 그렇게 노력했었는데[5] 막상 성공하자 그 자리에 초대는커녕 참석자 대상도 되지 못하였다는 점이 서운했고 아쉬웠다. 그 행사 자리에 국립보건연구원장이 참석하지 못하면, 원장인 내가 그동안 고생하고 수고한 그 직원들한테 뭐라고 할 것이며, 앞으로 유사한 일이 있을 때 직원들에게 몸 사리지 않고 일하라고 할 수 있겠는가? 의도적이었을지도 모르는 일이나, 진실은 알 길

4′ 항체가: 항체가 얼마나 많이 형성되었는지를 수치로 대변하는 총칭.

5 공공백신개발지원센터는 국립보건원 산하 센터로 2018년 12월에 공사가 시작되어 당초 2021년 중순경 완공 예정이었으나 코로나19 이후, 최대한 공기와 일정을 당겨서 2020년 10월에 완공하였다. 이는 생물안전3등급 실험실을 충분히 갖춤으로써 국내 백신 생산과 임상시험을 지원하기 위한 인프라 구축 차원의 노력이었다.

이 없다. 향후에 알고 보니 그 행사에 주도권 다툼, 즉 참석자들끼리 다툼까지 있었던 듯했다. 정말 슬픈 기억이다. 실패하거나 인기 없는 업무에는 누구도 가까이하지 않으려 하고 성과가 있는 업무에는 누구나 스스로가 기여하고 관련되었다고 생색내는 것은 인간 본성이리라. 지금은 당시 메모를 읽으면서 내가 그 정도로 격앙했었나 하고 그저 웃음만 나올 뿐이다. 다시 그때로 돌아간다면, 백신 개발 성공 행사에 원장으로서 초대 받지 못했다는 사실을 그동안 열심히 지원해 온 우리 국립보건연구원 간부와 직원들에게 밝히면서 그들의 불만을 달래고 동시에 원장인 내가 직원 전체를 위로하고 격려하면서 지나갔으면 되었을 것이다. 당시에 너무 예민했었다.

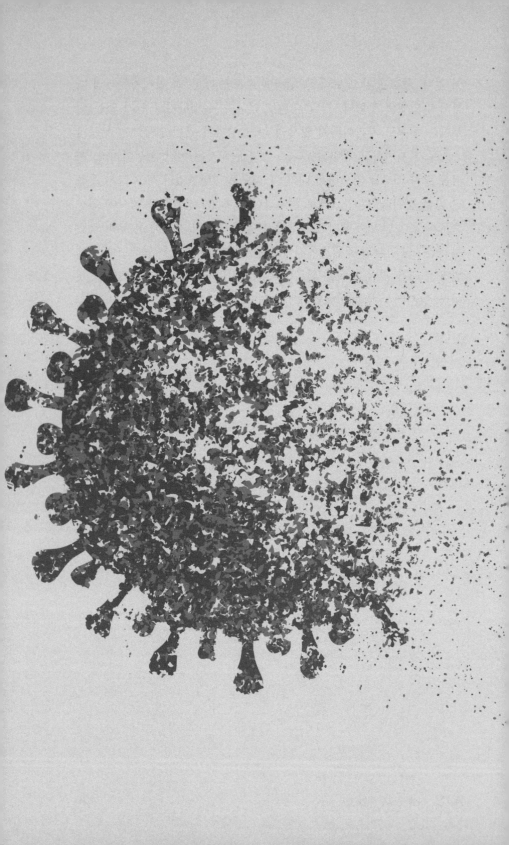

2부

감염병과의 전쟁 준비

보건복지부 내에서 방역 업무는 인기가 있는 업무는 아니었다. 이유는 여러 가지인데 첫째, 비상 근무 때문이다. 처음 사무관으로 방역과에서 근무할 때만 해도 일 년 중 5월 초부터 9월 말까지 꼭 하절기 전후로는 방역 비상 근무를 했었다. 이 시기에 저녁 늦게는 물론 주말과 공휴일에도 근무를 해야 했고, 당연히 휴가는 언감생심 생각도 못 했기에 인기가 있을 리 없었다. 둘째, 방역 분야에 비상 상황이 발생하면 그야말로 잘해야 본전이기 때문이다. 집단 환자가 발생하거나 신종 감염병이 등장하면 일은 일대로 열심히 해야 함은 물론 상황이 끝나도 감사원 감사나 국회 조사 등 각종 뒷마무리 업무가 이어지면서 비난의 대상이 되기 때문에 업무 성격상 고난도의 수난과 어려움이 지속되었다. 셋째, 방역 업무는 그 자체로 업무 난이도가 높았다. 의학적 지식과 경험 그리고 역학적 토대를 가지고 있어야 하고 나아가 소통과 관련해서도 능력이 되어야 했다. 이런 경력을 갖추려면 어느 정도 시간과 경험도 필요하기에 방역 업무에 발을 들여놓기가 쉽지 않을 수 있었다.

　　이제 코로나19를 경험하고 전문기관인 질병관리청이 생긴 마당에 더욱 방역 업무는 고도화되었지만 여전히 사람이 일을 하는 것은 마찬가지다. 중앙부터 일선 보건소까지 방역을 담당하는 사람들에게는 어느 정도의 보상, 유인책이 필요하다. 그리고 방역에 대한 경험과 훈련을 할 수 있는 기회가 반드시 주어져야 할 것이다. 군대에서 마치 특수부대원을 육성하듯 장기간 계획과 비전을 가지고 방역 요원을 길러내야 할 것이다. 그런 측면에서 본의 아니게 공직에 입문하여 처음부터 끝까지 주로 방역과 관련된 업무, 즉 감염병 관리 업무를 한 사람으로서 저자의 길을 보여줌으로써 후배들이 자신의 길을 열어 가는 데 조금이나마 참고가 되었으면 하는 마음에서 2부를 쓴다. 시간 순으로 공중보건의사 시절부터 연세대 보건대학원, 미시간 유학, WHO 파견, 그리고 중간중간 경험한 감염병 유행 중 큰 도전을 기록하였다.

제4장
감염병을 공부하다

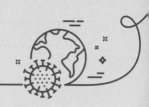

　　1990년부터 시작되는 연세대 보건대학원 시절을 얘기하자면, 공중보건의사 시절에 국립보건연구원으로 파견된 근무 이력 또한 언급해야 한다. 저자가 공직을 공식적으로 시작한 것은 보건사무관 발령이며 1992년이지만, 실제로는 그 이전인 1989년부터 공중보건의사로 국립보건원에서 근무하였다. 1989년 연세의대 졸업 후, 바로 공중보건의사로 발령받아 경기도에 배치되었으며 최초 훈련 기관인 안성의료원에서 임상 실습을 하고 용인군 보건소로 배치되었다. 배치 직후 용인군 군수가 전체 공중보건의사 신규 배치자를 중심으로 저녁 만찬 자리를 한 것으로 기억한다. 당시 저녁 자리에서 군수 결재 문서를 옆자리에서 흘깃 보던 중 서울특별시 불광동에 자리한 국립보건원에서 역학조사를 담당하는 공중보건의사를 선발한다는 공모 진행 내용 문서를 보게 되었다. 이튿날 출근해서 용인군 보건소장에게 이 자리에 응모하고 싶다고 얘기했다. 당시 용인군 보건소장은 본인이 과거 경기도청에서 공중보건의사 관리업무를 수행했기에 복지부에 잘 얘기할테니 응모해 보라 하였다. 그리하여 국립보건원에 찾아가 면접을 보게 되었다. 당시 이성우 원장(의사 공무원 대부)이, 응시자들을 대상으로 특정한 논문에 대해서 영어 번역을 시킨 후, 그 결과에 따라 선발되어 국립보건원 역학조사과에서 근무를 시작하였다. 아주의대 보건대학원장을 역임한 이윤환 조사관(연세의대 89년 졸업생으로 필자와 동기이다. 현재 아주의대 예방의학 교수) 그리고 당시 먼저 근무를 시작한 오명돈(후에 서울의대 감염내과 교수 역임) 선임 공보의와 같이 근무하게 되었다.

—— 국립보건연구원 역학조사관 시절

　　　　　　　　　　코로나19 당시, 국내에서 렘데시비르[1] 관련된 임상시험 연구가 진행되고 있음을 브리핑에서 발표한 적이 있다. 이는 서울의대 감염내과 교수인 오명돈 교수 주도로 미국 NIH 임상시험에 서울대병원이 참여한 것이었다. 이 연구를 주도한 오 교수와는 오랜 인연이 있다. 나는 89년 연세의대 졸업 후, 바로 군에 입대하여 용인군 보건소 근무에 이어서 공중보건의사로 처음 서울 불광동에 위치한 국립보건원으로 파견 근무를 하게 되었는데, 당시 먼저 근무 중이던 오명돈 교수(당시 선임 공중보건의사로 이미 서울대병원에서 감염내과 수련 후 전문의 취득하고 나서 역학조사과에 근무 중)를 만나게 되었다. 당시 역학에 대한 기본적 사항부터 감염내과, 국제보건 등 다양한 주제를 바탕으로 오 교수가 나와 이윤환 교수에게 정기적으로 강의와 설명을 해주었던 기억이 새롭다. 오명돈 교수는, 이후 서울의대 교수로 재직하면서도 국가적으로 다양한 감염병 유행, 구체적으로 사스, 메르스, 코로나19 등이 발생할 때마다 우리나라 방역 정책의 나침반이자 등대와 같은 역할을 해준 전문가다. 이론적 배경과 깊이를 토대로 각종 정부 위원회에서 앞장서서 방향을 주도하되 크고 바람직한 방향성만이 아니라 전문가로서 세부 내용까지 확인해 주었고 전문가들 사이에 토론하는 데 앞장선 진정한 전문가이자 학자이다. 어디서 무엇을 주도하던 오 교수가 하는 일에는 항상 굳은 신뢰를 가졌고 지금도 그렇다. 오 교수는 서울의대 재직 중 미국 보스턴(Boston)에 위치한 매사추세츠 종합병원(유명한 뉴잉글랜드 저널 오브 메디슨을 발간하는 기관이며 하버드 의대 수련병원이기도 하다)에서 임상 연구 과정을 거쳤는데 당시 나도 미국 미시간 보건대학원에 유

1　렘데시비르(remdesivir, GS-5734)는 광범위 항바이러스 뉴클레오타이드(아데노신) 유사체 전구약물로, 다양한 RNA 바이러스의 RNA 의존형 중합효소 억제제(RNA dependent RNA polymerase inhibitor)로서 작용한다. 시험관 내 실험에서 코로나19를 비롯한 다양한 RNA 바이러스에 강력한 항바이러스 효과를 보이는 것으로 알려졌다.

학하던 시기와 겹치기에 여름 방학을 이용해서 미시간 주 앤 아버란 도시에서 보스턴까지 편도 16시간을 자동차로 달려서 방문한 바 있다. 지금도 집사람과 얘기하는 그때 추억 하나가, 아침 일찍 오 교수 부부가 두 자녀에게 공부를 시키는 모습을 보고 충격받은 것이었다. 이른 새벽 시간에 부부가 일어나서 자녀와 같이 공부하는 모습이 너무 선명하다. 이후 오 교수도 저자가 거주하던 미시간 주 앤 아버에 들려서 우리 집에서 묵고 가기도 하는 등 인간적인 인연도 깊다. 만약 저자에게 보건의료 분야 혁신에 전권을 주면서 필수 의료를 살리는 대안을 제시하라면 이런 인물을 국립중앙의료원이나 서울대병원, 다른 국립대병원에 기관장으로 임용해서 해당 기관을 이끌게 하고 이를 전폭 지원할 것이다. 만일 중증외상환자 진료 개선을 원한다면 이국종 교수를 국립대 병원장으로 임용하는 것이 그런 예가 될 것이다. 의대 정원 증원 같은 멀고도 당장에 효과가 불분명한 정책, 게다가 의료체계가 반발하며 당장 망가지는 정책에 앞서서, 의료계 내에서 제대로 된 리더를 발굴해서 의과대학, 핵심 병원에 배치하여 일하게 하고 이를 전폭 지원한다면 필수 의료가 살아날 것이라고 생각한다. 저자는 그 정도로 오명돈 교수에 대해 굳은 믿음을 가지고 있다.

—— 첫 현장 역학조사, 1990년 광주 고등학교 집단 환자

공중보건의사로 처음 근무한 국립보건원에서 만난 분이 당시 의사 공무원 최고 선배인 이성우 원장이었다. 깔끔하고 단아한 복장, 깊은 눈매에서 단정함과 지적 분위기를 느꼈다. 공중보건의사 시절 감시체계 일환으로 감염병발생정보지를 발간하려 준비하면서 원장으로부터 반드시 주요 저널을 정기적으로 꼭 읽어보라는 얘기를 들었다. 저널만이 아니리 미국 질병관리청에서 발간하는, 주간 사망과 질병력 보고서(MMWR, Morbidity and Mortality of Weekly Report)

도 반드시 읽으라는 얘기를 들었다. 세대로 보건의료 행정을 하려면 근거와 지식에 충실해야 한다는 방향도 제시해 주었다. 당시 이미 이성우 원장에게 공중보건의사를 마치면 보건복지부에서 일하고 싶다고 얘기한 이후였다. 사실 1983년 아버지가 수술 후 퇴원했다가 복통으로 병원 응급실에서 운명한 후, 의대생 시절부터 진작 보건복지부로 인생 항로를 결심한 바 있었다. 국립보건원에서 역학조사관 역할을 수행하다가 1990년 당시 광주 어느 고등학교에서 집단 식중독이 발생하여 보건복지부 방역과장인 김문식, 그리고 국립보건원에서 오명돈과 저자 이렇게 세 명이 비행기로 현장에 내려가 역학조사를 실시하였다. 웬 지역 고등학교 식중독에 중앙 부처 과장이 현장까지 갔냐고 할지도 모르겠지만, 당시 언론에 크게 보도된데다 아마도 윗선에서 지시가 있었던 것으로 생각한다. 당시 현장에서 오명돈 교수 주도로 어설프지만 설문지를 작성해서 점심 급식 반찬 종류를 나열하고 유증상자와 무증상자를 나누어서 역학적으로 분석하던 기억이 난다. 결국 결론을 명확하게 내리지는 못했고 환자 가검물이나 음식물에서 병원체도 분리하지 못하였다. 그런데 이 사안을 이성우 원장에게 보고하자, 갑자기 MMWR에서 집단 히스테리 증후군(MHS, Mass Hysteria Syndrome)을 찾아보라고 하였다. 해당 광주 고등학교는 남자 고교이지만 주로 미국에서 여성 학교를 중심으로 나타나는 심리적 반발 또는 집단적 성격의 질병 유사 증상 사례를 기억한다고 하였다. 이를 듣고서 당시 참고 문헌의 하나로 MMWR에서 MHS를 찾았다. 그 후 광주 사례는, 유야무야 지나갔지만 이 일만은 지금까지도 뇌리에 명확하게 남아있다. 이런 경험 속에서 이성우 원장의 전문성과 노력을 기억하고 있다. 이성우 원장은 그 밖에도 1991년 콜레라 유행 당시, 과거 자신의 1969년 콜레라 경험을 얘기하면서 전북 군산에 가서 큰 하수구에서 나오는 물에 면봉을 찍어서 균 배양을 해보니 콜레라 균이 나오더라는 얘기를 들려주었다. 그리고 이를 계기로 당시 김종필 씨에게 보고한 얘기, 청와대 비서실장에게 보고한 얘기도 들려주었다. 당시 김종필 씨가 콜레라 퇴치 대책을 물어오길래, 우리나라 상수도 보급률이 100%가 되어야 하고 하수도 보급률도 50%는 넘어야 가능할 것이라고 했단다. 이 모든 발언과 경험들이 내게도 녹아있다.

—— 연세대 보건대학원 시절

1989년 여름부터 서울 불광동 소재 국립보건원에서 같이 근무하던 오명돈 교수로부터 역학에 대한 강의도 듣고 논의도 하는 등 매우 생산적인 일과를 보내고 있었다. 마침 모교인 연세의대가 바로 지척이었고 게다가 연세대 보건대학원장인 김일순 교수가 이성우 당시 국립보건원장 서울고 후배인 관계로 이모저모 인연이 되어 인사를 하러 연세대 보건대학원에 가게 되었다. 이때 김일순 원장이 나와 이윤환 교수에게 역학조사과에 근무하려면 역학을 제대로 공부해야 하고 따라서 지리적으로도 지척인데 야간 특수대학원 과정인 연세대 보건대학원에 입학해서 공부하라고 강권하였다. 나름 감사한 마음으로 이후 이성우 원장께 말씀드리니 허락해 주셨다. 기억으로는 서울의대를 나오신 이성우 원장은, 나에게 이왕 공직을 하려면 사립대보다는 국립대인 서울대 보건대학원을 다니는 게 어떠냐고 하셨다. 아무튼 모교인 연세대 보건대학원에 적을 두게 되었다. 다행히 입학시험에 합격한 것이다. 동시에 그 즈음 국립보건원 역학조사과의 영문 명칭이 Epidemiology and Surveillance라고 되어 있음을 알게 되었고 Surveillance라는 단어가 유독 눈에 들어왔다. 동시에 연세대학교 김일순 교수 저서인 『역학적 연구 방법』이라는 책(1986년 발간)에서 이를 감염병 발생 추세를 모니터링한다는 개념으로 '감시체계'라고 번역했음을 알게 되었고 감시체계 발전에 대해서 고민하게 되었다. 이때 항상 지적 자극을 해주는 선배이자 멘토로서 자문을 해 주었던 오명돈 교수가 미국 질병관리청(CDC, Centers for Disease Control and Prevention)에 연락해서 감시체계에 대한 자료를 받아 공부하고 이를 추진해 보라고 애기하기에, 그렇게 해 보기로 했다. 당장 미국 CDC에 당시로서 유일한 소통 방법인 영문 편지를, TOEFL 만점에 빛났던 이윤환 교수가 작성해 주어 이를 보내서 감시체계에 대한 문의를 하는 동시에 관련 자료를 요청하니 약 보름 후 미국에서 자료, 즉 지침을 보내주었다. 두꺼운 책자 덩어리였다. 자료에는 감시체계에 대한 개념과 운영, 그리고 감염병에 대한 신단 기준 등등 각종 자료가 들어있었다. 이를 보면서 우리도 본격적으로 감시체계를 가동할 필요가 있다는 것을 더욱 강하게 확신하게 되었다. 게다가 당시 전염병예방법(현재의 감염병예방및관리에관한법률)을 통해서 신고 대상 전염병에 대한 감시체계가 가동되지만 일단 자료 환류가 이루어지지 않는 상황임도 인지하게 되었다.

—— 빈약하지만
감시체계 가동에 시동을 걸다

먼저 국립보건원 수장인 이성우 원장에게 감시체계의 기본인 자료 환류를 위해 미국의 MMWR과 같은 형태인 가칭 '감염병발생정보지' 발간 계획을 보고드렸더니 흔쾌히 추진하도록 승인해 주었다. 당시 보건사회부에 근무하던 조병륜 보건국장(의사, 미시간 보건대학원 보건학 석사, 후에 국립보건원장, 을지대 총장, 아주대 보건대학원장 역임) 그리고 김문식 방역과장(의사, 하와이 보건대학원 보건학 석사, 나중에 질병관리본부장, 아주대 보건대학원장 역임)을 뵙는 자리에서도 미국 CDC의 MMWR과 같은 주간 질병과 사망보고서 발간 형태를 국내에서는 두 달 간격으로 일단 시작하겠다는 보고를 드리고 작업을 시작하였다. 처음 창간호를 만들면서 발간 취지와 감시체계에 대한 글을 당시 김일순 보건대학원장에게 부탁드려서 시작하게 되었는데, 원고료 한 푼 없이 이 일을 해준 김일순 교수께 감사할 뿐이다. 이후 계획대로 감염병발생정보지는 1990년 2월부터 두 달 간격으로 창간하게 되었고 연세대 보건대학원을 다니면서 석사 학위 논문 주제로 이 감시체계 분야를 선택하여 「우리나라 감염병 감시체계 개선방향」이라는 제목하에 감시체계의 전반적 이론, 배경 그리고 우리나라 현황, 향후 개선 방향에 대한 내용으로 논문을 진행하였다. 지도 교수인 채영문 교수는 향후 감시체계를 전산화하여 자동 수집, 집계되는 체계를 제시하였다. 이외에도 논문에서는 표본감시체계 개선 방안을 담았는데 이는 김문식 방역과장의 생각을 토대로 한 것이었다. 이후 1992년 5월 보건복지부[2]에 보건사무관으로 입사하여 일하면서 이러한 개선 방안의 내용을 실천하게 되었고 정보화 작업을 위한 연구도 개시했다. 이어 감염병예방법 개정안을 만들고 이 법안이 국회를 통과하자 결국 표본감시체계도 자리를 잡게 되었다. 실무적으로 각 감염병 별 진단 기준을 만들어서 감시체계 통일성을 구현하는 작업을 진행하였고 이후 1994년 일본뇌염 예방접종 부작용이 터지면서 감시 대상을 확장하여 백신 접종 부작용에 대해서도 신고 의무를 부과하는 등 연세대 보건대학원에서 고민하고 연구한 내용 그리고 공중보건의사 시절에 시도하고자 했던 일들을 비록 실무자이지만 착착 진행하였다. 그 당시 이렇게 일과 공부를 병행하면서 공직의 매력에 흠뻑 빠져들게 되었다. 아침마다 과천 청사에 출근하는 순간이 그렇게 즐겁고 뿌듯할 수 없었던, 그런 아름다운 시절이었다. 물론 날이 갈수록 공직의 쓴맛도 보게 되지만 말이다.

—— 감염병발생정보지 창간

감염병발생정보지는 국립보건연구원에서 감시체계 환류 작업의 일환으로 2달 간격으로 발간을 시작한 문건이며 전국 보건소와 보건기관 그리고 주요 단체, 기관 등에 배부한 문건이다. 최초로 1990년 2월에 발간을 시작하면서 발간사, 창간사를 통해서 취지와 배경 그리고 향후 업무에 대해서 기술하고 정리하였다. 오늘날에는 질병관리청의 주간 건강과 질병 보고서로 그 명맥이 계속 이어지고 있다.

---

2   당시에는 보건사회부로 불리었다.

| 감염병발생정보지 창간호 1990년 2월호이다. 처음에는 2달 간격으로 발간하였다.

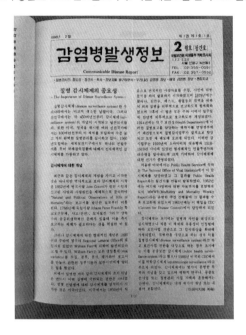

—— 연세대 보건대학원 석사 논문 개요
*제목: 우리나라 감염병 감시체계의 개선 방향

　　　　　　　　　　질병감시는 질병 발생 추세를 파악하여 정책 수립, 시행 그리고 평가에 활용하며 신속한 관리가 필요할 경우 즉각 대처하는 데 기본이 되는 체계이다. 감시체계는 감염병은 물론 모든 건강 요인을 그 대상으로 하는데 특히 감염병의 경우에는 발병 추세 변화가 빠르기 때문에 세계 각국이 각자의 상황에 맞는 감염병 감시체계를 운영하고 있으며 WHO에서도 이미 국제보건규칙을 통해서 이러한 감시체계 근거를 확보하고 시행하고 있다. 당시 석사 논문을 통해서 미국, 일본, 프랑스 등 선진 3국의 감시체계 운영 사례를 분석해 본 결과, 전수 신고체계 외에 표본자료를 통한 감시체계도 추가적으로 운용하고 있음을 알게 되었다. 이를 참고하여 기존 감시체계 외에 병원에서 미생물 검출정보, 그리고 표본감시체계 수립을 제안하였다. 표본감시체계란 표본인구 또는 병원 기록체계 장점을 포괄하면서 기존 감시체계의 대표성 부족 문제를 해결하고 동시에 일관성 유지를 위한 방안이었다. 이를 위해 당시 전염병예방법 개정 그리고 관리지침의 변경과 제도적 개선이 필요하며 추가로 향후 전산망을 구축할 것도 제안한 내용이 논문에 들어갔다. 향후 감시체계 운용에 전산망 네트워크를 구축하여 활용해야 한다는 내용도 있는데 앞서 얘기했듯이 이 논문의 내용대로 사무관이 된 후 착착 실무를 진행하게 되었다.

—— 1991년 콜레라 대규모 유행을 처음 경험했다

1991년 8월 13일 충남 서천에서 콜레라 발생을 확인하고 전국 방역 담당자들의 비상 근무가 시작되었다. 당초 공중보건의사로 불광동 소재 국립보건원에서 근무하다가 1991년 5월경 과천에 자리한 보건복지부 보건국에 신설된 질병관리과에 파견근무 중이었는데 갑자기 하루아침에 콜레라 비상 상황이 발생하자 바로 옆 방인 방역과로 근무처가 또 바뀌었다. 그때 갓 결혼한 지 한 달이 조금 넘은 상황에서 하루걸러 밤샘 근무로 형태가 바뀌었다. 충남 서천 콜레라 발생 현장에도 내려가 마침 콜레라 감염 경로 및 대책에 대한 용역을 맡게 된 연세대학교 예방의학 교실 팀 의과대학 4학년 학생들과도 같이 조사에도 참여하였다. 보건복지부에서 1991년 여름 콜레라 방역을 총괄한 조병륜 보건국장은 본인이 과장이었던 1980년에도 콜레라 방역 경험이 있었다며, 본인이 보건국장으로 또다시 콜레라를 담당할 줄은 몰랐다고 하면서도 당당하고 든든한 자세, 비상한 두뇌와 침착한 지도력으로 콜레라 방역을 이끌었다. 나는 그 밑에서 지시하는 일에 최선을 다했다. 당시 1991년 충남 서천에서 장례식을 치른 어느 상갓집에 다녀간 조문객 중 폭발적인 콜레라 환자가 발생하였다. 조사 결과, 상갓집 콜레라 발생 이전에 이미 서천 내 다른 지역에서도 설사를 주요 증상으로 하는 많은 환자 발생이 있었음을 알게 되었다. 결국 이후 이어진 병원체 조사와 문헌 고찰 등을 통해서 고온의 바닷물에 존재하는 플랑크톤에서 콜레라균 증식이 가능하고, 따라서 해외에서 유입된 콜레라균이 하수를 통해서 이들 해수 플랑크톤에서 증식 후, 다시 수산물 섭취를 통해 감염되어 서천에 콜레라로 인한 사망자가 발생하고, 바로 그 상갓집에서 장례를 치르면서 콜레라균에 오염된 음식물을 통해 2차 전파로 많은 환자가 발생한 것이라는 결과가 나왔다. 당시 용역연구를 총괄한 교수는 연세의대 예방의학 교실의 김한중 교수로 나중에 연세대 총장을 역임하였다. 당시 총 113명 환자가 발견되었고 이를 계기로 콜레라에 대응한다는 명목으로 보건복지부에 의사 공무원 특채 공고가 나가게 되었다. 이때 면접을 거쳐서 특채 5급 공무원으로 채용이 된 사람이 바로 나였다. 결국 1991년 콜레라가 공직의 문을 열어준 것이다.

── 미시간 보건대학원에서 석사 및 박사 취득

보건복지부에서 정규직 공무원인 보건사무관으로 근무하기 시작한 1992년 당시, 복지부에서는 영어 시험과 이력 경쟁을 통해 젊은 공무원 3명을 WHO 장학생으로 선발하여 해외 유학 기회를 주었다. 그 당시 우리나라는 선진국이 아니었기에 WHO로부터 지원을 받아 복지부 공직자를 유학시키는 프로그램이 있었다. 관례에 따라 대개 3명 중 1명은 의사 공무원을 포함한 보건직 공무원 중에서 선발하게 되는데, 해당 프로그램 중 한 자리가 감염병 역학을 공부하는 내용으로 결정되어 나에게 해외 유학의 길이 열렸다. 감염병 역학의 중요성을 고려한 조병륜 보건국장의 선택이 나에게 좋은 기회가 된 것이다. 역대 의사 공무원들 대부분은, 해외 유학을 통해서 주로 미국 유수의 보건대학원에서 공부하고 보건학 학위를 취득했다. 조병륜 국장이 미국 미시간 보건대학원에서 보건학 석사를 취득하였고, 후임인 이동모 국장은 미국 튤레인 보건대학원에서 박사 학위를, 김문식 국장은 하와이 보건대학원에서 석사를, 오대규 국장은 UCLA 보건대학원에서 석사를 각각 취득하였다. 저자는 1994년에 시작되는 WHO 프로그램으로 유학을 가게 되었는데, 그 과정에서 당시 WHO 서태평양 지역 사무처 한상태 처장(의사, 보건복지부에서 국장 역임, 미국 미네소타 보건대학원에서 보건학 석사)과 이후 WHO 사무총장을 역임한 이종욱 당시 WHO 서태평양지역사무처 감염병국장(의사, 미국 하와이 보건대학원에서 석사 취득)의 전폭적인 지원을 받았다. 그때 유학을 위해서는 영어 성적이 관건이었는데 업무를 하면서 TOEFL을 준비하여 간신히 합격선을 넘기고 다만 현지에서 입학 후 영어를 별도로 좀 더 공부한다는 조건부로 합격하여 미시간 보건대학원으로 유학을 결정하였다. 서상목 복지부 장관 시절, 이동모 보건국장이 서 장관에게 직접 나를 데리고 장관실로 들어가서 스탠포드 경제학 박사인 서장관의 직필 추천서를 받아주었던 기억이 새롭다. 이미 보건복지부 재직 중 이성우 국립보건원장과 김일순 보건대학원장(저자가 학생 시절에 연세의대 학장, 나중에 연세대 의무부총장 역임)의 배려와 격려로 연세대 보건대학원에서 채영문 교수 지도 아래 감염병 감시체계 개선을 주제로 석사 학위를 마친 바 있었는데, 미시간 보건대학원 석사 과정을 시작해 보니 연세대 보건대학원 과정이 워낙 뛰어나, 미시간 대학의 석사 과정이 그리 어렵지 않았다. 언어와 소통의 어려움에도 불구하고 연세대 보건대학원에서 공부한 경험으로 쉽게 헤쳐나갈 수 있었다.

전체 3학기로 구성된 보건학 석사 과정을 열심히, 부지런히 이수했다. 여름 방학 내내 수업을 보충하면서 석사를 진행하고 있었는데, 문득 미시간 보건대학원 역학 분과에서 이론 역학, 즉 모델링을 주요 분야로 연구하는 제임스 쿠프만(James Koopman) 교수(미시간대 출신으로 UCLA 의대를 졸업하고 소아과 전문의 취득 후 미국 CDC의 역학조사관으로 일한 경력을 가지고 있다. 지금은 은퇴 후 플로리다에 거주 중)가 저자에게 석사를 마치

자마자 바로 자기 밑에서 박사 학위를 하도록 제안하였다. 쿠프만 교수는, 평소 자신의 강의 중 저자가 던지는 각종 질문이나 관심에 적극적으로 반응해 주었다. 또한 한국 감염병 발생 상황에도 관심이 많았다. 그러면서 저자에게 박사 과정을 매우 강하게 권유했다. 그리하여 복지부에도 연락해서 유학 연장 허락을 받았고, 게다가 천운이 따랐는지 당시 김영삼 대통령의 세계화 선언 이후 공직자들의 유학이 장려되고 더구나 박사 학위 취득이 매우 권유되는 환경이 되어 본의 아니게 쉽게 유학을 연장할 수 있었다. 그리하여 미시간 대학에서 총 40개월, 3년 4개월 유학 기간을 가지게 되었고 결국 논문까지 통과하였다. 아마도 최단 기간이라고 자신하는데, 보건학 석사를 1년 4개월 만에, 학위 논문을 포함해서 보건학 박사를 2년 만에 완결하고 학위를 취득하였다. 미시간 대학원 박사가 되어 귀국하였는데 주변에서 잘 믿지 않는 분위기였음을 기억한다. 당시 박사 학위 논문 주제는 이론 역학, 즉 모델링 방법으로 항에이즈 치료제 투여로 인해서 설령 개별적으로는 위험 행위, 즉 무분별한 성접촉이 여전하더라도 약제에 의해서 배출되는 바이러스 양이 줄어들 경우 전체 유행이 통제된다는 것을 시뮬레이션으로 분석한 것이었다. 이러한 이론 역학 경험과 지식은 이후 각종 감염병 대응, 예를 들어서 사스, 메르스, 에볼라 그리고 특히 코로나19 유행당시 각종 용어를 통해서 활용하게 되었다. 전파 중심집단, 전파 연결고리 등 코로나 방역 당시 사용한 용어들은 바로 미시간 유학 시절 지도 교수에게 배우고 또 고민하면서 만들어 낸 말들이다. 특히 chain of transmission, 즉 전파 연결고리란 용어는 교수도 내 말에 매우 흡족해하면서 이후 계속 사용하게 되었다. 기초재생산지수란 개념도 유학 시절, 초기부터 쿠프만 교수가 알려주고 강조했던 개념이었다. 이들 용어와 개념을 코로나19를 맞아 이렇게 활용하게 될 줄은 미처 예상하지 못했다. 게다가 거리두기 정책의 근원인 영국 퍼거슨 교수 진용의 연구도 매우 낯익었다. 저자의 미시간 유학 시절, 영국 임페리얼 대학 소속 모델링 대가인 로이 앤더슨(Roy Anderson)[3] 교수가 마침 미시간 대학이 위치한 앤 아버를 방문하여 대면 특강을 들을 기회가 있었는데 그때 기억이 새롭고 또 묘한 인연을 생각하게 되었다.

　다만 아쉬운 점은, 귀국 후 박사 논문을 개별 논문화하여 여러 저널에 게재하자고 지도 교수와 굳게 약속하고 귀국했는데 이후 도저히 보건복지부 현업을 하면서는, 논문 작업을 진행하지 못했다. 두고두고 후회되는 일이다. 게다가 귀국 이전, 즉 박사 학위 마무리 시점에 미시간 보건대학원에서 모델링과 실험실 연구를 병행하는 자리가 공고되어 지도 교수인 쿠프만이 저자에게 미국 정착을 얘기해 고민을 했던 기억도 새롭다. 연봉도 8만 불로 기억하는데 조건이 매우 좋아서 개인적으로는 WHO 장학금, 즉 사실상 국비를 보존해 주고 미국에 남고 싶었다. 무엇보다도 교육과 연구 환경이 너무 좋았고 행복했기 때문이다. 사실 그 당시로 돌아간다면 그대로 미시간 보건대학원에서, 설령 평생 실험실 일을 한다 하더라도 남았을 것 같다. 그만큼 캠퍼스의 추억, 연구하고 공부하는 분위기, 다원화된 교수 사회, 쿠프만의 인간미, 게다가 미시간 풋볼 경기의 박진감까지 더해져서, 지금까지 미시간 앤 아버는 좋은 추억만 한가득 남겨둔 곳으로 남아있다.

── 감염병 유행에 대한 개념

　　　　　　　　미시간 보건대학원에서 역학 과정 석사 및 박사 과정을 공부하던 시절은 너무나 추억이 많았고 생산적인 시절이었음을 이미 얘기한 바 있다. 다만, 코로나19 유행 중에 실제로 왕성한 전파 중심집단, 즉 core group을 실제로 만나리라고는 상상하지 못했다. 지도 교수인 쿠프만 박사가 에이즈 연구에서 남성 동성연애자 집단을 에이즈 전파에서 대표적인 전파 중심집단으로 분류하였다. 이

3　『Infectious Diseases of Humans, Dynamics and Control』의 저자이자 이론 역학의 대가이다.

들을 통한 전파 양상이 전체 유행에 미치는 영향을 보여주었을 때 그야말로 감염병 유행의 다양성과 동력에 눈을 떴다. 이후 실제 업무 현장에서 코로나19 전파 중심집단을 확인한 것은 전혀 뜻밖이었다. 코로나19와 같은 호흡기 전파 감염병은 에이즈처럼 성적 접촉, 혈액으로 전파되는 감염병과는 비교가 안 될 정도로 기초재생산지수가 높다. 즉, 전파 효율이 크고 빠르다. 그리고 상대적으로 공기전파가 잘되는 환경에서 밀집된 생활을 하는 집단이 대표적인 전파 중심집단이다. 코로나19 유행 초기에 드러난 신천지 신도들이 대표적이다. 이어서 각종 실내 환경에서 밀집된 환경에서, 일상이 이루어지는 집단에 계속 유행이 발생하였다. 그러다가 서울 유흥지역을 중심으로 집단 환자 발생이 또 발견된 것이다. 이러한 집단적 유행은, 코로나 말기에 엠팍스(Mpox) 유행에서도 등장하였는데 묘하게도 이 엠팍스 유행에서도 에이즈처럼 남성 동성연애자 집단이 또 전파 중심집단이었다. 전파 경로가 공기, 호흡기이든 또는 성적 접촉이든 간에 실내 밀집된 환경에서 오랜 시간을 머무는 경우 발생이 증가하는 양상을 보여준다. 게다가 활발한 사회 활동, 즉 상대적으로 왕성한 활동을 보여주는 집단에서 이러한 전파가 일어난다. 코로나 이후 달라진 세상을 항상 강조했었는데, 그 의도는 코로나19 이후에 이러한 양상을 보이는 환경, 그리고 집단에 대해서 일상을 다르게 하는 대응을 할 필요가 있음을 강조하기 위함이었다. 당장에 일상생활, 즉 거주, 교육, 이동 등 일상을 구성하는 생활에서 각종 위험 요인들을 찾아서 제거하거나 개선하는 등 감염병을 예방하고 관리하는 노력을 해야 하는 상황이 되었다.

—— 이후에도 이어진 미시간과의 인연

코로나19가 한창일 때, 미국 FDA에서 코로나19 백신 도입 및 접종 대상 결정 등 중요한 사안을 논의하는 예방접종심의위원회 위원장이 아놀드 몬토(Arnold Monto) 박사였다. 그는 미시간 보건대학원 역학 분야 교수이며 저자의 지도 교수였던 제임스 쿠프만 교수 동료이자 선배이고 저자의 논문 심사위원 중 한 명이었다. 몬토 박사는 인플루엔자를 전공한 의사이자 역학자다. 그가 FDA 예방접종심사위원회 위원장으로 활약하는 모습을 유튜브를 통해서 보았고, 미국의 뉴스에서도 보았다. 그러면서 미국 FDA의 경우 모든 심의 회의나 논의를 생중계하고 또 유튜브에 올려서 지금도 누구나 볼 수 있도록 하고 있다는 것을 알게 되었다. 몬토 교수는 반가운 얼굴이었다. 사실 박사 학위 논문 방어, 즉 최종 심사 때 어떠했는지 기억은 가물가물하지만 몬토 박사는 흔쾌히 승인해준 것으로 기억한다. 시간이 지나서 2003년부터 3년간 WHO에 파견 근무한 제네바 어느 호텔에서 아주 우연히 몬토 박사를 재회하였다. WHO 자문회의에 참석 차 제네바에 온 것이었다. 반갑게 인사를 나눈 후, 그로부터 전날인가 호텔에 도착하여 체크인 도중에 자신의 노트북을 도둑맞았다는 얘기를 들은 기억이 있다. 그와도 그렇게 묘한 인연이 있다. FDA에서 몬토 박사가 주재하는 회의는 지금도 유튜브에 생생하게 남아있다. 그 코로나19 백신 회의는 비록 비대면 회의이지만 계속해서, 심지어 중간에 쉬는 시간까지 그대로 집어넣어 영상으로 공개했다. 그런 미국 정부의 자세가 부러웠다. 나 역시 우리 내부 회의에서 우리도 그렇게 하자고 했었다. 거듭 얘기하지만 미국 FDA 예를 보면서, 우리도 정부가 주관하거나 또는 국민들의 이해와 참여가 필요한 공공 영역의 사안을 다루는 경우, 전체 전문가 집단 내에서의 논의와 토론, 심지어 표결까지 공개하고 영상으로 남기는 노력이 필요하다고 생각했기 때문이다.

제5장
WHO, 이종욱 총장을 경험하다 [1]

    2003년 여름, 보건복지부 산하 국립보건원(당시 서울 불광동에 소재) 방역과장으로 사스 방역 실무를 총괄했다. 이후 2003년 가을, 해외 파견 근무 직위인 WHO본부 직위에 지원하여 치열한 내부 경쟁 끝에 선발되어 온 가족이 제네바로 향했다. 당시 故 이종욱 총장이 WHO 수장으로서 근무하던 기간과 겹치게 되면서, 2003년 9월부터 2006년 3월까지 제네바에 위치한 WHO 본부 결핵국에서 근무하였다. 결핵국은 WHO 조직 9개실 중 에이즈, 결핵, 말라리아실에 속해 있었다. 그리고 이종욱 총장은 총장이 되기 직전인 담당 국장이었다. 전체 80명 직원에 4개 과로 구성되어 있는데 결핵정책과(TB Strategy & Operation), 결핵감시과(TB Monitoring & Evaluation), 그리고 결핵관리과(TB HIV & Drug Resistance)이다. WHO 직원 업무를 간단히 규정한다면 조정(coordination)이라고 표현할 수 있다. WHO는 기구 내외 전문가, 자금을 제공하는 헌금기관 또는 개인, 회원국 간에 각종 보건 문제에 대한 해결, 자문 및 협조 등을 위해서 중심에 서서 조정하는 업무를 하는 곳이다. 그중에서도 실무 범위에서, 즉 결핵이라는 하나의 전염병에 대해서 보자면 가장 기본적이고 중추적인 업무는 바로 각종 지침을 제작하는 업무이다. 다시 말해 결핵을 관리하는 국가 정책을 어떠한 식으로 수립

---

1   158~177쪽까지의 글은, 2006년 당시 정리한 글이다. 이종욱 총장 시절 기록한 일기 형식의 글을 토대로 2007년에 『옳다고 생각하면 행동하라』라는 책을 출간하였는데 그 책의 토대가 된 글이며 다만, 여기 다시 게재한 글은 당시 책에 포함되어 활용되지는 않은 내용들이다.

하고 취약계층에 대해서 어떠한 관리체계를 구축해서 시행하는지 등등 실제 업무를 추진할 때 참고하는 것이 바로 이 지침인데, 이것을 제작하고 보완해서 일선 회원국들의 결핵 관리사업을 지원하는 것. 그것이 바로 WHO의 업무이다. 저자도 결핵국에 근무하면서 '항공 여행과 결핵'이라는 제목으로 된 지침을 하나 개정하는 작업을 주관해서 한 적이 있는데, 아무리 조정이라고 하지만 기본적으로 전문성은 필수로 갖추어야 한다. 무작정 흔히들 얘기하는 일반직, 즉 generalist가 할 수 있는 일은 아니다.

WHO는 기본적으로 전문가들에 의한 리더십을 발휘하는 기관이면서 전 세계 각 분야별 전문가 및 전문기관 힘을 모아서 인류 보건 발전을 위하여 업무를 추진하는 리더이자 지원자로서 기능을 발휘한다. 해당 분야에서 전문가로서 일정 자리를 차지하여야 함은 기본이다. 그렇지 아니할 경우에는 각 회원국의 호응과 지원을 기대할 수 없다. 리더는 앞자리에 서서 뒤에 사람들이 따라오게 하는 그 무엇인가를 가지고 있어야 한다. 국제기구라면 돈을 풍족히 가지고 있어서 각 회원국을 도울 수 있어야 할 것이다. 물론 직접 돈이 없더라도 돈이 모이도록 하는 것도 한 방법이 될 것이다. 그런데 문제는 머리 큰 회원국, 즉 선진국의 경우, 돈만 가지고는 이들을 끌고 갈 지도력을 발휘하기는 어렵다. 그보다 더 중요한 것은 비전과 실력이다. 실력은 두말할 나위없이 필요한 요소이다. 제네바 근무 당시 2004년 3월 개최된 조류독감에 대한 자문회의에서, 실장(ADG, Assistant Director General, 사무총장을 보좌하는 실장급 자리. 당시에는 사무총장 바로 아래 직위로 고위직이었다)으로 있었던 분이, 한 영국 출신 전문가에게 질문하고 그 전문가가 대답하는 모습을 기억하고 있다. 그 영국인 학자는 우선 실장에게 질문을 잘 알아듣지 못했다고 다시 질문해 달라고 하였다. 뉘앙스가 마치 실장의 영어 발음에 문제가 있어서 제대로 얘기해 달라는 투였다. 당황할 만한 상황인데 실장은 꿋꿋하게 다시 질문을 했고 그 영국 출신 전문가는 이제는 알아들었다는 표정을 지으며 당당하게 대답하였다. 우리 같으면 상대를 생각해서 예의를 차린 답변, 또는 신장에게 빈말이라도 좋은 표현을 먼저 하고 나서 답변하는 모습을 기대하지만 그런 것은 국제 사회에서는 상상할 수 없다. WHO의 말라리아 정책에 대한 비판이 연일 The Lancet 이라는 저널을 장식하는 모습을 보고, 또 결핵 회의에서도 각국의 대표나 심지어 각 지역사무소의 결핵 관리자들이 WHO본부 간부들에게 매우 공격적이고 비판적인 질문도 서슴치 않는 모습을 보면서, 실력 없이는 도저히 WHO에서 하루도 버티기 힘들겠다는 생각을 하게 되었다. 실력과 예산을 바닥에 깔고서 다음에 필요한 것은 비전이다. 미래에 인류 건강을 위해서는 어떠한 노력을 기울여야 할 것인가에 대해서 당당한 논리와 뜨거운 가슴에 근거한 비전이 있어야 한다. 이것은 기본적으로 보건 분야 전문가가 아니면 생각하기 어렵다. 결국 WHO는 업무적으로도 노력해야 하지만 본래의 실력이 출중해야 하고 거기에 미래에 대한 비전까지 갖추고 있어야 하는 것이다.

—— WHO, 세계보건기구

WHO는 헌장에 명기되어 있는 대로, 인류 최고 수준의 건강을 확보하는 것을 목적으로 설립된 국제연합 산하 전문기구 중 하나이다. 제네바에 위치한 본부와 전 세계를 6개 지역사무처로 구분하여 총 7곳에 사무실을 갖추고, 2003년 이종욱 총장 당시에는 본부에 총 3천여 명 전문 인력이 업무에 종사하고 있었으며 지역사무처를 포함하여 총 8천여 명 인력[2]이 관련된 활동에 참여하고 있었다.

기구 조직은 총회, 집행이사회 그리고 사무국으로 나누어지는데 매년 5월에 관례적으로 제네바에 위치한 국제연합 유럽 본부 회의장에서 개최되는 총회가 가장 중요하며 형식적으로는 최종 정책 결정 기

---

2   2022년 말에는, WHO 본부에 2,978명, 지역사무처를 포함하면 전체 8,900여 명이 일했다.

구이다. 이때 전 세계에서 194개 회원국[3] 대표단이 참석한다. 총회에서는 사무국의 수장인 사무총장도 최종 임명된다. 집행이사회는 연간 최소한 2차례 개최되며 사무총장 선출 및 주요 정책을 심의하고 의결하는데 각 지역사무처별로 비례적으로 회원국을 선출하되 회원국 당 임기는 3년이다. 사무총장 선출도 총회에서 집행이사회 추천을 비준하므로 사실상 최종 인선은 집행이사회에서 이루어진다고 보면 된다. 평상시 실제로 기구의 일을 수행하는 것은 사무국인데 사무국은 사무총장과 사무총장을 보좌하는 기술적·행정적 지원 인력으로 구성된다. 알기 쉽게 비유하자면 총회는 우리나라 국회에 해당되는데 특히 국회 본회의를 떠올릴 수 있으며, 집행이사회는 해당 상임이사회로 이해하면 될 것이다. 사무총장은 우리의 경우, 행정부의 수반인 대통령에 비유될 것이다. 실제로 국제연합기구 사무총장은 세계 각국의 국가원수급 인사들을 만나는 것을 볼 수 있다. 과거 이종욱 총장의 경우, 국제연합 산하 전문기구인 WHO 사무총장이란 직위가 국제연합 사무총장과 사무차장 사이에 위치하는 자리이기에 각국을 방문하는 경우에는 해당 국의 국가원수를 만났다. 예를 들어서 중국을 방문하는 경우에는 후진따오 국가주석을 만나고 스페인을 방문하면 국가원수인 국왕과 행정부 수반인 수상을 만나는 식이었다.

—— WHO 사무총장의 권한 및 위치

　　　　　　　　WHO 사무총장은 대외적으로 기구를 대표하며 기구의 인사권과 예산 편성권을 가지고 있다. 게다가 기구의 정책 방향도 형식적으로는 집행이사회, 총회를 거쳐서 결정되지만 이것은 형식상 얘기이고 실제로는 기구 안팎의 전문가들이 총장을 보좌해서 최종 정책으로 결정되는 것이기에 사실상 사무총장이 이를 요리한다. 인사권과 예산권, 그리고 감사권을 장악한 사무총장은 국회에

3　　2003년 이종욱 총장 당시에는 192개 회원국이었다.

해당하는 총회가 상설화되지 않은 상태에서는 국정감사에 해당하는 꽉 짜인 심사를 받는 일도 드물고 게다가 언론에 노출되는 경우도 적기 때문에 특정 국가원수보다도 더욱 막강한 힘을 휘두른다. 이 총장은 농담으로 국제기구 생활은 국회 국정감사가 없고 언론의 접촉도 뜸한 것이 으뜸이라고 말하곤 했다. 사무총장은 스스로 WHO의 위상과 존재를 좌우하는 만큼 막강한 권한, 그리고 역사에 무한 책임을 지는 중요한 자리다. 이종욱 총장의 경우, 국제기구 최초 한국인 수장으로서 업무적으로도 전 세계인들의 건강을 책임지는 WHO 사무총장이기에 앞으로도 날이 갈수록 그 위상과 권한이 더욱 커지는 것을 우리들은 지켜보게 될 것이라고 생각한다.[4] 일이 사람을 만들고 자리를 지키고 권한을 생성하듯 2003년 사스의 유행을 통해서 건강에 관련된 모든 문제들이, 이제 세계인들의 초미에 관심사가 되었다. 각종 생물테러 가능성에 대한 대비, 국경을 초월한 각종 전염병 유행, 담배 등 건강 위해 물질에 대한 시민 사상의 발달같이 WHO 앞날은 사실상 엄청난 도전과 동시에 주목을 받을 것으로 예상되는 시간들이 바로 코앞에 기다리고 있다. 그와 동시에 이곳 수장인 이종욱 총장은 사무총장이면서 동시에 한국인이라는 존재로서 앞으로 전 세계에 알게 모르게 한국인을 널리 소개하고 자랑스럽게 알리는 중요한 위치에 자리한 것이다. 다만 국제기구도 역시 회원국들의 눈치를 보아야 하고 특히 냉엄한 국제사회에서 기구 운영 예산에 기여가 많은 국가, 소위 큰손 국가에 대해서는 더욱 잘 보이고 잘 대해주어야 하는 것이 현실이다.

—— WHO에서는 사무총장도 끊임없이 노력해야 한다

제네바에 근무하면서 총회를 처음 치른 것은 2004년이다. 참, 표현이 잘못되었다. 총회를 치른 것은 WHO

---

4   2003~2006년 사이의 기록을 토대를 작성했다는 점을 다시 참고하기 바란다.

직원들이고 나는 대한민국 대표단을 지원하는 지원단 일원으로서 열심히 근무하였다. 잊지 못할 총회로 기록될 2004년에는 우선 이종욱 총장 취임 후 처음으로 연례 정기총회를 주재한 해이다. 또 초청 연사로 우리나라 전임 대통령인 김대중 대통령이 연설을 하였으며 당일 보건복지부 장관이 기조연설을 한날 동시에 한 날이다. 특히 김대중 대통령의 경우, 우리나라 말로 연설을 하고 영어로 동시 통역이 이루어졌기 때문에 본 회의장에서 한국말로 연설을 듣는 영광을 누렸다. 그뿐인가? 이종욱 총장은 복지부 김화중 장관 기조연설 후에 총장석에서 일어서서 한국말로 "감사합니다"라는 말을 하고 이 말이 마이크를 타고 본회의장에 울려 퍼졌다. 기분이 우쭐하고 뿌듯했다. 이종욱 총장 기조연설도 인상 깊었다. 내용이야 각자 평가가 다를 수 있지만 마지막 한 문장 전체를 이종욱 총장은 불어로 완벽하게 연설하였다. 나중에 들어보니 작년 총회 때, 총장 최종 선거 후, 취임사에서 앞으로 불어 공부를 더욱 열심히 노력해서 불어 연설 분량을 늘려가겠다고 공약을 했단다. 그런데 그 약속을 지키기 위해서 얼마나 노력을 했기에 한 문장 전체를 불어로 연설할 수 있었는지 정말 감탄하였다.

총장이란 자리는 항상 긴장하고 기구 내 모든 상황을 꿰뚫고 있어야 한다. 그 얘기는 결국 전 세계 모든 건강 문제를 항상 고민하고 머리에 최신 정보와 나름의 정책 판단을 간직하고 있어야 한다는 의미가 될 것이다. 거기에 웬 출장은 그리도 많은지 총장은 노상 출장 중이다. 사무실에서 만나기가 몹시 힘들다. 전 세계 각국을 몹시도 자주 돌아다녀야 한다. 2003년 당시 나는 젊은 나이[5]에도 시차를 넘나드는 출장을 다녀오면 도착일에는, 몹시 피곤해서 쉬었다. 그런데 이종욱 총장은 출장에서 스위스로 귀국하여 도착한 날에도 집에서 간단히 샤워하고 다시 사무실에 나왔다. 그러한 상황에서도 매일매일 조금씩은 불어 공부를 했다는 얘기이다. 언젠가 이종욱 총장으로부터 "퇴근 후에 집에 가면 무슨 일이 있어도 불어 신문을 들고서 읽는데 이때 불어 사전을 가지고

---

5 당시 저자 나이 약관 38세.

최소한 한 문장 이상은 완벽하게 이해하고, 또 외우고 난 후에 잠자리에 든다"는 얘기를 들었다. 언젠가 점심시간이었다. WHO에서 이종욱 총장은 구내식당에서 대개 점심을 혼자서 먹었다. 우리나라 경우, 기구나 기관 장에게는 점심은 물론 저녁까지 약속이 이어지는 것이 당연지사이다. 그런데 WHO는 다르다. 식사는 각자 비용과 시간으로 해결한다. 그러니 총장도 점심시간에는 줄을 서서 뷔페식 식당에서 음식을 구입하고, 식당에 다른 모든 직원들과 마찬가지로 빈 자리를 찾아 앉아서 식사를 해결한다. 어느 날 점심시간에 식사를 마치고 나오다가, 이종욱 총장이 식사를 하면서 신문을 읽고 있는 것이 아닌가? 방해가 될까 봐 옆으로 조용히 지나가면서 흘깃 보니 일어로 된 일본 신문이었다. 언젠가 한번은, 이종욱 총장이 정색을 하고 나에게 말한 적이 있다. 항상 공부하고 최신 저널을 읽기를 게을리하지 말라는 당부였다. 본인이 그렇게 하기에 할 수 있는 얘기였다.

　　이종욱 총장이 결핵국장을 하다가 WHO 사무총장에 입후보할 무렵, 우리 나라에서는 WHO에 80명이 넘는 국장 중 한 명에 불과한 이종욱 국장이 나중에 총장이 되는 것에 극히 회의적이었다. 그러나 실제로 제네바에 가서 보니 WHO 내에서 이종욱 총장이 거쳐간 국장 자리는 다 그가 재직 시 한 단계 이상 발전하였고 기구 내에서 내로라 하는 자리들이었다. 이종욱 총장 당선 당시 국장으로 근무한 결핵국의 경우, 인적 구성이나 수준은 세계 최고 수준이었다. 예를 들어, 당시 이종욱 총장 후임으로 결핵국장이 된 마리오 박사는 이탈리아 국적이지만 미국 하버드 의대 출신으로 의학 교과서인 해리슨 저서 결핵 분야 저자였다. 그는 이종욱 총장 밑에서 선임 과장을 오래 했었다. 결국 유명한 의학 교과서에 해당 분야를 기술하는 정도의 전문가가 되어야만 WHO에서 그 분야 국장을 하는 것이다. 그러면서 매년 유명 저널에 논문을 게재한다. 우리나라로 치면 복지부 과장 출신인 필자가 해당 국제 저명한 학회지에 매년 논문을 쓰면서 의학 교과서 중 해당 분야를 책임지고 내용을 만든다고 보면 된다. 물론 직접 본인이 기술한다는 것을 전제로 한다.

WHO에서는 우리나라 여느 조직처럼 아랫사람들이 예우로 윗사람을 대신해서 글을 써주거나 하는 경우는 절대로 없다. 그러한 환경에서 본인이 직접 논문을 쓰는 것이니 대단한 노력이라는 것을 알 수 있을 것이다. 뼈를 깎는 노력 없이는 절대 국제기구에서 생존할 수 없다. 생존하더라도 크게 되려면 그야말로 피나는 노력이 필요하다. 나는 말과 행동으로 이종욱 총장에게서 이러한 모습을 듣고 배웠다. 아무나 성공하지 않지만 우리는 성공 뒤의 모습만 기억하지 그 과정은 생각하지 못한다. 오히려 성공이 아니라 생존을 위해서도 끊임없는 노력과 성실한 자세가 필요하다. WHO에서 자리를 잡는 것은 더더구나 힘들다. 계속되는 치열한 경쟁을, 기본 소양을 갖추고서도 이어지는 건전한 조직 생활과 진지한 노력으로 매일 시험을 본다는 자세로 노력하여야 한다.

—— 정글에서 살아남은 이종욱

역시 WHO도 하나의 작은 세상이다. 그곳에 인간 세상에서 나타나는 모든 것들이 담겨 있을 것이다. 조직의 위계 질서, 업무에 있어서 목표를 향해 열정적으로 매진하는 전문가들, 힘들게 업무를 달성하면서 보람과 긍지를 갖는 많은 직원들이 여기에 있다. 다른 한편으로는 역시 조직이다 보니 그럭저럭 굴러가는 사람들도 있는 것이 사실이다. 그러나 그 정도는 내가 경험한 한국 공무원 문화에 비교하더라도, WHO도 우리만큼이나 대충해서는 생존하기가 어려운 것이 사실이었다. 일반적으로 행정직 또는 비서직으로 표현할 수 있는 G staff(General staff)의 경우, 필자가 오자마자 분위기가 금새 싹 바뀌었다. 이종욱 총장 취임 후, 전체 직원들에 대한 감원, 그리고 본부에서 많은 직원들을 지역사무처로 이동시키는 정책이 실시되면서 모든 직원들이 긴장하고 일에 매달리는 모습을 보여 주었다. 그 전에는 거들먹거리는 것이 보이던 일부 직원들 얼굴에도 긴장이 서렸다. 전문직인 P staff(Professional staff)는 정말 수단 방법 가리지 않고 생존 경쟁에 매달린다. 일례로 임신 말기에 출산 휴가를 들어가는 직원들이 남아있는 직원들에게 보이는 정성에는 눈이 부실 정도로 감동하면서도 한편으로는 애처롭기까지 했다. 일일이 업무를 쉬기 전에 전 직원들에게 메일로 인사를 하는 것은 물론 자신의 부재 기간 중 업무를 대신할 직원에 대한 견제도 상당하다. 출근 마지막 자리에서 꼭 복귀할 것이라는 얘기를 시너 번이나 한다. 물론 평소에도 자신의 이해관계나 업무 영역에 대해서 끔찍하게 챙기는 것은 기본이지만 말이다. 신참 직원이 이곳에서 생존하려면 초반에는 고생이 심할 것이다. 역시 한정된 인력 중에서 WHO, 그중에서도 제네바에 자리한 본부에 오는 것이기에 인맥에 엮어지지 않은 사람은 충원되기도 어렵지만 충원된다고 해도 언어에서부터 각종 지능적인 견제도 있다. 국제기구에서는 영이가 기본이지만 이곳 제네바에 자리 잡은 WHO의 경우, 불어도 영어만큼 일상적으로 사용된다. 많은 사람들이 불어로 농담을 할 때에 그 말을 몰라서 멍청히 쓴 웃음을 짓는 순간에는 나도 조금은 비참한 기분이 들었다. WHO는 아니지만 어느 국제기구에 근무하는 한국 분에게 처음 국제기구에 임용되어서 업무를 시작하는데 주위 직원들이 일부러인지 영어가 아닌 불어로 대화를 하는 바람에 내용을 알아듣지 못하여 애를 먹었다는 얘기를 들었다. 그런 일들이 다반사로 일어날 것이다. 국장의 국적, 국장과의 친소 관계에 따라서 직원들이 일부 영향을 받는 것도 부인할 수 없는 사실이다. 그러나 가장 중요한 것은 일단 각자의 실력이다. 그것은 기본으로 갖추어야만 생존에 기본 조건이 된다. 내가 보기에 여기에 더해서 중요한 것은 강인하고 거친 생활 태도이다. 회의 시간에는 웬만하면 질문도 하고 따지듯이 논쟁도 벌여야 한다. 자신의 업무에 대해서 타인이 얘기를 시작하면 반드시 강하게, 태도아니 내용적으로 확실하게 자신의 얘기를 던져 놓아야 한다. 조용히 겸손을 떠는 것은 그대로 집으로 가야하는 운명이 될 것이다. 생존을 위해서는 강하게 항상 나서야 하는 것이 국제 기구에서의 현실이다. 내가 보기에 국장이나 과장급 관리자들은 일단 직원들이 불만을 터뜨리면 굉장히 조심스럽게 변한다. 내가 일했던 결핵국 경우에만 해당하는지는 모르겠지만, 불만을 터뜨리는 직원이야 사실 평소 자신의 업무에 자신을 가지는 직원들이기에 워낙 조심스럽게 설득하고 얘기를 듣고 문제점을 고쳐주려는 자세이다. 이렇듯 국제기구에서 생존하기 위해서 항상 나서되 불만이나 불합리한 점은 바로 상관에게 공격적으로 얘기하여야 한다는 것을 개인적으로 충고한다.

── 금연 의지가 확고했던 이종욱

WHO에 와서 놀란 일 중 하나가 직원들 가운데 흡연자가 의외로 많다는 사실이다. 가끔은 정원에서도 담배를 피우고 버젓이 야외 카페에서도 담배를 피우는 직원들이 많다. 주차장이나 출입문 바깥에서 담배를 입에 물고 커피를 뽑아서 들고 있는 직원들은 부지기수로 많으며, 꽁초도 많이 떨어져 있는 것을 볼 수 있다. 이곳에서 전부 4명의 비서와 일을 했는데 첫 번째 스코틀랜드 출신 비서는 소위 골초였다. 비만한 몸집에 성격은 쾌활하고 밝았지만 자리에 없는 경우에는 항상 건물 옆 화물 출입구 문앞에서 담배를 물고 있다고 생각하고 찾아보면 영락없이 만날 수 있었다. 줄담배인 셈이다. 담배는 매년 전 세계에서 약 490만 명의 사망자에 관련된 건강에 최대 위험이 되는 요인이다. 그러한 담배를, 전 세계인의 건강을 책임진다는 WHO 직원이 피우고 있다는 사실이 어리둥절하지만, 유럽에는 워낙 흡연 인구가 많고 흡연에 관대한 이곳의 문화가 크게 영향을 준 것이 아닌가 생각된다. 그러나 그렇다고 해도 담배는 건강의 최대의 적인데, 거기에 맞서서 일선에서 싸우고 있는 곳에서 담배를 많이 피운다는 것은 분명히 문제가 있다.

당초 WHO 총회에서 금연과 관련된 국제 담배 규제 활동이 제안된 것은 일본인으로서 서태평양 지역사무처장을 거쳐서 총장까지 된 나카지마 총장 시절인 1995년이었다. 당시 제48차 연례 WHO 총회에서 이러한 활동의 필요성이 제기되고 1996년 총회에서 정식으로 결의안이 채택되었는데 '회원국들이 사무총장으로 하여금 WHO가 주도적으로 담배규제협약(FCTC, Framework Convention on Tobacco Control)을 마련하도록 하는' 내용이다. 후임 사무총장이면서 이종욱 총장 바로 전임 사무총장인, 전 노르웨이 수상 출신 브룬트란트 박사가 사무총장에 취임하면서 본격적인 FCTC 준비 작업이 시작되었다. 브룬트란트가 총장으로서 치른 마지막 총회인 2003년 제56차 총회에서 전체 회원국들이 만장일치로 담배 규제 협약에 동의하였고 이종욱 총장이 사무총장에 취임하면서 회원국들로 하여금 조속한 시일 내에 동 협약을 비준하도록 독려하고 결국 2005년 2월 27일 40번째 비준국이 채워져서 효력을 발휘하게 된 것이다. 협약의 주요 내용은 담배로 인한 건강 피해를 없애기 위해서 담배에 대한 광고 및 판매와 관련된 각종 활동을 규제하는 것이었다. 이종욱 총장은 WHO 구내에서 흡연자와 마주치면 바로 그 자리에서 담배는 지정된 장소에서 피우도록 따끔하게 경고한다. 참고로 WHO에서 흡연이 허용된 장소는 한 군데로 본관과 부속건물들을 연결하는 지하통로에 붙어있다. 그 외에는 전체 금연인 셈인데, 어찌된 일인지 이미 언급한 대로 곳곳에서 흡연하는 모습들을 볼 수 있었던 것이 WHO의 현실이었다. 총장에게 혼나는 직원들이 늘어나고 어느 날은 같은 한국 파견자 중 흡연자가 무심코 야외 카페에서 담배에 불을 붙이다가 옆자리 직원이 "바로 어제 이곳에서 DG(이곳 직원들은 총장을 이렇게 부른다. Director General의 앞 글자를 따서 DG라고 하면 사무총장을 의미한다)가 담배 피우는 직원을 혼낸 적이 있다"는 경고까지 듣게 되었다. 이 총장은 흡연자 채용을 아예 금지하고 직원들에게 흡연 구역을 없애겠다는 선언을 하면서, 흡연자들은 아예 담배를 끊으라는 지시를 내렸다. 그것도 근무 시간 외에도 피우지 말라는 지시였는데 이 부분이 직원들의 고용 불안과 맞물려서 물밑에서 큰 반발을 불러일으키게 되었다. 필자와 같은 방에 있던 살라라는 직원이 말하기를, 자신은 물론 흡연자가 아니지만 밤에 퇴근한 이후에, 즉 일과시간이 아닌 상황에서도 담배를 피우지 말라는 것은 심한 것 아니냐고 필자에게 얼굴을 붉히면서 대들 듯이 항의하였다. 유럽 문화에서는 타인의 사적인 삶에 간섭하면 상당한 반발을 불러일으키는데, 직원들은 금연과 관련된 이종욱 총장의 지시를 사생활 간섭과 통제로 받아들인 것이다. 직원 노조 주동으로 1시간 짜리 파업에 이어서, 금연 관련 조치도 내부 직원들에게 큰 반발을 불러일으킨 사안이 되고 말았다. 그러나 누가 뭐라고 해도 건강을 책임지는 이곳에서 버젓이 담배를 피우는 행위에 대해서 따끔하고도 결연한 지시를 내린 이 총장의 지시는 정당하고 당당한 것이었다. 내외의 적극적인 지지가 잇달았지만 내가 보기에 멀리있는 백 명의 친구보다는 가까이 있는 한 명의 이웃이 긴요할 때가 있듯이 가까운 수족 같은 직원들 마음이 이 총장에게서 멀어진 것은 분명했다. 이런 것들이 2005년 말과 2006년 초를 거치면서 이종욱 총장에게 큰 스트레스를 준 것은 틀림없다. 이 총장이 미국 부시 대통령을 만나러 워싱턴으로 출국하기 전에, 나는 다른 일로 총장 부속실을 방문했다가 엘리베이터를 타고 내려가려던 순간이었다. 총장실 바깥 건너편 창가에서 서 있던 이 총장을 만날 수 있었다. "여기서 뭐해?" 예의 장난기 있는 목소리를 듣고서 어떻게든 이 총장의 기운을 북돋아 주려고 "건방진 직원들이 파업을 하고 그러지요? 총장님의 금연 지시에 대해서 반항을 하는데 기운 내시고 대다수 직원들은 총장님 편이니 미국 편하게 잘 다녀 오십시오"라고 인사를 드렸다. 그런데 이 총장은 냉소적인 표정을 지으며 "사람들 겉으로 하는 말을 어떻게 믿나, 이 사람아. 자네 앞이니까 나를 지지한다고 하지 돌아서면 그만이야" 하고 얘기했던 기억이 난다.

—— 이종욱 총장, 평생 북한에 큰 관심

하루는 직속 상관인 마리오 국장이 나를 찾더니 한국 대사관에 가 보지 않겠느냐고 뜬금없이 질문을 하였다. 국경일에 초대를 받았는데 전에 이종욱 총장이 결핵국장 시절에는 반드시 참석을 하였지만 본인은 다른 선약이 있으므로 나에게 가라는 것이었다. 한국말로 얘기하는데 얼마나 편안하겠느냐는 농담과 함께. 나는 자주 만나는 주 제네바 대표부 분들을 꼭 만나야 하나 하는 생각에도 불구하고 상관의 얘기이니 무조건 가겠다고 대답하였다. 초청장을 건네주면서 마리오 국장은 대사관이 어디에 있는지 아느냐고 물어보았다. 어라? 바로 WHO 본부 바로 옆에 있는 한국 대표부 위치를 묻다니. 순간 이상한 예감에 초청장을 자세히 보니 대한민국이 아니라 북한 대표부 초청장이었다. 잠시 긴장되는 것이 한편으로는 걱정도 앞섰다. 한국 국적인 필자를 북한 대표부에서 받아들일까 하는 생각이었던 것이다. 하지만 현재 필자의 신분은 엄연히 WHO 직원 신분이기에 전혀 문제될 것은 없지 않겠느냐는 생각도 했다. 더구나 결핵국에서 북한 관련해서 업무를 수행하고 있었기에 더더욱 떳떳한 상황이었다. 마리오 국장은 결핵국에서 Global Fund[6]를 통해서 힘들게 주선한 대북 결핵 지원 프로그램이 미국의 반대 또는 무대 뒤의 조정으로 무산되면서 북한 측과의 접촉을 나에게 맡겨놓은 상태였다. 물론 한국 정부로부터 북한에 대한 결핵 지원을 얻어내려는 기대도 가지고 있었다. 그 당시 나는 통일부에서 진행되던 WHO를 통한 대북 보건의료지원사업에 어떻게든 결핵이 포함되도록 백방으로 노력하였기에 북한 대표부 직원과도 협의를 하던 상황이었지만, 결국 무산되었다. 지금도 나는 단순히 모자보건 영역이 아니라는 이유로 북한도 원하는 결핵 지원을 거절한 당시 통일부 행동을 이해하지 못하고 있다. 도대체 도움이 필요한 사람이 구체적으로 도와달라고 하는데도 이를 안 된다고 하다니. 결핵 약품이나 진단 장비 등이 군사용으로 전용될 리도 없으니 이해가 안 되는 결과였다. 치료약이 없다는 것은 결국 쌀이 없어서 굶어 죽는 것과 같은 것인데 그러한 현실 앞에서 모자보건 지원이 우선이기에 결핵은 안 된다니!

---

6 국제기구의 하나로 에이즈, 결핵, 말라리아 3가지 감염병 관리를 지원하기 위해 설립되었으며 본부는 WHO와 마찬가지로 제네바에 위치한다.

나는 2005년 가을에 두 번 북한 대표부를 방문하였다. 북한 대표부는 제네바 레만호 맞은 편 언덕 위에 넓은 장소에 자리하고 있었다. 내부에 본관과 부속 건물이 있었고 입구에서 북한 대사와 악수도 나누었다. 두 번째 방문에서는 이종욱 총장도 자리를 같이 하였다. 이 총장은 여러 사람들과 어울려서 술도 즐기고 음식을 맛있게 먹으면서 즐거운 시간을 보냈다. 나의 경우는, 대 북한 결핵지원 때문에 관계자와 얘기를 나누면서도 전망이 밝지 않았기에 그렇게 흥이 나지는 않았다. 북한 대표부에서 준비한 음식은 정갈한 한식에 잡채, 떡 등이 맛있었으며 이 총장은 술을 좀 마시고 평소 그렇듯 알코올로 벌겋게 상기된 얼굴이었던 기억이 난다. 북한 대표부가 바로 레만 호숫가에 있기에 위치가 좋아서 나오면서 호수를 바라보던 기억도 새롭다. 이 총장은 결핵국에 근무하면서 대 북한 결핵 지원에 열성적이고 적극적으로 임했다. 총장이 되어서 결핵국을 떠났지만 모든 직원들이 이 총장이 대 북한 결핵 지원에 관심이 크다는 것을 익히 알기에 북한에 대해서만은 아주 특별하게 대하곤 했고 반드시 나에게 확인하고 진행하였다. 이 총장는 항상 "결핵균 앞에서 무슨 공산주의고 민주주의가 있느냐?"하는 단순한 언급을 하곤 했는데 물론 이러한 대 북한 지원이 과거 그의 사무총장 선거에서도 역할을 한 것이 사실이다. 북한은 결핵 다발생국의 하나인데 GDF(Global Drug Facility)[7]를 통해서 3년간 약 3백만 불 이상 지원이 이루어졌다. 이를 통해서 북한 결핵 관리는 큰 성과를 보았고 WHO에서 평가한 결핵 프로그램에 의하면 북한은 약제와 장비가 문제이지 관리 요원들의 자세와 능력은 상당하다는 평가를 받곤 하였다. 참고로 이 총장의 총장 선출 당시, 북한은 투표권을 가진 상임이사국의 하나였고 당연히 이종욱 총장을 지지한 것으로 알려져 있으니 서로가 좋은 관계였다.

---

[7] WHO 산하 결핵지원기구로 결핵 약품을 다량 구매하면서 저가 구입을 통해서 각 국가별로 저예산에 많은 약제를 공급하는 순기능을 발휘하였다.

—— 코로나19 유행 당시 WHO총장이 이종욱이었다면[8]

　　　　　　　　　　　　코로나19 유행 시기에 항상 과거 이종욱 총장 시절이 떠올랐다. 만약 지금 이 순간 총장이 이종욱이었다면 하는 생각이 아쉬움과 절실함 속에서 머리를 맴돌았다. 이종욱 총장이었다면 아마도 2020년 1월, 아니 그 이전에 2019년 겨울에, 중국 언론 보도에 사스라는 말이 나올 때부터 바로 비상 대응을 시작하고 모든 간부와 직원들을 동원해서 총력전을 펴고 당장에 중국에 대해서는 여행금지 등 강경책을 시행했으리라고 확신한다. 그는 2003년 사스를 겪었고 중국을 잘 알며 동시에 당찬 기세를 가지고 있었기에 빅 5(국제연합 영구 상임이사국 5개 국가를 지칭) 중 하나인 중국에 대해서도 거침없는 요구를 당당하게 했을 것을 알기 때문이다. 물론 WHO에도 고통과 애환이 있다. 근무 중 순직하는 동료를 직접 겪어보니 WHO에서 근무한다는 것이 얼마나 힘들고 위험한지 상황이 충분히 이해가 되었지만 여하튼 회원국들, 현장 사람들이 원하는 기능을 충분히, 선제적으로 수행했는지는 또 다른 문제라고 생각한다. 지난 코로나19 기간 중 WHO 대응, 특히 초기 대응에는 실망을 많이 했다. 아마도 다시 한번 이종욱과 같은 사람이 총장으로 나와야 할 것이다. 지금처럼 대륙별로 돌아가는 총장 선임이 아니라 적합한 인물이 있으면 출신 대륙과 상관없이 임명될 수 있어야 할 것이다. WHO 운영 체계도 전면 개편해야 하리라 생각한다. 이종욱 총장 시절에 설립되어 지금도 운용되고 있는 상황실, 즉 SHOC, 전략긴급상황센터가 제 기능을 하면서 진정한 글로벌 방역 컨트롤 타워가 되려면 말이다.

---

8 172~177쪽의 WHO에 대한 글은, 이번 코로나19 유행 당시에 메모로 작성한 글에서 시작된 내용이다.

—— 코로나19 초기, WHO에서 방한하다

　　　　　　　　　　우리나라에 많은 코로나19 환자가 발생하자 WHO에서 역학조사 전문가 두 명이 내한하여 미팅을 가졌다. 이들이 방한하게 된 목적은, 향후 장기적인 코로나19 유행에 대비하여 발생 상황을 분석하고 역학적 해석을 통해서 전파 양상, 중증화율, 치명률, 전파 특성 등을 파악하기 위한 것이었다. 우리나라는 신천지 집단 발생 때문에 당시로서는 전 세계에서 가장 많은 환자가 발생했고 게다가 신도 중 고령층도 많았기에 중증 입원 환자도 많이 발생하였다. 따라서 전체적으로 신종감염병인 코로나19에 대한 역학적 특징 외에 임상적인 특성까지 파악이 가능한 상황이 된 것이다. 국립중앙의료원에서 이 두 명 WHO 본부 소속 전문가들을 만나 대화를 하면서 한편으로는 자괴감도 느꼈고 다른 한편으로는 이 와중에 역학조사나 임상 자료를 구하기가 얼마나 어려운지를 생각하면서 방역체계 정비 필요성도 절감했다. 자괴감을 느낀 이유는 바로 5년 전인 2015년 메르스가 우리나라에 크게 발생하여 병원 내 감염 형태로 유행하자 WHO 본부에서 우리나라에 조사단을 파견하겠다고 해서 매우 어색해했던 기억이 떠올랐던 것이다. 이종욱 총장 당시, WHO가 조사나가는 것은 주로 후진국이나 개도국, 자체 조사나 관리 능력이 없는 나라들에 대한 지원을 위한 활동이라는 얘기를 들었던 기억이 나기에 더더욱 어색하고 자괴감이 들었던 것이다.

　　초기 미상의 신종감염병이 발생하면 당연히 WHO는 국제보건규칙2005에 따라서 회원국, 즉 개별 국가로부터 신고를 받아야 하고, 개별 국가들은 자국 내에서 발생한 상황을 24시간 내에 WHO에 알려야 할 의무가 있다. 이런 체계로 상황을 공유해야만 감염병으로 인한 전파를 최소화하고 대응을 할 시간을 벌고 신속하게 관리할 수 있는 것이다. 우리나라도 코로나19 집단 발생에 대한 자료를 빨리 수집하고 제공하여야 한다는 당위성을 이해하지만, 결국 그런 유행의 혼란 와중에 자료를 모은다는 것이 얼마나 힘든 일일지를 알기에 괴로웠던 것이다. 자료를 모으려면 결국 일선 직원들이 힘든 법이기 때문이다. 감염병의 폭발적인 유행 와중에 이런 일까지 해야 하는 직원들이 당시에 몹시도 안쓰러웠다.

—— 마스크 착용 정책에 대한 반성과 일화 소개

2020년 4월, WHO에서 초창기 마스크 지침을 변경하고 실내외에서 마스크 착용을 적극 권고하였다. 당시 큰 자괴감을 느꼈다. 브리핑을 하면서, 동시에 방역대책본부에서 일하면서, 마스크에 대해서 앵무새처럼 아니 추종자처럼 WHO나 미국 등 선진국만 바라본 것은 아닌지, 왜 우리 나름 논리로 당당하게 마스크 착용을 강력하게 권고하지 못했는지 두고두고 후회로 남는다. 코로나19 초기에 전파 양상이 근접 거리, 즉 1m 이내로 얘기되면서 마스크 착용에 대해서 불필요하다는 의견이 외국, 특히 미국 의무감(Surgeon General)[9], WHO를 중심으로 설파되었다. 이를 그대로 국내에 브리핑을 통해서 전파하였는데 이것이 가장 뼈아픈 후회 거리가 되었다. 기억으로는 코로나19 발생 100일을 맞아 질문을 받고 가장 기억나는 점에 대해서 마스크 브리핑을 제대로 못한 점을 고백하고 사과하였다. 순수한 마음에서 진실된 마음으로 행한 브리핑이었다. 결국 이는 카피형 방역, 즉 베끼기 방역의 문제이다. 문제가 발생하면 어떠한 새로운 감염병이 등장하거나 발견되었을 때, 우리 스스로 지침을 만들고 방역정책을 결정하는 능력을 통해서 나름의 방향과 안내를 해야하는데 그런 능력

---

9 Surgeon General, 미국 보건인적자원부 차관보급 공무원 직위로 건강과 보건에 대한 방향과 정책을 설파하는 자리이다. 과거 해군병원에서 태동한 보건기관의 자취로 남아있는 직위이며 상징성이 매우 크다. 유명한 금연 정책의 출발도 1964년 이 의무감 보고서에서 시작되었다.

도, 의지도 부족했었다. 우리나라가 첫 번째 발생 국가가 아니기 때문에, 그리고 첫 발생 지역으로 파악된 우한 지역을 중심으로 이미 WHO가 구성한 전문가팀에서 역학조사와 분석을 통해서 대응을 하고 지침이 나왔기에 벌어진 일이었다. 아무튼 그렇더라도 우리는, 우리 스스로 노력과 분석을 통해서 해당 신종감염병에 대한 이론을 적립하고 이를 바탕으로 전문가를 모아서 자체 방역 정책을 추진해야 했다. 아니 그런 시도라도 함으로써 진정한 방역 능력을 배양했어야 했다. 그런 필요성과 의지는 이미 2003년 사스 유행 당시부터 방역 당국 내에서 깨닫고 있었고 이를 위해서 각종 감염병, 생물테러, 심지어 공중 보건위기 대응에 대한 지침을 만들어놓고 있었다. 그러나 막상 상황이 터지고 전 세계적인 유행 와중이 되니, 역시 WHO나 미국 등 선진국 동향과 그네들 방향을 따라가기 바쁜 신세가 되었다. 이런 점이 여전히 아쉽고 또 자존심이 상했다. 마스크 정책을 이런 예로서 언급할 수 있다. 우리 자체 방역 능력, 즉 구체적으로는 역학조사와 이를 분석하는 능력, 모델링을 통한 이론역학 연구 및 분석 능력, 실험실 조사와 연구를 통해서 바이러스 전파와 분포에 대해서 알아보려는 능력 등의 부족이 합해진 현실이다. 이러한 능력을 확보하려면 꾸준히 그리고 많은 투자와 노력이 필요하다. 의과대학과 보건대학원을 중심으로 바이오 분야 연구 기반에 대한 지속적이면서 명확한 방향성을 가진 지원과 투자가 필수이다. 이를 통해서 속칭 자주 방역 달성이 가능할 것이다. 앞으로 유사한 상황이 생기면 되도록 우리 스스로 연구하고 논의한 내용을 바탕으로 우리 국민들에게 권고할 수 있었으면 좋겠다. 그것이 진정한 자주 방역 국가 아니겠는가? 자주 방역이란 바로 이런 것을 말한다. 백신과 치료제 등 물질적 수단의 확보는 물론, 각종 정책적 방향과 지침조차도 우리 스스로 만들고 이를 토대로 방역을 하면서 국민들에게 권고하는 것. 그것이 미래에 그려보는 대한민국의 모습이다.

—— WHO가 강조한
위기 시 소통의 원칙

WHO는 위기를 맞이했을 때 의사소통에 대해서 매우 강조하였다. 먼저 의사소통에 대해서 정의를 내리면 주로 미국 국가연구위원회(National Research Council) 정의를 인용했는데 의사소통이란 '개인, 집단 그리고 기관 간에 정보와 의견의 상호 교류 작용'이라고 강조하였다. 즉, 일방적인 교류가 아니라 위기와 관련된 모든 파트너들이 상호 작용하고 교환하고 교류하는 활발한 과정이라고 강조한 것이다. 이러한 의사소통에는 5가지 원칙이 있다고 하였다. 그 것은 첫째, 신뢰(Trust). 둘째, 신속한 공표(Announcing early). 셋째, 투명 성(Transparency). 넷째, 대중을 이해하고 반응하는 것(Know and respond to the publlic). 마지막 다섯 번째는 계획성(Planning)이다. 소통은 방역에서 매우 중요한 요소이다. 과거 동물인플루엔자가 동남아에서 가금류를 중심으로 유행했을 때, WHO에서는 흔히들 가금류 농장이나 소유주의 피해를 막기 위해서 정부에서 대표적으로 닭고기 음식을 섭취하는 캠페인을 통해 가금류의 안전성과 소비를 진작하는 홍보를 대표적인 실패작이라고 지적한다. 그러면서 도리어 당시 라오스 수상이 닭고기 요리를 직접하는 모습이 가장 전형적이고 모범적인 소통의 방법이라고 보여준다. 물론 각국 정부에서 각기 다르게 소통을 시도하였지만 어떻든 WHO에서는 소통에서 가장 중요한 것을 공감과 이해라고 강조한 것이다. 소통의 각 원칙을 간략히 살펴보면 우선 첫째, 신뢰란 먼저 위기가 발생했을 때 과도하게 안심시키려 하지 말고 진퇴양난의 상황을 맞았을 경우 이를 인정하라는 것이다. 그리고 실수와 부족에 대해서도 인정하고 즉시 사과하라는 것이다. 이때 의견의 다양성을 인정하는 자세도 물론 강조한다. 둘째, 빨리 공표하는 것은 위기를 맞은 방역 당국의 신뢰를 위해서도 중요하지만, 초기에 과잉 반응도 감내하고 발생한 위기를 빨리 알리라는 것이다. 이때 가장 최악의 경우를 염두에 두고 대비해야 하며 위기에 대해서 사람들에게 방역 당국이 무엇을 기대하는지도 얘기하라고 한다. 그리고 무엇보다도 불확실성을 인정하는 점이 중요하다. 셋째, 투명성은 인간적인 면을 그대로 보여주라는 것으로, 고민을 공유하고 실수와 부족에 대해서 사과하고 앞으로 정책이나 향후 변화에 대해서 명백하게 얘기하라는 것이다. 인간미를 있는 그대로 보여주라는 언급도 있다. 넷째, 대중을 이해하고 반응한다는 것은 사람들의 감정을 있는 그대로 받아들이라는 것이다. 대중의 두려움이나 오해에 대해서 비웃지 말아야 하며 심지어 두려움이나 다른 감정들도 인정하라는 것이다. 그리고 사람들에게 물어보고 그들의 믿음이나 태도를 변화시키려 하기 전에 일단 인정하고 공감하라는 것이 주요 내용이다. 사람들에게 여러 행동이나 태도의 선택지를 제안하고 그중에서 취사하여 행동하도록 하라는 것이다. 마지막 다섯 번째, 계획성은 소통을 담당하는 책임자는 모든 방역 단계에서 참여해야 하고 방역 전략들이 직관적인지 반직관적인지 구분하여 절대로 직관적인 전략을 구사하지 않도록 하라는 것이다. 항상 공감하고 인정하면서 방역 정책을 집행하되 직관이 아니라 근거와 객관적인 합리성에 맞추어서 정책이 시행되어야 한다는 것이다. 결국 소통은 대중에 대한 교육이나 일방적인 소통이 아니라 공감하고 의견을 듣고 제시하고 선택하게 한다는 것이 WHO가 강조한 위기를 맞았을 때 소통하는 원칙이다.

제6장

사스, 신종플루, 메르스와의 만남

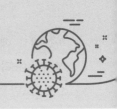

 2003년 사스는 코로나19 전초전

—— 신형 인플루엔자를 대비하다가
　　사스를 만나다

　　　　　　　　　　　　사스는 처음에는 괴질로 불렸다. 국립보건원 방역과장 시절에 사스를 마주쳤다. 당시 방역과장은 감염병 대응을 총괄하는 자리였다. 국립보건원장으로 재직 중이던 의사 공무원 선배이자 출신 학교 선배인 김문식 원장이 어느 날 신형 인플루엔자 유행에 대비하도록 지시하였다. 미국 CDC에서 준비한 관련 문건을 보여주며 계획을 구체적으로 수립하라고 하였다. 2002년 늦은 겨울이었다. 다음 해인 2003년 3월 12일, WHO는 사스 발생을 알리며 동시에 전 세계에 위기 경보를 발령하였다. 이후 7월 31일에 위기 상황이 종료될 때까지 전 세계에서 총 8,450건 사스 환자가 발생하여 이 중 850명이 사망하였다. 후에 파악된 것이지만, 최초 발생은 2002년 11월에 중국 광동성 포산에서 비정형 폐렴 등장이 최초인 것으로 추정되었다. 그러다가 2003년 광조우에서 대규모로 발생하여 국제적으로도 주목을 받자, WHO는 처음에는 AI(동물인플루엔자) H5N1 발생을 의심하였다. 당시 2003년 2월 21일에 홍콩 M호텔에서 집단 전파가 일어났고 이어서 전 세계로도 확산되었다. 당시 M호텔에서는 강력전파자

(superspreader)[1]가 등장하여 중간에 폭발적인 확산의 주인공으로 언급되었다. 당시 WHO 요원으로 태국 WHO 사무소에서 근무하던 의사인 어바니(Carlo Urbani)가 환자 조사 및 진료 도중 사스에 감염되어 방콕병원에서 사망하였다. 특기할 것은 당시 홍콩의 아모이 가든(Amoy garden)이라는 집단 주택에서 공기전파로 의심되는 대량 발생 사례가 나타났다는 점이다. 조사 결과, 사스 바이러스가 바람을 타고 총 4동의 건물로 구성된 아모이 가든에서 맞은 편 동까지 전파된 것으로 보였다. 어쩌면 세월이 흘러 2020년 코로나19에서도 결국 공기전파가 확인되었지만, 사스도 비말전파가 아니라 상황에 따라서는 공기전파가 가능할 수도 있었음을 이미 우리에게 보여준 것이 아닌가 생각되었다. 홍콩 M 호텔에서 전파된 사례를 보면 중국 광동성 출신 65세 의사가 여행 중 그 호텔 투숙객 13명에게 전파하였는데 모두 대면하여 접촉한 적은 없었다. 이 또한 전파 효율이 무척 높은 공기전파 가능성을 시사하거나 또는 엘리베이터 버튼이나 손잡이 등 물건 매개전파 가능성을 보여주었다. 또한 이 의사를 진료하던 병원에서 7명 의료진이 감염되었다. 호텔 투숙객들이 귀국하여 각자 나라로 돌아가서 거기에서도 각각 전파가 이루어졌다.

당시 국가별로 사스에 대해서 다양한 대응이 이루어졌는데 주로 환자 격리, 검역, 이동 차단, 의료진에 대한 보호가 주를 이루었다. 나라별로 보면 중국은 별도 격리시설을 확보하였고 대만이 최초로 비행기 좌석 전후 3열 대상으로 확진자 발생 시, 동행자를 추적하여 이들에 대한 격리 조치가 이루어졌다. 그리고 각국이 발열 측정기를 도입하여 공항이나 공공시설에서 활용하였다. 사스는 야생동물 시장에서 시작되어 전파된 것으로 추정되며, 이때 교훈을 얻지 못하여 사후 조치가 부족해 결국 2019년에 다시 사스2, 즉 코로나19를 맞이하게 된 것이다.

---

1   superspreader: 감염자 중 대규모의 2차 감염자를 만드는, 즉 대규모 전파를 유도하는 감염자를 말한다. 대체로 병원체 배출이 이례적으로 많은 반면에 증상은 위중하지 않아 입원 대신에 활동을 함으로써 전파시키는 경우가 대부분이다.

── 우리나라의 사스 대응

우리나라는 상대적으로 조기에 대응 체계를 구축하고 국립보건원을 중심으로 방역에 진력하였다. 당시 기억나는 가장 중요한 사항은, 김문식 국립보건원장이 방역을 하면서 항상 미국 CDC 지침과 대응을 참고토록 했던 일이다. WHO에 대해서는 그다지 신뢰를 높이 가지지 않았다. 당시 김문식 원장이 본인 과거 경험담을 얘기하면서 WHO는 조정자적 성격이 강하고 미국 CDC는 실제로 과업을 수행하고 연구도 진행하는 기관이라고 강조한 말이 뇌리에 남아있다. 그 말이 옳았다. 이후 2003년에 실제로 WHO 본부 결핵국에 가서 일해보니 역할의 핵심은 coordination, 즉 조정과 취합이었다. 그때 취합히는 대상 전문가들 중 아무래도 미국 CDC 소속 전문가들이 가장 많았다. 결국 미국 CDC 역할이 가장 컸다. 그런 CDC, 즉 질병관리청을 우리나라 전문가들과 복지부 내부 의사 공무원들은 지속적으로 가지기를 원했었다. 사스 대응 당시 아직 질병관리본부 출범 이전이었기에, 우리나라에서는 국립보건원이 나서서 전문가 의견을 수집하고 병원체를 검사 및 분리하며 역학조사를 실시하는 등 방역을 주도하였다. 사스 방역 과정에서 국립보건원 내부에서 기탄없는 토론과 논의가 있었다. 이는 당시 김문식 원장 의지가 워낙 강했기 때문이다. 어느 날 사스 바이러스 분리 검출 실험을 담당하는 과에서 사스 진단 결과 PCR, 즉 분자적 진단에서 무수한 양성자 결과가 나왔다. 이에 김문식 원장 이하 관련된 간부들이 모여서 회의를 하는데 원장은 단호하게 실험실 질 관리에 대해서 점검하고 재검사하도록 지시하면서, 역학적으로는 도저히 결과를 받아들일 수 없다고 하였다. 담당과에서는 난리가 났다. 심지어 담당 과장이 원장 면전에서 항의하며 울었던 것으로 기억한다. 그러나 최종적으로 재검 결과 음성이 나왔다. 당시 원장은 그냥 넘어갔다. 그 후 원장은 나에게 역학적 판단 그것이 리더로서 가장 중요하다고 말해주었다. 실험실 결과나 임상적 의견도 중요하지만 많은 사례를 통해서 입증되고 제시되는 역학적 추정이 가장 중요하다는 것이다. 이때 느끼고 경험한 사항은 그대로 머리와 가슴에 깊이 각인되었다. 김문식 원장은 심지어 복지부, 총리실 등 다른 부처의 간섭, 또는 국립보건원 결정에 대한 어떤 이의 제기에도 꿈쩍하지 않았다. 누가 뭐래도 최종 판단과 결정은 방역 담당자 그리고 본인, 원장 몫이라는 입장이 확고했다. 대체적으로 유연하게 대응하려는 나에게 질타와 꾸지람도 있었다. 당시에는 이해를 못했는데 지금 돌아보니 그게 바로 올바른 기술 전문 관료의 자세였다. 이를 일찍이 심어준 김문식 원장에게 감사할 따름이다.

—— 사스 이후 취했어야 할 조치들

2003년 사스는 분명하게 코로나19 전초전이었다. 초기 발생도, 전파도, 슈퍼전파자를 통해서 전 세계로 퍼져나간 양상도, 마스크 등 거리두기를 통해서 대응한 것들도 코로나19의 다른 모습을 먼저 보여주었다. 지금 돌이켜보면 상대적으로 조용하게 그리고 전격적으로 사스가 종식되면서 도리어 경계심을 낮춘 측면도 있다. 사스는 호흡기 전파가 아니라 주로 비말전파, 즉 공기에 둥둥 떠다니는 입자가 아니라 침방울 같은 물방울에 병원체가 갇혀 있다 보니 과거 두창 종식 때 각종 역학조사를 통해서 판명된 소위 90cm, 즉 인접 거리 1m 이내에서만 전파된다라는 공식이 굳어졌다. 물론 앞서 언급한 아모이가든 경우는 예외이다. 그러다 보니 같은 코로나 바이러스인 코로나19에 대해서도 선입견, 그리고 2003년 사스 기억으로부터 대응이 시작되어 1m 내외 전파라는 안내가 초기부터 이루어졌다. 마스크에 대해서도 강한 착용에 대한 권고 안내보다는 초기에는 WHO와 미국 전문가들로부터 불필요하다는 발표까지 있었다. 이 모두가 사스 여파였고 부정적인 영향이었다. 나아가 사스가 상대적으로 큰 고통을 주지 않았기에 각국이 각종 인프라 개선에 소홀했었다. 중국에서 수산물, 각종 동물들이 뒤엉켜 매장에 전시되고 도살되고 매매되는 소위

Wet market(우리말로 재래시장) 형태 동물시장이 이후에도 버젓이 운영되면서 계속 신종 바이러스 출현과 전파에 운동장 노릇을 하게 된 것이다. 치료제나 백신 개발에서도 사스가 워낙 조기에 종료되자 개발·투자하려던 기관이나 민간 회사에서 투자에 대한 유인책이 없는 상황이 되고 말았다. 결국 사스는 전초전이었지만 강력한 충격 대신에 맛보기 식 충격파를 주면서 도리어 거리두기만 잘 해도 충분히 대응할 수 있다는 그릇된 인식이 생겨났다. 누군지는 모르지만 아주 소수의 슈퍼전파자만 만나지 않으면 쉽사리 가라앉을 것이라는 섣부른 낙관론만 우리에게 심어 주었다. 사스는 그 유행의 막을 내리면서 우리에게 미리 코로나19의 경고를 주었지만, 우리는 그냥 사스를 감염병 유행 역사에 한 자리를 차지하게 하고는 잊어버렸다. 물론 사스를 계기로 국제보건규칙이 개정되고 거버넌스와 인프라가 개선되었지만 좀 더 강한 조치들, 즉 동물 또는 수산시장에 대한 조치나 조사체계 수립이 이루어지지 않은 것은 안타까운 일이다.

—— 질병관리본부 출범

사스 종료 당시, 노무현 대통령이 종료식에 직접 참석하여 격려사를 하면서 질병관리본부 출범을 약속하였다. 이미 준비한 격려사 문서를 덮고 즉석 연설 형태로 얘기하면서, 청와대 모든 직원들이 질병관리본부 출범을 반대하던데 나는 찬성한다고 얘기해 주어 감사하기도 했고 한편으론 대통령과 참모들도 서로 간에 할 소리는 다 하는군 했던 기억이 뚜렷하다. 질병관리본부는 출범했지만 방역역량, 즉 인적 자원과 재정은 미약했고 사스 방역의 성공이 방심을 부른 측면도 있었다고 자성한다. 다만, 만성병에 대한 조직을 마련하고 기본적인 조사사업을 시작하는 등 걸음마 수준이지만 당시 질병관리본부는 오늘날 질병청, 향후 미래 보건부 모태로 손색이 없었다. 이미 식약처는 당시 식품의약품본부로 진작에 조직이 마련되었는데,

정작 방역과 질병 관리를 하는 기관은 그때에야 질병관리본부로 가다니! 우리는 매우 느리고 여유있게 그리고 국가적으로 우선 순위도 엉망인 상태로 방역체계 개편을 진행했다.

신종플루, 2009년~2010년

2009년 4월 26일 미국에서 돼지인플루엔자 H1N1 확진자가 발생하여 확인된 후, 신종플루로 명명된 돼지인플루엔자 H1N1는 전 세계로 급속히 확산되었다. 21세기 들어서 최초로 인플루엔자 대변이가 발생하였고 결국 국제보건규칙에서 나열한 위기 감염병 중 하나인 신형인플루엔자가 등장했다. 우리나라 첫 확진자는 2009년 5월 2일에 발견되었으며, 8월 중순에는 독감 유행을 감지하는 지표인 인플루엔자 유사환자 분율(ILI, Influenza–Like Illness)²이 하절기임에도 당시 대체로 겨울철 유행 기준인 1,000명당 2.67을 이미 넘어섰다. 10월 초에는 학교를 중심으로 지역사회로 빠르게 확산되었다. ILI는 10월 말에는 1,000명당 45명으로 최고조에 달했고 이어서 12월 이후 점차 줄어들기 시작했다. 2009년 6월 11일에 WHO는 위기 단계를 최고조로 끌어올리고 2005년 국제보건규칙 개정 이후 최초로 전 세계적 비상 상황을 선언하였다. 우리나라에서는 2009년 8월 15일에 첫 사망자가 발생하여 국민들에게 큰 충격을 안겨주었다. 당시 방역 당국에서는 항바이러스제인 타미플루를 배포하고 10월 21일에 성인용 신종플루 백신이 허가되어 접종 준비가 진행되었으며 10월 27일 우선 의료진을 대상으로 접종이 시작되었다. 당시 우리나라는 신종플루 유행 기간 중 세계에서 아홉 번째로 신종플루 백신 생산국이 되었다. 전체 국민 중 약 40%에 대해 대규모 백신 접종 사업을 수행하여 대상자 중 69.4%의 높은 접종률을 기록하였다. 신종플루 발원국으로 강력하게 의심되는, 미국과 멕시코는 각각 서로 발원지를 상대방으로 미루었다. 어떻든 미국 서부 어디선가 아마도 동물농장 등에서 돼지와 접촉한 어린이 또는 농장 종사자들 사이에서 처음 적응된 바이러스가 지역사회로 전파된 것이 아닌가 추정

---

2 표본 기관을 대상으로 인플루엔자와 유사한 증상으로 내원한 환자가 1,000명당 몇 명인지를 계산하는 지표.

할 뿐이었다. 신종플루 초기 상황은 마찬가지로 역시 전형적인 방심과 나른한 시간을 노린 기습적 위협이었음을 고백한다.

—— 조류인플루엔자 비상 근무 마지막 날, 그 나른한 금요일 오후에 신종플루가 등장

감염병이든 어떤 상황이든 위기는 방심하는 때에 우리를 습격한다. 신종플루가 등장한 것은 2009년 4월 24일 금요일이었다. 그때 나는 불광동에 자리한 질병관리본부 감염병관리과장(이전에 방역과) 업무를 수행 중이었다. 당시 중국에서 시작된 조류인플루엔자[3] H5가 국내 야금류에서 발생이 이어지다가 이윽고 발생이 감소했기에 마침 그 조류독감 대비 비상 근무를 해제하는 날이었다. 게다가 그것도 금요일 오후였다. 이미 직원들이 장기간 비상 근무로 지쳤었기에 서로 격려하면서 점심을 먹고 정말 오랜만에 금요일 정시 퇴근을 기대하고 있던 바로 그 순간에 닥친 연락이었다. 물론 전조는 있었는데 그것은 pro-MED라는 감염병 소식을 모니터링하는 민간 전문가 주도 사이트에서 미국에서 올라온 돼지인플루엔자 발생 소식이었다. 이미 4월 20일에는 스페인에서, 4월 22일에는 미국 CDC에서 이미 발표가 나온 상황이었던 것이다. 그러니 여느 때처럼 충분한 경고와 전조를 보여주면서 서서히 다가온 것이지 갑작스레 뒤통수를 친 것은 아니었다. 그리고 방심하기 딱 좋은, 그 순간에 등장하였다. 신종플루도 앞서 코로나19처럼 예의 바르게 우리에게 다가온 것이다. 다음 내용은, 저자가 당시 상황을 기술한 글이다. 나중에 복지부에서 발간한 신종플루 백서 200쪽에 실었던 내용 그대로이다. 신종플루 최초의 순간을 기록한 글이니 그대로 옮겨 보았다.

---

3   지금은 감염병예방법상 동물인플루엔자로 명명하고 있으며 이는 2009년 신종플루가 돼지에서 시작되었기에 개정하여 명명한 이름이다.

⊕ 2009년 4월24일 나른한 오후, WHO로부터의 전화 한 통. 그것이 시작이었다.

2009년도 여느 해와 마찬가지로 바쁘게 시작되었다. 2008년 12월 말부터 중국에서 시작된 조류인플루엔자 H5가 심상치 않게 인체감염증 환자와 사망자를 내고 있었다. 2008년부터 2009년까지 WHO의 통계에 의하면 총 11건의 인체감염증 환자가 발견되어 이 중 8명이 사망하였다. 이에 공항 검역부터 시작된 비상 근무가 연말부터 2009년 연초까지 계속 이어졌고 특히 중국 입국자들에 대한 대대적인 홍보와 검역에 집중되었다. 물론 당시 더욱 체계를 가다듬고 본격적으로 비상근무를 실시하면서 대응하게 된 것은 장관님(당시 전재희 장관)이 조류인플루엔자에 대한 대응이 소홀함을 지적한 것이 계기였다. 정확하게 표현한다면 당시 질병관리본부 내부 분위기는 매년 발생하는 조류인플루엔자에 대해서 그렇게까지 대응할 필요가 있겠는가 하는 의견과, 우리와 교류가 많은 중국에서 발생하고 늘어나는 조류인플루엔자에 대해서 특단의 대응이 필요하다는 의견이 교차하였다. 어쨌든 연초부터 비상근무로 직원들의 일과가 시작되었다. 다행히 4월 들어서면서 중국에서도 H5인체감염증 발생 소식이 더 이상 없었고 국내에서도 자체 조류인플루엔자 발생 없이 지나가고 있었다. 본격적인 봄이 왔고, 나는 더더구나 3월 개학 이후 집단 식중독과 갈수기 대책으로 직원들을 독려하면서 수인성전염병 예방 관리에 노력하고 있었다.

운명의 4월 24일(금요일이었다), 질병관리본부와 국립보건연구원의 관계자들이 오찬을 함께 하면서 그동안의 노고를 서로 격려하고 비공식적이나마 비상 근무를 해체하는 시간을 가졌다. 물론 당시 의식은 하지 못했지만 약간 찜찜한 구석이 있었는데 그것은 바로 Pro-MED라는, 신종전염병 발생 소식을 전하는 사이트를 통해서 전해진 돼지인플루엔자 발생 소식이었다. 질병관리본부에서는 본부장 지시로, 총괄 과장 역할을 하던 나의 주도하에 일일 모니터링 회의를 상황실에서 개최하고 있었다. 이는 매일 전 세계 각지에서 발생하는 각종 전염병의 발생 현황을 파악, 분석하고 이를 공유하여 만약의 사태에 대비하는 차원에서 구성된 회의였다. 물론 국내 상황도 점검하고 파악하였다. 그런데 pro-MED에 2009년 4월 20일 자로 스페인에서 돼지인플루엔자가 발생했다는 소식이 들어왔다. 이어서 4월 22일 자로 미국 CDC의 발표가 실렸는데 이것이 바로 인근 국가인 멕시코에서 돼지인플루엔자 인체감염증이 발생하였다는 소식이었다. 상세한 사례와 함께 기존의 H1N1과는 유전자가 다른 병원체라는 분석까지 추가되어 있었다. 4월 22일 자이므로 우리 시간으로는 23일에 이를 보았는데 짚어보기는 하였지만 일단 지켜보기로 한 상태였다. 내부적으로 관련 정보를 공유하기만 하였다.

그러다가 운명의 4월 24일이 왔다. 오후가 되자, 오찬 이후에 금요일인데다가 나는 오랜만에 가족들과 주말 외식과 영화를 보기로 하고 집사람과 통화하였다. 정말 오랜만에 맛보는 여유 있는 주말을 꿈꾸고 있었다. 그런 중에 회의를 마치고 돌아오자 한 직원이 얘기하기를 오후 2시 반 경으로 기억하는데 WHO로부터 전화가 왔었다고 한다. 무슨 일일까 하고 의아해했지만 그냥 통상적인 통화겠지 하고 생각했다. 설마 하는 생각이 뇌리를 스쳤다. 오후 3시가 되자 필리핀 마닐라에 위치한 WHO 서태평양지역 사무처 전염병 대응 과장인 Kasai 박사(후에 WHO 서태평양지역 사무처장 역임)와 통화가 되었다. 그는 첫 마디를 이렇게 시작하였다. "이것은 실제 상황이다"라고 인사도 없이 바로 얘기를 시작하였다. 북미에서 돼지인플루엔자 인체감염증이 발생하였는데, 사람 간 전파가 가능한 신형 인플루엔자라는 통보였다. WHO는 이를 심각하게 보고 있으며 모두 7명 환자 발생하였는데 확산될 것으로 예상한다는 설명이었다. 섬뜩한 순간이었다. 바로 내부 보고를 하고서 주말 중에 검역과 비상 대응이 필요하다는 생각이 들었다. 동시에 조류인플루엔자보다는 중증도나 전파력이 떨어지지 않을까 생각되었다. 일단 담당 과에도 알려주고 대외적으로 보도자료가 나갔으며 일단 좀 더 수집되는 정보를 기다리기로 하였다. 나는 가족들과의 저녁 약속 장소에 나가서 식사만 대충하고 바로 다시 사무실로 복귀하였으며 그때부터 길고 긴 비상 근무가 사실상 시작되었다.

꼭 방심할 때 신(God)은 왜 그런 순간을 고르는지 모르겠다. 4월 24일 나른한 오후, 전화 한 통에서 시작된 신종인플루엔자의 등장이었다. 베토벤 운명 교향곡 제1악장 출발처럼 정말 갑자기 그러나 힘 있게 등장한 신종 인플루엔자였다. 그 후 이어진 모든 사태가 바로 이때와 비슷하였다. 꼭 방심하거나, '설마 그런 일이 생기겠어?'라고 의문을 가진 모든 일들이 바로바로 나타나는 모습을 보면서 정말 유비무환이라는 말을 실감하였다. 앞으로 모든 조각조각의 정보나 뉴스, 소식 그리고 외부 전화 특히 나른한 오후나 주말, 휴일에는 더더욱 조심할지어다. 운명은 그때 모습을 드러낼 것이다.

—— 신종플루 대응

신종플루는, 신형 인플루엔자의 일종
이어서 다른 신종감염병 대응과는 달리 방역 대책 구성 요소 중에서 치
료제, 즉 상품명으로 타미플루라는 무기가 있었다. 더구나 당시 조류
인플루엔자가 때때로 발생했기에 이명박 대통령 시절 청와대 결단으로
비축량이 늘어나 있어서 초기 대응부터 적극적으로 치료에 활용하였
다. 그리고 우리나라 스스로 계절 인플루엔자 백신 생산이 가능했기에
바로 신종플루 백신 생산에도 돌입하여 앞서 언급한 대로 세계에서 아
홉 번째 백신 생산국이 되었다. 당시 타미플루 비축량이 급감하면서 마
치 미국 달러 스왑처럼 타미플루 스왑[4] 시도를 하기도 했다. 그리고 다
른 하나는 전재희 장관에 대한 기억이다. 전재희 장관은 항상 회의 이
후 지시하거나 정책화한 사항이 얼마나 제대로 집행되고 실현되는지를
매일 확인하였다. 무섭도록 꼼꼼하고 세밀하게 방역 행정을 집행하였
는데 정말 배울 점이 많은 분이었다. 신종플루 이후 WHO 총회를 수행
하여 제네바를 다녀왔는데, 과장이던 저자가 비즈니스석을 동승한 간
부한테 전해 들은 얘기로는, 비행 내내 전 장관은 허리를 꼿꼿이 한 채
계속 자료를 보거나 생각을 하면서 갔다고 한다. 정말 이해하기 어려울
정도의 책임감을 느꼈다고 전해 주었다. 초인적인 정신력, 아무래도 무
거운 책임감이 그렇게 만들었을 것으로 생각했다.

---

4   통화 스왑이 금융시장에서 거래당사자 간 서로 다른 통화를 교환하고 일정 기간
    후 원금을 재교환하기로 약정하는 거래인 것처럼, 타미플루 스왑이란 다른 나라
    와 타미플루 재교환 거래를 약정하고 국내 부족 시 그 나라와 거래하여 사용하고
    다시 그 나라에 채워주는 것을 말한다. 신종플루 당시에 호주와 타미플루 스왑을
    시도했었다.

2015년 국내 메르스 대참사

2013년 12월, 약 1년간 국방대학교 안보 과정 교육을 마치고 개방직으로 전환되어 있던 자리인 공공보건정책관[5]에 보임되어 일하게 되었다. 당시 서울 종로구 인사동에 위치한 현대건설 본사 건물에 위치한 보건복지부로 찾아가서 문형표 장관께 인사드린 기억이 남아있다. 그때가 보건복지부가 마지막으로 서울에 있던 시기이다. 직후 세종시로 이전하였다. 2014년에는 세월호 사태로 정신이 없었고 에볼라 발생에 따른 국내 유입 방지 대책 수립, 그리고 에볼라 발생 지역으로 의료진 파견을 주관하면서 시간이 흘러갔다. 2015년 5월, 어느 운명적 날이었다. 제네바에서 열린 WHO 총회에 문형표 장관을 수행하여 참석 중인 상황에서, 제네바 시간으로 깊은 밤에 잠을 자다가 우리나라에서 메르스가 발생했다는 보고를 먼저 전화로 받았다. 비몽사몽 중 보고였다. 이어서 제네바 호텔로 팩스를 통해 내용이 들어왔다. 누구와 통화했는지 기억나진 않지만 아마도 질병관리본부 사람일 것이다. 당시 메르스는 약 1m 정도 범위 내에서 1시간 정도 노출되어야 감염된다고 알려졌었다. 비말을 통한 전파가 주 감염 경로이며 우리나라 국내 초발 환자는, 사우디아라비아에서 원예업을 하는 60대 남성으로 바레인을 통해서 입국하였고 크게 걱정하는 상황은 아니라고 질병관리본부로부터 통보받았다. 문형표 장관은 제네바 출장 후 남은 북유럽 국가 방문을 이어갔고 나는 서울로 돌아왔다.

그런데 귀국 후 상황은 급속도로 악화되었다. 당시 나는 보건복지부에 근무했기에 방역에 대해서는 질병관리본부가 총괄하였는데, 하필 국립중앙의료원에 입원한 초발 환자가 이미 다녀왔던 의료기관인 경기도 평택에 위치한 평택성모병원에서 많은 환자가 발생하였다. 특히 평택성모병원에서는 입원 중 그 환자가 병원 내 곳곳을 산책하듯 걸어 다니

---

5 보건복지부 본부에서 공공 의료를 총괄하는 일반직 고위공무원국장 자리.

면서 의료기관 내에 바이러스를 여기저기 전파 시킨 양상이 파악되었다. 이 중 한 명의 접촉자(지금도 번호로만 기억하는데, 14번이다)가 삼성서울병원으로 스스로 이동하여 응급실에서 마찬가지로 3일 동안 머무르면서 입원 대기 중 역시 많은 접촉자를 만들었다. 이들에게서 계속 전파가 일어나는 원내 감염의 연속 사례들이 폭발적으로 발생하였다. 결국 우리나라에서 총 186명 확진자 그리고 38명 사망자가 발생하였는데, 그 과정에서 많은 문제점이 드러나서 감사원 감사로 나를 포함하여 방역 담당자들이 징계 처분을 받는 지경에 이르렀다.

당시 드러난 문제점은 우선 호흡기 증상으로 입원한 환자가 의료기관 내에서 호흡기 증상을 유지한 채 이곳저곳 돌아다닌다는 상황이었고 이에 대한 관리가 부재하였다는 점이다. 그리고 삼성서울병원 같은 대형병원 응급실이 입원 대기실로 활용되면서 응급실에 도착한 호흡기 감염병 환자에 대한 관리체계도 도마 위에 올랐다. 이에 의료기관 내 감염 관리체계, 음압병실로 격리되지 못한 호흡기 감염병 중증 환자 관리, 일반 입원실에 밀집된 환자들 사이에 전파 차단 관리, 응급실 내 전파 차단 등 결국 의료기관 내 감염병 관리가 핵심 문제로 떠오르게 되었고 이에 대한 개선이 시급한 상황이었다. 방역의 중추인 당시 질병관리본부 대응도 도마 위에 오르고 이후 보건복지부의 대응까지 전체적인 방역 대응 전반에 대한 메스가 가해지게 된 계기가 되었다.

—— 메르스 브리핑,
당시 사직을 고민했다

갑자기 2015년 메르스 상황이 다시 떠오른다. 당시 빈약한 조사 결과와 확실하지 않은 내용을 가지고 근 1시간 가까이 브리핑을 해야만 하는 상황에서 계속 몰아치는 기자들 질문에 쩔쩔맸던 기억이다. 한창 유행이 지속되던 중간에 질병관리본부로부터 보건복지부로 컨트롤 타워가 이양되고 이어서 총괄기획관으로서 브리핑과 방역 대책을 동시에 짊어지게 되어 힘겨웠다. 몸에도 이상이 왔다. 실수도 빈발하였는데, 초기에 메르스 유행 의료기관 이름을 밝히지 않겠다고 해 놓고선 정작 브리핑 중에 깜빡 정신이 혼미하여 삼성서울병원이라는 이름을 얘기하고 만 것이다. 금방 참석한 기자들에게 양해를 구했지만 엎질러진 물이었다. 당시 내부 간부회의에서 의료기관 공개에 대해서는 참석자들이 다들 별 의견이 없었다. 다만, 나로서는 의료기관 이름이 공개되었을 때 해당 병원인 삼성서울병원에 입원한 환자들의 불안을 생각해서 일단 주저하는 발언을 하였고 몇몇 간부들도 같은 취지로 발언한 기억이 있었다. 그러나 결국 최종적으로는 내 책임으로 귀결되었다. 종국적으로 내 판단이 잘못되었다.

평소 직장 생활을 하면서 바쁜 업무로 인해서 귀가도 늦거나 불규칙하기에 얼굴을 잘 보지 못하는 집사람, 딸아이와는 카톡방으로 가족들 사이에 안부도 나누고 잡담도 하며 각종 현안 때 나도는 얘기들도 간접적으로 들었다. 그런데 메르스 당시 집사람과 딸아이가 메르스 상황에서 국내 언론이 오적, 즉 다섯 사람의 역적을 언급했는데 그중 내가 들어있다고 뒤늦게 얘기해 주었다. 국가 오적 중 한 명이 되다니 참담했다. 카톡이 원활하지 않은 어머니의 경우에는 안부 겸 자주 전화를 드렸고 일일이 평도 해주시고 의견도 주셨는데 메르스 당시 통화했던 기억이 난다. 언젠가 복지부 서울 사무실이 위치한 충정로 국민연금 건물에서 도저히 몸 상태, 마음 상태가 견디지 못할 지경에 이르러 어머니에게 전화해서 공직자 직을 그만두겠다고 얘기했다. 사표를 내겠다고 한 것이다. 책임을 지는 마음도 분명히 있었다. 집사람이나 딸에게는 차마 먼저 얘기 꺼내기가 어려웠기에 먼저 어머니에게 얘기한 것이다. 상황은 엄중했고 비난이 넘쳐나는 순간이었다. 비겁한 행동이었지만 일단 상의하고 싶었기에 얘기를 꺼냈는데 의외로 어머니가 조금만 더 버티면 안 되겠냐고 응대해왔다. 평소 일보다는 건강, 생명이 중요하다고 얘기하신 분인데 이때는 차분하게 떨리는 목소리로 사직을 만류했다. 그 말에 도리어 평정을 되찾았다. 그날은 브리핑 때 카메라를 정면으로 응시하지 못해, 바로 청와대로부터 브리퍼를 교체하도록 통보받았다.

—— 메르스 이후 감염병 관리체계 개선

　　　　　　　　　　　메르스 유행 이후 의사 출신 장관인 정진엽 장관이 새로이 취임하여 그의 새로운 지휘하에 개선대책을 준비하였다. 첫째, 재정적 지원 한계 때문에, 둘째, 일단 메르스가 발생한 곳이 바로 일반 상급, 종합병원이었기에 결국 이런 곳들, 즉 상급종합병원과 종합병원 위주로 개선대책 및 대응에 치중하게 되었다. 사실상 더 감염에 취약한 요양의료기관, 정신의료기관은 향후 언젠가 재정 여건이 허락하면 메르스와 같은 감염병 유행에 대비하도록 하자고 했있다. 시간이 지나고 결국 요양병원, 정신병원 등 다른 의료기관에 대한 대응은 이루어지지 못했다. 당시 정진엽 장관이 나중에 반드시 요양병원, 정신병원에 대한 대응을 꼭 해야 한다고 강조하고 또 강조한 기억이 뚜렷하다. 메르스 개선대책 덕인지 이후 종합병원 이상 의료기관에서는, 중환자실에 음압 병실이 갖추어지고 응급실에도 별도 동선과 음압 병상이 갖추어져 이후 코로나19 유행 기간 중 상대적으로 큰 원내 유행이 발생하지 않고 지나갔다고 생각한다. 대신 개선대책이 미루어진 요양병원, 정신병원에서는 코로나19 당시 대량, 다빈도로 원내 발생이 이어졌다.

　　우리는 항상 문제가 지나가고 관심이 떨어지면 진행하던 개선대책을 중단하게 된다. 아니 잊어버린다. 그 업무를 담당하는 사람들도 이동하거나 사라진다. 이런 모습, 대책의 분절, 이런 문제점에 대해서 예산 당국을 탓할 일은 아니다. 나 같은 방역 담당 공직자들 책임이 가장 중요하다. 그런 면에서 당사자인 나 자신도 크게 반성한다. 그 누구도 끈질기게 챙기지 않을 뿐 아니라 순환 보직의 악순환 속에서 길어야 2년 단위로 자리를 이동하는 바람에 정책의 호흡이 짧을 수밖에 없었다. 게다가 여러 보직을 두루 하면서 분야별로 경험한 공직자가 유능하다며 높이 평가받는 풍토에서는 더욱 정책이 길게 이어지기를 기대하는 것은 난망이다. 스스로 생각하기에 메르스 뒷수습만으로도 정신과 육체가 피폐해질 지경이어서 어쩌면 그런 쓰라린 조건에서 미래 준비에 그 정도라도 충실했던 게 다행이라고 할 수 있지만 말이다.

메르스 이후 개선대책에 대해서 언급하자면 그래도 상급 그리고 종합병원(국립대학교 및 공공의료기관을 포함해서)에 대해서는 일정 규모의 음압 병상을 갖추도록 의무화하고, 응급실에도 감염병 환자 내원에 대비해서 별도 동선과 격리 공간을 확보했다. 입원 병실 침상 간격도 감염내과 전문가 의견대로 종전 80cm에서 1.5m로 벌어지면서 6인실이 아닌 4인실도 급여 대상이 되었다. 의료 관련 감염 대책이 일상이 되는 체계가 수립되었다. 그리고 감염병예방법 개정을 통해서 종전 역학적 기준, 즉 감염 경로에 따른 분류에서 전환하여, 발생한 환자를 어디에 격리할지, 즉 환자 관리를 기반으로 구분하는 체계로 법정감염병 분류가 전환되었다. 이는 일본 사례를 벤치마킹한 방안인데, 일본처럼 반드시 음압 병상에 격리하는 대상을 1급으로 규정하는 현재 감염병 관리체계가 당시 법 개정으로 완성되었다. 이런 노력을 메르스 이후 추진했었고 그러다가 코로나19를 맞았다. 이제 코로나19 이후에는 마찬가지로 요양병원, 정신병원, 각종 복지시설 등 고위험군이 많은 시설에 대한 방역과 대책을 생각해야 하는 때이다.

── WHO에서 본 긴급상황실

2015년 여름으로 기억하는데 메르스가 마무리되면서 청와대 최원영 사회복지 수석 주재 회의가 있었다. 이 회의 후에 바로 앞에 기술한 감염병 관리체계 개선대책이 만들어졌다. 어느 일요일 더운 날씨에 차를 몰고 청와대로 향하면서 짜증도 나고 기분이 가라앉아서 운전했던 기억도 난다. 그날 복지부 차관을 역임하고 이후 야인으로 있다가 사회복지수석으로 복귀한 최 수석은 모든 참석자들에게 메르스 이후 감염병 체계 개선을 위해서 무슨 발언도 괜찮으니 얘기를 해 보라고 했었다. 나는 그 자리에서 감시체계를 강화하고 동시에 24시간 언제든 대응할 수 있는 상황실, WHO의 SHOC와 같은 긴급상황실 체계를 갖추어야 한다고 주장했다. 이는 2003년부터 2006년까지 WHO에서 이종욱 총장이 보여준 긴급상황실에서 유래한 아이디어이기도 하다. 그 공간은 지금 이종욱 박사실로도 불리면서 그의 초상화가 자리하고 있다. 그곳의 정식 명칭은 SHOC, 즉 보건전략센터인데 다음에 첨부된 글이 당시 WHO 근무 당시 그 시설에 대한 얘기를 들으면서 기록한 것이다. 참고로 게재하며 이를 통해서 1년 365일 계속해서 감염병 등 각종 재난 상황에 방역 당국이 대응하도록 하는 체계를 언급하였다. 이 센터를 중앙과 전국으로 연결하여 유사시 컨트롤 타워, 즉 지휘부로 기능하도록 해야 한다는 생각이었다.

> ### 🌐 WHO 파견 근무 당시인 2005년에
> ### 보건전략센터 SHOC에 대하여 기록한 내용
>
> 이종욱 총장이 평상시, 개인적으로 가장 자랑스러워했던 것 중 하나가 바로 SHOC(Strategic Health Operation Centre)의 설치다. WHO 본부 건물 지하에 1천 5백만 달러의 재정을 투자하여 건립하였는데 비상상황에 대비해서 24시간 근무가 가능한 시설을 만든 것이다. 이 총장은 처음에는 농담처럼 영화 감상을 하다가 영감을 받아서 이러한 시설을 설치하는것을 구상했다고 했었다. 그러다가 어느 날 저녁을 먹으며 진지하게 배경을 설명해주었는데 이전에 미국 워싱턴 DC에 위치한 보건복지부를 방문하고 거기서 상황실 설치 계획을 듣고, 또 실제 이를 본 다음에 벤치마킹하였다고 얘기해 주었다. 그 후 코피 아난 유엔 사무총장이 이곳을 방문하고 난 후에는 정작 유엔 건물에도 이러한 시설이 필요하겠다는 감탄의 얘기를 하고 간 것으로 이 총장으로부터 전해 들었다.

—— 감사원 감사가 남긴 후유증

메르스를 계기로 감사원 감사를 받으면서 주로 방역에 고생한 직원들이 희생되는 아픔을 겪었다. 역학조사 업무를 수행한 의사 출신 과장이 결국 사직하였다. 전도유망하고 한창 일해야 할 의사 공무원이 줄줄이 징계를 받았다. 이상하게도 감사는 의사 공무원들, 그리고 질병관리본부 기술직 공무원들에게 집중되었고, 나 스스로도 처음에는 정직으로, 그 후 최종적으로 3개월 감봉을 처분받았다. 결국 가장 고생했고, 어려운 길로 사명감을 가지고 들어섰던 많은 의사 출신 공무원 후배들이 징계와는 별개로 자진하여 사직하고 공직을 떠났다. 시간이 흘러 코로나19 당시에 한창 활약해야 할 인력이 아쉬울수록 당시 낙마한 의사 공무원 후배들이 생각났고 다시는 이런 일이 생겨서는 안 된다는 다짐을 하게 되었다. 음압 병상, 개인보호구, 응급실에서 감염 의심 환자에 대한 별도 경로 구축 등은 언젠가 공사를 하거나 재정을 지원하면 될 일이지만, 한 번 무너진 방역 인력, 즉 사람이 없어진 빈 공간은 그대로 노출되어 계속 회복이 안 되었다. 감사원 감사를 강하게 한 그 정권도 결국 탄핵으로 끝났고 모자란 인적 자원이란 숙제만 후대에 남겨주었다. 반성하고 또 반성한다. 지금도 메르스 상황에 대해서 거칠게 닦달했던 감사원 직원들, 징계위원회 위원들, 회의 때 부진한 방역 상황에 대해서 짜증을 내던 정부 고위직 얼굴이 떠오른다.

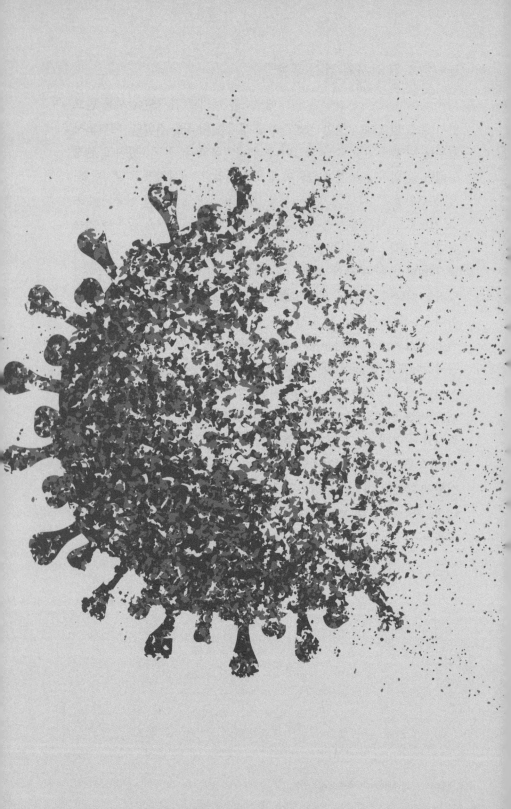

3부

다시 시작되는 미래 전쟁

제7장
신종감염병

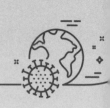

1980년 미국을 중심으로 에이즈 등장을 발견하면서, 그 전까지 1970년대 말 WHO의 두창 박멸 선언으로 감염병 관리에 자신감을 가지던 우리 인류는 다시금 신종감염병 등장을 두려워하게 되었고 따라서 대응을 강조하게 되었다. 에이즈 유행을 가장 먼저 발견한 미국에서 1987년에 미국 의학연구소 주도로 신종감염병에 대한 대응을 다음과 같이 권고한 바 있음을 보게 되는데[1] 지금 봐도 금방 납득이 되는 합리적인 방안들이다. 당시 의과학계 화두는 신종감염병 등장이었던 것이다.

· 감시체계 강화: 국제 공조를 통한 감시, 백신과 약재에 대한 자료
· 감염병 발생과 관련된 요소들에 대한 연구
· 관련된 인력 양성: 역학조사관 양성, 훈련 과정 확대, 재정 증대
· 의료대응 체계: 주요 백신과 항생제 비축
· 새로운 제초제나 농약 개발
· 소통: 고위험군 행동 변화를 유도

게다가 2001년 9·11 이후 등장한 탄저 포자에 의한 우편 테러라는 인위적 위협까지 더해서 감염병의 위협을 현실로 느끼기에 충분하게 했었다. 이후 2003년 사스 유행은 직격탄이었다. 이제 인류는 국제보건

---

1   Board on Science and Technology for International Development. Office of International Affairs, the National Research Council, and the Institute of Medicine. National Academy of Sciences(1987). The US capacity to Address Tropical Infectious Disease Problems. Washington D.C.; National Academ Press.

규칙을 개정하는 등 신종감염병 대응에 적극적으로 나서게 되었다. 신종감염병 출발은 대개 인수공통감염으로부터 시작된다고 얘기한다. 신종이기에 그 이전까지 알려진 역학적 특성과 임상 증상, 치료법과는 다른 감염병을 상대해야 한다. 따라서 기존 대응과는 완전히 다른 차원의 대응이 필요하다. 그러니 두려움과 불안이 더욱 대응을 어렵게 한다. 신종감염병 증가는 결국 건강에 대한 위협이자 인류 일상에 대한 협박이기에 글로벌 협력을 통한 감시, 대응 그리고 무엇보다도 대비와 관리 체계를 갖추는 것이 필요하다.

—— 신종감염병이 증가하는 10가지 이유

이렇게 두려움을 불러일으키는 실질적인 위협인 신종감염병은 왜 이렇게도 자주 등장하고 계속 증가할까? 이유를 알면 그 대응에 더 적극적으로, 실질적으로 노력하게 될 것이다. 이에 앞으로도 신종감염병이 증가하여 계속, 그리고 자주 등장하리라고 보는 이유[2]를 나열하고자 한다.

- 인구 증가
- 출생률 감소
- 여행 기회 증가, 빠른 이동 속도
- 기후변화
- 댐 건설
- 거주 지역 확대
- 동물들의 이동, 이국적 동물과 접촉 증가
- 전쟁과 파괴, 정치 변혁

---

[2] Kenrad E Nelson et al, Infectious Disease Epidemiology, Theory and Practice, Jones&Bartlett learning, 3판 2014 - 이 중 출생률 감소는 별도로 저널에서 인용하였다.

- 생물테러
- 먹거리 산업과 섭취 행태 변화
- 항생제 오남용

그러면 코로나19와 같은 신종감염병 등장 빈도의 증가를 일으키는 이러한 요인들을 하나하나 구체적으로 살펴보자.

1. 인구 증가

인구 증가는 직감적으로 짐작이 될 요인이다. 신종감염병이 발생하려면 인수공통감염병의 환경이 조성되어야 하고 그러려면 인구수가 늘면서 자연스럽게 야생동물과 직접 접촉이 늘어나면 그러한 기회도 늘어난다. 즉, 인구 증가로 야생동물 서식지가 당연히 줄어들 수밖에 없고 이들과의 조우 기회 그리고 인간이 이들에게 노출될 기회가 늘 것이며, 특히 인구 구조도 고령화되면 더욱 면역이 저하된 인구 집단 증가로 인해 이들 면역 저하자에게 침입한 병원체에게 생존할 기회를 늘려주고, 이는 다시 변이 탄생, 특정 약제나 백신에 대해서는 내성 균주 탄생의 기회를 제공할 것이다. 또 다른 측면으로는, 인구가 늘면서 자연스럽게 도시화·산업화가 진행되면 밀집도가 상승하기에 이는 각종 감염병 전파와 확산에 좋은 여건이 된다. 게다가 대체적으로 이런 도시에서는 중요한 인프라인 상수도, 하수도 시설의 완비가 부족해지게 되고 그러면 더더욱 감염병 발생과 전파 위험이 높아지는 것이다.

따라서 이제는 흔히들 얘기하는 글로벌 신종감염병 유행의 10년 주기설 등이 맞지 않는 상황이 되었다. 과거 60억 인구 시절이 아니라 이제는 80억 인구 규모를 가지게 된 상황이니 언제라도 신종감염병이 발생할 수 있는 것이다. 다만, 전 세계 인구 추계에 따르면 2066년경 104억 인구를 정점으로 이후 줄어든다고 하니 일단 지켜볼 일이다. 이미 지구에서 전체 인구 증가율은 1963년 2.3%를 정점으로 내리막에 들어선 지 오래된 상황이긴 하다.

2. 출생률 감소[3]

출생률이 줄어드는 것이 왜 신종감염병 증가와 관련되냐고 의문을 표할 것이다. 전문가들의 의견에 따르면 출생 규모가 줄어들면 소아에서 유행하는 감염병의 경우 발생이 줄면서 노출되는 기회도 감소하고 그렇게 되면 자연 면역력 획득 기회 감소로 결국 감염병들이 주로 장년·노년층에서 발생하게 되며, 그러면 이미 언급한 대로 상대적으로 면역이 취약한 고령층 발생에 따라 새로운 균주나 변이 출현 기회가 늘어난다는 이론이다. 인공면역, 즉 백신을 맞지 않느냐고 질문하게 될 것이다. 백신은 인공면역을 완성시키는 주인공이다. 우리는 어릴 때 각종 예방접종을 통해서 인공적으로 면역을 획득한다. 백신의 원리는 여러가지인데 각종 병원체를 죽여서 또는 약화시켜서 아니면 그 병원체에게서 독성이 없는 부위 중 일부를 만들거나 합성하여 우리 몸에 집어넣기도 한다. 그러면 우리 스스로 면역력, 즉 항체를 만들어내는 것이 인공면역이다. 그런데 백신의 기본 원칙은 스스로 항체를 만들어 내야 한다는 것이다. 그런데 이런 인공면역은 상대적으로 자연면역, 즉 온전한 병원체가 몸에 들어있을 때 만들어지는 항체에 비해서 양도 적고 몸에서 유지되는 시간도 짧다. 예를 들어서 일본뇌염의 경우, 일본뇌염의 일으키는 바이러스는 작은빨간집모기를 통해서 전파되는데 이를 과거 복지부 선배인 김문식 본부장은(초대 질병관리본부장 역임)은 인공적인 예방접종이라고 표현했다. 즉, 모기에 물리는 것이 사실은, 자연이 주는 정기적인 백신이라는 것이다. 그런데 소아 때 접종받고 인공 항체로 질병을 방어하다보니, 어른이 되면 일찍 항체가 감소하여 정작 이때 일본뇌염 바이러스를 가진 모기에 물리면 도리어 중증으로 나타나는 현상이 일어나는 것이다. 그래서 최근 일본뇌염 환자 연령이 높아지고 중증도가 올라가는 것이다. 이래저래 인구가 줄어들든, 늘어나든 모두 문제

---

3 Henrik Salje. Achieving zero deaths from dengue virus under evolving population immunity. the Lancet Published Online November 15, 2023 https://doi.org/10.1016/ S1473-3099(23)00691-6 Vol 24 January 2024.

가 된다는 점이 특이하며, 출생이 줄어 인구 규모가 작아져서 어릴 때 발생하는 감염병 유행이 적어지면 도리어 나이들어서 해당 감염병이 발생하고 그러면 더 중증이 된다는 점이 중요하다.

3. 여행 기회 증가, 빠른 이동 속도

교류와 그 속도의 증가는 당연히 신종감염병 증가에 기여한다. 먼 야생동물 창궐 지역에서 발생한 신종감염병은 만약 교류와 교통이 여의치 않으면 그 근원지에서 멀리 벗어나기 어려울텐데 반대로 교통이 원활하면 바로 급속하게 전파가 가능할 것이다. 게다가 멀리 그리고 빠르게 전파될수록 숙주들이 늘면 변이 발생 기회도 더더욱 늘어나게 되는 것이다. 이미 우리는 에이즈를 통해서 그것을 알고 있다. 유전자 분석을 통한 에이즈 처음 등장 시기로는 1890년대라고 추정되는데 아마도 당시 원숭이, 침팬지 등 사냥꾼을 중심으로 진원류[4] 면역결핍바이러스가 인간에게 노출되고 적응되어 에이즈가 등장한 것으로 추정하고 있다. 이렇게 진원류에게서 사람에게 넘어와서 적응하고 진화한 에이즈가 세상에 그 모습을 드러낸 것은 1980년 미국 뉴욕과 로스앤젤레스의 의료기관에서 면역결핍환자들에서 암과 감염증으로 발견된 것이 그 계기였다. 이들 환자들이 남성 동성연애자라는 특징과 함께 말이다. 아마도 그 사이 오랜 기간 동안 에이즈는 교류가 원활하지 않은 아프리카 대륙 어딘가를 잠행했던 것이다. 그러다가 어느 날 교통과 교류의 발달에 힘입어 어느 순간 전 세계로 퍼져나간 것이다. 이처럼 교통의 발달은 역설적으로 신종감염병 전파에 호조건이 된다. 더구나 오늘날에는 이론적으로 또 실제적으로도 모기와 같은 매개체조차 비행기를 타고 퍼질 수 있는 상황이기에, 기후변화를 통해서 종전에 열대 아열대 지역에서 유행한 감염병이 어느덧 온대 지방이라고 생각하는 지역에서 불쑥 등장하고 정착하는 일이 곧 우리 눈앞에도 벌어질 수 있다. 뎅기열

---

4   진원류란 원숭이하목에 속하는 영장류의 총칭이다.

매개 모기가 한반도에도 계속 들어오다가 어느 순간 기후변화로 생존이 가능해지고 또 해외 유입 사례가 늘면서 바이러스조차 한반도에 자주 존재하게 되면 뎅기열이라는 열대 전염병의 한반도 내 전파 순환고리가 형성되는 것이다. 그 순간 우리는 뎅기열을 더 이상 해외유입감염병으로 부르지 못하고 국내토착감염병으로 관리를 해야만 할 것이다.

4. 기후 변화

기후는, 자연환경 변화를 불러와서 감염병과 관련된 생태계에 영향을 주면서 신종감염병 등장을 불러올 수 있다. 그리고 매개체 등 생태계에서 감염병 전파에 중요한 역할을 하는 절지동물 생존 지역을 변화시키거나 확장시켜 감염병을 새롭게 등장시킬 수 있다. 예를 들어서 2006년경 중국 본토에서 최초로 뎅기열이 발생하여 중국 당국에 비상이 걸린 적이 있다. 이집트숲모기에 의해서 전파되는 뎅기열은, 주로 모기 서식지에 따라서 열대지방에서 발생하는데 지구 기후변화로 열대 아열대 지역이 확대되면서 점점 위도를 높이고 고도도 높여서 발생하는 것이다. 이전에 발생하지 않던 지역에 발생하면 당연히 그 지역에서는 신종감염병이 된다. 우리나라에서도 이미 쯔쯔가무시병의 전파 매개체인 진드기의 분포를 보면 1996년에 비해서 2008년에 그 위치가 북상한 것을 알 수 있다. 이는 결국 쯔쯔가무시증 확산에 원인이 된다. 또한 기후변화로 홍수나 가뭄이 지속되면서 생태계 변화를 불러오는 재해성 변화도 결국 감염병 발생에 영향을 주게 된다.

5. 댐 건설 등 인공적 자연 변화

댐을 지으면 물길이 차단되고 자연 생태계에 변화가 온다. 이는 댐만이 아니라 각종 인간에 의한 자연을 파괴하거나 변화시키는 작업이 매개체나 중간 숙주의 밀도 변화, 거주지 변화를 불러일으켜서 이를 통해서 과거 발생하지 않던 지역에 발생을 불러오거나 발생을 증가시키는 식으로 영향을 끼치게 된다. 과거 이집트에서 애스원댐을 건설하자 댐으로 인해서 주혈흡충증이라는 기생충 질환 매개체인 달팽이 서식지가 주변에 확장되어 주혈흡충증 발생이 증가한 사례가 있다. 댐이 건설되면서 강 흐름이 느려지고 갈대숲 등 생태계 변화로 저수된 토양 인근에 달팽이가 대폭 늘어난 것이다. 덕분에 주혈흡충증 원충의 밀도가 높아지고 이들에 노출된 사람들 중 환자가 증가했다.

6. 거주 지역 확대

거주 지역 확대는 이미 설명한 대로 종전에 접촉하지 않던 야생동물과 인간을 접촉시켜서 자연스럽게 야생동물 자체에 의한 감염병 또는 야생동물에 기생하는 병원체에 의해서 인간이 감염되는 형태로 신종감염병이 증가한다. 미국에서 1975년 원인 병원체와 전파 경로가 규명된 라임병 경우가 이에 해당이 된다. 전체 인구가 늘고 동시에 거주지가 확대되면서 과거보다 사슴 등 설치류와 접촉할 기회가 늘어나자 점차 발생 지역이 확대된 라임병이, 결국 미국 전역에서 환자가 발견되는 상황이 되었다. 사슴에 기생하는 진드기에 물려서 전파되는데 중간 숙주인 사슴 서식지로 사람들이 거주하거나 활동하면서 접촉이 늘어난 것이다. 이런 기전이 다른 지역에서 다른 매개체와 접촉하면서 신종감염병 발원의 계기가 될 가능성은 매우 높다. 포유류 중 개체 수가 많은 박쥐 같은 경우, 오랜 세월 각종 병원체에 적응해 왔으며 또한 하루 동안 이동 시간이 길고 범위가 매우 넓기에 사람들의 거주 및 활동 공간이 커지면서 이들과 접촉할 기회도 마찬가지로 커졌다. 그 접촉 과정에서 박쥐에게서 사람으로, 분변 등의 배출물을 통한 박쥐 내 기생하는 병원체가 언제든 사람에게 음식물, 직접 분비물, 또는 직접 접촉을 통해서 전파가 가능하다. 이런 상황에서 또 다른 감염병 병원체가 등장할 가능성도 높다고 할 수 있을 것이다.

7. 동물들의 이동, 이국적 동물과 접촉 증가

동물들의 이동은 자연적인 경우도 있고 심지어 인공적인 경우도 있다. 미국에서 사냥 활동의 대상으로, 즉 사냥감으로 사용되는 아메리카너구리를 남부에서 북부로 이전시키자, 이들에 의해서 공수병 발생이 늘어난 것이 대표적인 사례이다. 그리고 애완용 동물로 상상 이외의 동물들, 심지어 파충류들을 구매하고 확보하면서 각종 신종감염병 또는 이전에는 발생하지 않던 감염병이 유입되어 퍼지는 사례를 보게 된다. 2003년 미국에서 애완용 설치류인 프레리도그를 수입하면서 아프리카로부터 이동하는 화물선에 거대감비아쥐가 같이 이동하는데 이때 쥐에서 엠폭스 바이러스가 프레리도그에게 전파되고 이 바이러스가 다시 프레리도그로부터 애완용 프레리도그의 주인에게 그리고 그 주인과 접촉한 사람에게 전파되어 엠폭스가 유행한 것이다. 전형적인 동물과의 접촉이 늘면서 발생한 신종감염병 사례이다.

8. 인위적 요인들

지구상에 전쟁과 분쟁이 끊이지 않는데 이런 경우는 야생동물이나 설치류 등에 좋은 감염병 전파의 기회가 된다. 더구나 이주민을 통해서도 위생 수준이 낮아지면서 각종 감염병이 창궐하고 전파되는 사례도 생겨난다. 우리나라도 1945년 해방 이후에는, 미군정 시대에 전국적으로 유랑 인구만 280만 명일 정도로 불안정한 정치 변혁기였다. 당시 1946년에 콜레라가 크게 유행하였고 1948년 10월에는 두창, 발진티푸스, 재귀열, 디프테리아 등이 유행하였다. 이듬해 1949년 초에는 인플루엔자가 크게 유행하였고 결핵, 성병도 유행하는 등 해방 직후 혼란기에 실제로 감염병 유행을 경험하였다. 전쟁 그리고 정치적 혼란기에는 당연히 감염병에 대한 대응이 늦어지거나 방역에 소홀해지고 사람들 면역력도 떨어지기에 각종 감염병, 신종감염병이 유행하기에 적합한 조건이 된다. 2001년 9·11 테러 이후, 미국에서 탄저 포자에 의한 생물테러가 전 세계를 경악하게 했고 이에 경각심을 높이게 되었다. 이전에도 일부 생물테러 성격의 병원체 사용이 있었지만 이제 본격적으로 핵폭탄, 화학탄과 더불어 비대칭 전력의 하나로 유용하게 사용 가능한 수단으로 인식되었다. 심지어 박멸된 감염병인 두창이 생물테러로 사용될 가능성 때문에 우리나라를 포함해서 주요 국가들이 두창 백신을 비축하는 대응 태세를 갖추기도 하였다. 멀지 않은 미래에 불순분자 또는 이상한 생각을 하는 사람 또는 그런 연구자에 의해서 새롭게 변형된 병원체가 등장하여 우리를 위협하게 될지도 모른다. 이런 모든 상황이 자연재해가 아니라 인재 형태로 우리에게 실질적인 위협으로 다가왔기에 결국 생물테러와 같은 인위적 요인도 중요한 신종감염병 등장의 기전이다.

9. 먹거리 산업 발달

과거와 달리 이제는 먹거리 산업이 글자 그대로 산업이 되었다. 따라서 어느 한 부분의 오염이나 병원체 침입이 전체 식자재를 오염시켜서 대량 유행을 가능하게 할 수 있는 세상이다. 이를 통해서 많은 환자 발생과 유행 지속도 가능한 실정이다. 우리나라도 2000년대 들어서 수시로 학교 급식을 통한 집단 식중독이 폭발적으로 발생한 경험이 있다. 이는 먹거리 산업의 대형화로 과거와 달리 어느 한 과정에서, 작은 부위에서 병원체가 침입하여도 결국 전체 수요처에서 문제가 발생한다는 특성을 보여준다. 게다가 광우병 그리고 vCJD에서 보았듯이 같은 동물 사료를 통해서 가축에서 질병이 생기고 이어서 그 감염된 가축을 식용한 사람에게서도 질병을 일으키는 것을 보면서 더더욱 식품 산업에 대한 관리와 주의가 필요함을 알게 된다.

10. 항생제 오남용

또한 항생제 오남용, 과용은 바로 지금의 문제이다. 이는 내성 균주 출현을 불러오고 이를 통해서 병원체에 대한 대응 수단을 고갈되게 만든다. 내성을 이겨내는 항생제 개발에는 많은 시간이 소요된다. 그러므로 항생제 개발에 주역이어야 할 제약사들에게는 유인은 적고 투자 실패의 위험도는 높은 상황이다. 게다가 계속 변이 등장 주기가 짧아진다면 더더욱 항생제 개발에 동인이 줄어든다. 실제로 영국에서 발간된 보고서를 보면 2050년이면 암으로 인한 사망보다 항생제 내성 때문에 사망하는 규모가 더 커질 것이라는 내용이 있다. 게다가 사람만이 아니라 가축 사료에도, 그리고 해양 생물 양어장 등에도 항생제가 사용된다. 무분별하게 오남용되는 항생제가 이제는 병원체 공격으로부터 우리를 지키지 못하고 도리어 위협으로 다가오는 역설적 상황이 발생한 것이다. 이를 관리하기 위해서는 원 헬스 개념으로 사람만이 아니라 가축, 수산물 등 모든 분야에서 적정하고 정확한 항생제 사용을 관리하는 정책과 실행이 필요하다.

—— 코로나19는 잠잠해졌지만, 그 코로나가 최악은 아니다

코로나19는 영악한 신종감염병이다. 그러나 아직 최악은 아니다. 처음 등장했을 때부터 위중도, 즉 중증 환자 발생이나 치명률이 과거 2003년 유행한 사스나 20세기 초 스페인 독감보다 높지 않았다. 반면에 무증상 전파, 특히 잠복기 이전에 많은 바이러스 배출량을 보이는 등 조용한 전파에 특화된 특성이 이 감염병의 전파에 큰 역할을 했다. 불행 중 다행으로 스페인 독감과는 다르게 소아나 영유아, 심지어 사회 활동이 활발한 청년층에서 높은 치명률을 보이지는 않았다. 그리고 기초재생산지수를 보더라도 초기 우한 균주는 그나마 3.0 내외 정도여서 이후 10.0을 넘어선 오미크론에 비해서는 상대적으로 작았고, 덕분에 우리에게 백신과 치료제를 개발하는 등 약물요법을 준비하고 대응할 시간이 있었다. 이러한 친절함 덕분에 우리는 백신을 개발하고, 생산 및 보급하면서 접종했고 치료제도 확보할 시간을 벌 수 있었다.

그러면 구체적으로 가장 무섭고 두려운 앞으로의 신종감염병은 과연 어떤 형태일까? 코로나와 비슷한 특징도 가질 것이되 더 강한 측면이 많을 것이다. 우선 전파가 효율적인 호흡기 전파 감염병이 가장 위협이 될 것임은 불문가지이다. 그리고 코로나처럼 무증상 감염 비율이 매우 높고, 잠복기 중에도 전파 가능하다면 무서울 것이다. 그런데 코로나19보다 더 무서운 감염병이 등장한다면 과연 어떨까? 예를 들어서, 소아 청소년에서 위중증 환자 비율이 높고 치명률이 높다면 어떨까? 우리는 모두 공포에 시달릴 것이다. 고령층이 아닌 기대 수명이 한창 남은 어린이들에게 치명적 공격을 가한다면 이것이야말로 더 무서운 위협이다. 그리고 상대적으로 긴 발현기, 즉 전체 감염병 질환이 발생하여 지속되는 기간이 길다면 어떻게 될까? 초기에 진단이 어렵고 전파 효율이 매우 높다면? 심지어 이미 등장한 백신이나 치료제에 효과가 거의 없다면? mRNA 플랫폼으로 열심히, 그리고 신속하게 백신을 개발했지만 그럼에도 불구하고 수시로 변이가 등장하되 만약 백신이나 치료제에 내성을 가진 병원체 변이가 자주, 그리고 빠르게 등장한다면? 지옥이 따로 없을 것이다. 이런 특성들이 바로 제대로 우리를 위협하는 신종감염병의 특징이 될 것이다. 얘기하고 싶은 것은 바로 이 지점이다. 코로나19를 겪긴 했지만, 아직 최악의 신종감염병은 등장하지 않았기에 앞으로 만날 신종감염병이 더 두렵다. 최소한 코로나19보다 더 우리를 힘들게 할 것이다. 영악하다 못해 인류를 지옥으로 밀어 넣을지도 모른다고 생각하고 대비해야 한다.

제8장
경험에서 얻은 방역 십계명

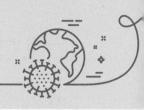

　코로나19 상황을 나름 정리하면서, 후대 방역을 책임질 담당자와 관계자 모두의 주의를 환기시키고자 소위 방역 십계명을 만들어 보았다. 과거로부터 미래를 준비한다는 마음으로 실제 경험과 반성에서 만든 것이기에 언젠가 반드시 발생할 제2, 제3의 코로나 상황에서 담당자들에게 도움이 되었으면 하는 바람이다. 코로나19 이후 영국 정부가 만든 후대 방역과 R&D 담당자를 위한 권고와는 차이가 있다. 이 십계명은 일단 개인적인 내용이며, 기술적·전문적 사항만이 아니라 방역 담당자가 가져야 하는 자세, 태도, 마음가짐, 그리고 정부 입장에서의 거버넌스와 체계 등 방역 인프라 내용까지도 담았다. 다만, 방역의 주요 요소 중 소통에 대해서는 앞에서 WHO의 위기 시 소통의 5가지 원칙을 소개했는데, 소통이 일방의 교육이 아니라 공감과 이해, 제안 그리고 듣는 사람, 즉 국민의 선택을 받아들이라는 그 대원칙으로 갈음하며 또한 보건의료 정책 제안에서 모든 회의를 공개 및 생중계하자는 주장으로도 대체한다. 또한 우리나라에 유수한 기관에 많은 전문가가 자율적으로, 그리고 적극적으로 방역 당국을 지원하고 협력해 준다. 이들과의 논의, 협력, 고민, 검토, 반성, 비판, 새로운 방향 모색 등은 과거부터 이제 앞으로도 계속 함께 해야 할 부분이다. 이를 별도로 십계명에 추가하지는 않았다. 방역 분야가 정부의 다른 어느 분야보다도 전문가들과 관계가 돈독하고 친밀하다고 자부하기에 그 부분에 대한 언급이 없음은 미리 전제하고자 한다.

—— 첫 번째, 머릿속에서 '설마'를 지워라

메르스 당시 돌아보면 항상 '설마'의 연속이었다. 설마 평택성모병원에 입원했던 환자가 1m 남짓 전파력을 가진 메르스를 전파시켰으면 과연 얼마나 전파시켰을 것인가? 설마 삼성서울병원 같은 크고 좋은 병원에서 원내에 낳은 전파가 이루어질까? 설마 다른 의료기관으로도 확산될까? 다른 어느 나라에서도 메르스가 그런 큰 유행을 일으키지 못했는데 설마 우리나라 같은 방역선진국에서 큰 유행이 생길까? 그런데 그런 설마하는 상황들이 현실로 나타나는 데 하루도 채 걸리지 않았다. 2003년으로 눈을 돌리면 중국에서 시작된 사스도 2003년 여름에 사그라들었다. 일부에서 곧 사스가 다시 등장할 것이라는 예측이 있었지만 전체적으로 다들 설마하는 분위기였다. 이런 분위기가 결국 사스 이후 크게 변화된, 달라진 세상을 만들어내지 못했다. 동물시장은 여전했으며 설마 신종감염병이 또 등장했더라도 사스 정도일 것이라 생각했다. 코로나19 초기에도 마찬가지였다. 설마 전 세계가 공중보건위기 상황에 놓이게 될까? 2003년 사스도 대충 마무리되었는데, 설마 말이다. 그런데 설마하고 생각하거나 무심하게 손을 놓고 있으면 반드시 반작용이 나타났다. 이는 예외가 없었다. 심지어 1991년 콜레라 발생 때도 그 얘기를 들었던 기억이 난다. 1970년대에도 "이만하면 콜레라 방역에 최선을 다했으니 이제 좀 잠잠해지겠지"라고 방역 담당자들이 얘기하면 곧 더 큰 사단이 일어났다고 한다. 신종감염병은 반드시 또 온다. 지금 코로나19 이후 앞으로 10년 주기설, 20년 주기설 등 신종감염병 발생에 대한 설왕설래가 있다. 그런데 신종감염병은 그 출발이 인수공통감염병이 대부분이고 인류의 규모, 즉 총 인구수는 80억에 육박하며 경제 발전 등으로 이전까지 사람이 접근하지 못한 지역에도 인간의 발자취가 들어가고 있다. 게다가 기후변화로 더더욱 신종감염병 또는 기존 감염병의 새로운 변형 출현 가능성이 높아진 상황이다. 여기에 더하여 항공 교통을 비롯해서 교통수단 발달로 전 지구가 하루 생활권이다. 일단 발생하면 그것은 발생이 아니라 발견이다. 지구상 어느 곳에서 발견되었든 신종감염병 발생 소식이 전해지면, 이제는 이미 우리나라에 들어와 있다고 생각해야 한다. 이것이 현실이다. 2009년 신종플루도 미국, 멕시코 지역 발생을 접하는 바로 그 순간에 이미 국내에도 상륙한 상황이었다. 따라서 결론적으로 '설마'는 없다고 생각하고 대비해야 한다. 설마 우리나라에 들어올까? 설마 코로나19가 발생한 지 몇 년 안 되었는데 또 다른 신종감염병이라고? 설마 우리나라 반대편 어느 곳에 발생했는데 그 머나먼 나라에서 우리나라에 들어온다고? 해외에서 발생한 신종감염병 X가 우리나라와 관계가 있을까? 설마 설마? 설마가 우리를 잡을 수 있다. 방역 담당자들은 항상 설마하고 생각하려는 순간, '아, 이제 우리나라에서 문제가 터지고 있구나'라고 반대로 생각하고 대비하고 준비해야 할 것이다. 2015년 메르스 이후, 상급 및 종합병원에 대해서는 대책을 강구했지만 요양병원과 정신병원에 대해서는 미처 대비하지 못하였다. 설마 이곳에서 다시 발생할까? 아니다. 반드시 발생할 것이다. 감염병 X가 닥치면 가장 먼저 무너질 곳이 요양병원, 정신병원이다. 의료 관련 감염 대응을 위해서 재정과 인력, 그리고 법적 의무를 부과하고 교육과 훈련이 이루어지도록 해야 한다. 설마 설마 하다가는 다음번에도 똑같이 되풀이될 것이다.

—— 두 번째, 마음속으로
항상 최악을 상정하라

　　　　　　　　처음 겪었던 1991년 국내 콜레라 발생도 결국 발생할 만큼 발생하고 종료되었다. 코로나19도 초기에 방역 분야에서 성과를 보였다고 일부에서 얘기하겠지만, 결국 전 국민을 충분히 감염시키고 3년이 지나서야 가라앉았다. 메르스는 말할 것 없이 경로 중에서 최악의 상황만을 계속 골라내었다. 입원 병원 곳곳을 돌아다닌 격리환자, 이 병원에서 저 멀리 서울로 이동한 환자, 그리고 입원을 위해서 응급실에서 3일을 머물며 충분히 주변을 감염시킨 환자 등등. 기억하고 경험했던 상황에서 항상 최악의 경로를 밟아서 진행했다. 코로나19도 예외가 아니었다. 코로나 기간 중 항상 코로나19가 어쩌면 이다지도 방역의 허점을 잘 파고들까 하고 생각했다. 그런데 곰곰이 돌아보니 그것은 당연한 이치라는 걸 깨달았다. 방역 대책을 잘 준비하면 그 대책이 준비된 상황은 예방되고 차단되기에 발생하지 않는다. 그러니 준비가 안 된 곳, 즉 방역 대책이 준비되지 않은 곳만 항상 문제가 발생하기에 이런 현상이 생기는 것이다. 감염병이 영민해서가 아니라 준비가 안 된 부분에서 문제가 생길 수밖에 없기에 그렇게 된다는 얘기다. 따라서 신종감염병이 발생하면 일단 생각지도 못한 최악의 상황이 곧 발생한다고 각오하고 대비해야 한다. 전쟁을 생각해 보면 쉽게 이해가 된다. 최근 이스라엘 가자지구에서 전쟁이 진행되고 있지만 중동전쟁도 항상 기습, 즉 예상외의 공격에서 시작되고 진행되었다. 우리도 전쟁을 막기 위해서 대비하지만 대비하는 곳으로 공격하는 바보가 어디 있겠는가? 항상 적은 우리의 허점, 대비하지 못한 부분, 생각하지 못한 방법과 지역으로 기습할 것이다. 드론, 후방, 땅굴, 생물테러, EMP탄[1] 등등 공격도 창의적이어야 하고 기습적이어야 그나마 성공 가능성이 높지 않겠는가? 병원체도 인간을 공격할 정도면 우리의 허점을 충분히 간파하고 빈 곳을 이미 찾은 상태에서 유행 공격을 시작하는 것이다. 따라서 처음 시작부터 계속 최악의 상황으로 진행된다고 생각하고 대응해야 한다. 만약 일정한 시간이 지나고 감염병 X가 조용해진다면 그것은 진짜 상황이 잠잠하고 안정되는 것이 아니라 새로운 문제가, 아니 새로운 유행이 발밑에서 터지고 있다고 생각해야 한다. 그리고 그 상황은 미처 생각하지 못한 것이기에 최악일 수밖에 없다. 따라서 결국 방역 당국은 겉으로야 꿋꿋하게 방역에 몰두하지만 머릿속에서는 차갑

---

1   보통 '핵 EMP(Nuclear electromagnetic pulse·NEMP) 무기'를 뜻한다. 지구 표면으로부터 수백~수천 킬로미터 상공에서 핵무기를 폭발시켜 전자기펄스를 통해서 정밀 기기의 집적회로를 태워서 사용하지 못하게 한다.

게 항상 최악의 상황을 상정하고 준비해야 한다. 코로나19 당시 신천지 유행이 잠시 줄어들고 상황이 개선되자 진짜 생활 방역으로 이겨내는 건 아닌가 하고 우쭐해지는 시기가 있었다. 그런 마음이 여지없이 깨지는 데는 그리 오래 걸리지 않았다. 이미 그런 여유와 사치가 방역 담당자 마음에 있는 그 순간에 유흥시설을 중심으로 밀접 접촉이 이루어지고 있었고 이런 시설, 네트워크를 통해서 스멀스멀 전파된 사례가 모이고 집합되어 서울에서 돌출된 것이 바로 코로나19의 이태원 유흥시설 집단 발생이었다. 코로나 백신이 신속하게 허가되었고 확보되고 접종을 시작하는 그때 이미 이전에 진행된 변이들이 계속 더 빠른 속도로 변이를 만들어 내면서 이후에 더 큰 유행, 즉 오미크론에 의한 대유행으로 정점을 찍었다. 초기에 비말전파라고 판단한 코로나19가 결국은 공기전파, 호흡기전파라고 판명된 것도 심지어 코로나19 이후 후유증을 만들어 낸다는 것조차도 언제나 어려운 도전을 계속하는 감염병 X의 모습을 우리에게 보여준다. 자 그렇다면 다음번에 등장할 감염병도 어느 정도 윤곽이 드러난다. 곧 등장할 감염병 X는 이런 모습일 것이다. 우선 등장하는 형태는 코로나19와 마찬가지로 인수공통으로 동물시장을 중심으로 생성되어 호흡기전파로, 조용한 전파, 즉 무증상 전파를 많이 보이면서 긴 잠복기와 긴 전파 기간을 보이리라. 다만, 전파 기간 중 되도록 초기 조용한 전파 기간에 많은 병원체를 밖으로 뿜어내리라. 코로나19와 달리 영유아, 소아에게서도 중증을 일으켜서 안 그래도 부족한 소아청소년과 의료진을 더 필요로 하게 하리라. 상대적으로 더 위중증을 일으키면서 높은 기초재생산지수로 우리를 몰아치리라. 기존 치료제 어느 것도 효과가 없으며 백신을 제조하려는 노력에 시간을 많이 주지 않으면서 순식간에 전 세계로 전파되리라. 그나마 이미 확보된 기술로 병원체를 분석하고 mRNA 플랫폼으로 백신을 제조하지만 그 속도에 비해서 훨씬 더 빨리 변이를 지속적으로 만들어내어 이미 제조된 백신의 효과를 떨어뜨리리라. 거기에 우리는 자가증폭백신, 광범위백신 등 신기술로 대응할테지만 그런 백신의 제조와 개발로 종료가 된다 해도 이미 충분히 우리를 괴롭힌 후에야 사그라들 것이다. 심지어 의료계가 이 지경인 지금 신종감염병 중환자가 쏟아지고 대량 발생한다면 어떻게 대응할 것인가? 그때는 소위 해외로부터 수입할 의사도 없을 텐데 말이다. 국가 지도부는 항상 전쟁을 생각하며 안보를 굳건히 하듯, 지나가는 코로나를 생각하며 방역 그리고 보건의료정책을 추진해야 한다.

—— 세 번째, 항상 깨어있어야 한다

앞서 얘기한 대로 감염병 발생에는 액운이 있다. 2009년 신종플루가 발생했다고 통보받은 날, 2003년 해외에서 먼저 발생한 사스가 소위 괴질 발생으로 언론에 보도되던 날. 모두 묘하게 다 금요일 오후 또는 주말이었다. 일주일이 분명히 7일인데 주말이라면 확률적으로도 2/7라 낮은 확률이지만 언제나 급박한 상황은 이완된 또는 풀어진 시간대에 발생하고 우리를 엄습한다. 2020년 최초로 국내 언론에 코로나19의 전조가 보도된 것도 1월 1일 신정 공휴일이었다. 신종감염병 병원체가 사람도 아니고, 일부러 그런 작전 계획을 수립한 것도 아닐텐데, 어떻게 기가 막히게 방심하기 쉬운 시간대에 그런 시기를 노리는지 참 알다가도 모를 일이다. 마치 전쟁을 준비하면서 적의 방심한 틈을 노리듯이 말이다. 하긴 당당하게 밀고 들어오는 바보 같은 공격자는 없을 테니 이러한 신종감염병의 공격은 바로 전형적인 침략자의 모습이라고 불러야 할 것인가? 어쨌든, 방역은 공격이 아니다. 방역은 일단 수비이고 방어이다. 방어자는 언제나 긴장하고 있어야 한다. 24시간 긴장하고 항상 깨어있을 수밖에 없다. 물리적으로 불가능하다면 아예 그런 체계를 방역시스템 내에 만들어야 한다. 사람에 의존해서가 아니라 흔한 말로 시스템으로 움직여야 한다. 즉, 성실한 방역 담당자가 자리에 있으면 감시망이 잘 작동하고 나태한 사람이 근무하면 상황이 엉망이 되는 일이 일어나서는 안 된다. 감시체계와 방역체계를 굳건히 하고 누가 담당하든, 누가 그 순간에 그 일을 하든 차질없이 수행토록 해야 한다. 불시에 훈련도 해야 한다. 마치 전쟁을 대비해서 전쟁 모의훈련(워게임)을 하듯 상황을 부여하고 실전처럼 연습해야 한다. 상황실에서 비상 근무하는 것이 그냥 책상에 앉아있는 근무가 아니라 실제 대응하기 직전의 자세를 유지해야 한다. 그것이 방역 당국자의 운명이다. 같은 상황에 놓인 많은 공직자들이 있다. 군인, 소방관, 경찰 등등 우리의 안전을 지키는 공직자가 다 마찬가지다. 방역 당국도 같다. 항상 깨어있어야 한다. 역사는 반복된다. 신종플루도 마찬가지였고 코로나19도 그랬다. 24시간 돌아가고 언제든 가동되도록 절대 잠자지 말아야 한다.

—— 네 번째, 감염병 발생에 대해서는
   심지어 떠도는 소문까지도 감시하라

서두에 코로나19를 처음 접한 신문 기사를 소개했었다. 동아일보 2020년 1월 1일 자 16면 기사였다. 우리나라에 첫 유입 확진자가 발견되기 20일 전이고 중국에서 상황이 발생한 지 최소한 한 달은 지난 시점이라고 했었다. 결국 언론 보도가 정식 상황 발생 파악보다 훨씬 더 빨랐다. 아마도 중국 내에서 이에 대한 소문은 훨씬 더 이전에 횡행하고 있었을 것이다. 심지어 해당 지역인 우한시 내에서는 어쩌면 2019년 12월 이전에도 소문처럼 번지고 있었을지 모른다. 감염병이 확산되면 우선 환자 발생 인근의 사람들, 즉 가족, 동거인 등등 모두가 이를 알게 된다. 보건 당국도 당연히 알게 되고 이런 당국자들의 가족, 이웃도 심상치 않은 상황에 귀를 기울이게 된다. 환자가 입원한 의료기관, 그 기관 종사자들은 물론 출입자, 다른 환자들까지 건너 건너 소식에 귀를 기울인다. 이런 소식원을 통해서 점차 내용이 퍼져 나간다. 마치 유튜브를 통해서 슬슬 정치권 풍문이 입소문을 타고 전국에, 아니 세계로 퍼지듯 말이다. WHO에 있던 시절, 이종욱 총장 말이 떠오른다. WHO에는 이런 말이 있다고 한다. 어떤 일이 발생하면 그걸 단 한 사람이 알아도 그 직원이 벽에다 대고 그 소식을 얘기하면 벽을 타고 1시간 내 WHO 본부 전체에 소문이 난다고. 그러면서 이 총장은 절대 혼잣말도 하지 말라고 농담으로 얘기했었다. 그런 소문, 풍문, 뒷말을 타고 퍼져나가는 감염병 소문이 SNS, 이어서 언론 취재망에 올라타서 보도되기도 한다. 당국의 개입 그리고 검사 결과 등도 술술 새어나가는 형국이 된다. 결국 공식 발표나 확인 이전에 언젠가 이미 온라인에서 찾아볼 수 있는 상황이 된다. 이런 일이 코로나19 때 이미 중국 내에서 일어난 것이다. 이를 국내 언론에 전한 것이 2020년 1월 1일 기사였다. 과거 2010년 신종플루 직후에 당시 연세대 보건대학원 채영문 교수 지도하에 학위 논문을 준비하던 한 학생 얘기를 들었다. 그의 아이디어는 검색량을 통해서 인플루엔자를 감시하자는 생각이었다. 각종 포털 검색에서 인플루엔자와 연관된 단어 예를 들어서 감기, 독감, 타미플루 등의 단어 검색이 늘기 시작하면 이를 토대로 인플루엔자 감시체계에 보완적으로 활용하자는 의견이었다. 나는 그 학생의 의견에 바로 동의했었다. 기존 표본의원 천 여개를 대상으로 호흡기 증상 내원자 규모를 감시하는 공식적 체계 외에 부가적으로 또 보완적으로 각종 감시체계가 더해 진다면 얼마든지 환영할 일이다. 기억으로는 당시 구글 검색량을 확인하니 대체적으로 인플루엔자 유행 시기 조금 전에 검색량이 늘어남을 알 수 있었는데 이러한 시도는 매우 창의적이었다.

이제 우리는 신종감염병과 관련해서 정식 신고, 감시체계를 통한 파악은 기본으로 하고 거기에 더해서 유사한 언론, 소문 등도 모니터링 해야 한다. 법의 테두리 내긴 하지만 대상을 정해서 검색 활동도 모니터링할 수 있을 것이다. 해외의 상황도 관심을 가지고 해외 언론, 주요 기관 사이트, 심지어 비공식적 사이트이지만 이미 많은 온라인에서 새로운 감염병이나 의심 사례에 대해서 조사하고 공개하는 사이트도 있다. AI 등을 이용해서 매일 거의 실시간으로 들여다봐야 한다. 이를 담당하는 인력과 조직, 그리고 이들에게서 수집되는 정보를 정기적으로 매우 신속하게 방역 당국이 점검하고 확인해야 한다. 이때 원 헬스 개념에 충실하게 수의학 전문가, 전문기관, 담당기관과 평상시부터 협력하고 논의해야 한다. 물론 정식 감시체계 즉 의료기관, 실험실 검사기관, 표본기관, 학교 등을 대상으로 하여 법적, 지침에 기반한 정규 감시체계도 철저히 가동하고 준비해야 한다. 그리고 하수의 폐수에 대한 감시 등 다양한 감시도 실시해야 한다. 그리고 미래엔 생물테러를 생각해서 일반 공기를 포획하여 병원체를 찾아보는 방위 개념의 감시체계 등 다양한 체계를 가동해야 하겠지만 일단 정보원에 따라서는 소문까지도 잡아내는 능력을 보유해야 한다. 이는 어쩔 수 없는 현실이고 과거로부터 배운 바이다. 마침 WHO에서도 모든 오픈 소스에 대한 감시를 모토로 감시체계 확장을 주도하고 있다. 이러한 흐름을 통해서 최대한 이른 시기에, 기존 공식 체계가 놓치거나 아니면 해당 국가에서 투명하지 못한 감시로 발생이 감춰지더라도 그 흔적을 찾아내는 일이 가능해지면 그만큼 신종감염병에 대한 대응이 빨라지고 따라서 피해를 더 줄이면서 준비에 걸리는 시간을 더 많이 벌 수 있을 것이다.

—— 다섯 번째, 고개를 들어 해외로 눈을 돌려라

1918년 시작된 스페인 독감 발원지는 미국 캔사스 주 특정 지역으로 추정된다. 여기서 시작된 새로운 인플루엔자가 참전 군인을 통해서 유럽으로, 전 세계로 퍼져나간 것이다. 2003년 사스, 2019년 코로나는 모두 중국이 발원지로 판단된다. 전체적으로 매년 최소 1개 이상 등장하는 신종감염병은 결국 한반도 이외 지역, 즉 상대적으로 면적이 넓고 다양한 기후대에 걸쳐져 있으며 인구도 많고 따라서 인수공통 감염병에 노출될 기회가 많은 지역에서 발원한다. 2024년 4월 한국을 다녀간 영국 질병관리기구(Health Security

Agency)의 수장인 제니 해리스 박사 발표물을 보면 거의 매년 중국, 동남아, 아프리카 등지에서는 신종감염병이 등장하거나 재발했음을 알 수 있다. 이렇게 발생한 신종감염병들은, 코로나19를 비롯해서 모두 해외 유입 형태로 우리나라에서 발견되었다. 결국 해외 특정한 나라에서 출발한 신종감염병이 대체로 항공교통 이용자를 통해서 우리나라에 들어오는 형상이다.

우리나라는, 여러모로 신종감염병, 인수공통감염병이 새롭게 등장하기에 적합한 환경은 아니다. 2003년 사스는 중국 광동성 지역, 2009년 신종인플루엔자는 미국, 1918년 스페인 독감도 미국, 에이즈는 아프리카, 에볼라 등 출혈성바이러스감염병은 아프리카 지역, 결국 해외에서 시작되고 출생한 신종감염병이 들어온다. 우리의 눈은 국내는 기본이고 일단 밖으로 우선해서 향해야 한다. 해외감염병 감시 기구나 사이트, 단체 등을 아울러서 같이 협력하고 정보를 교환하며 모니터링해야 한다. 이때 반드시 소문이나 언론 보도까지 파악하는 노력이 필요하다. 필요하다면 법적, 윤리적 테두리 안에서 AI를 활용해서 정보를 찾고 정리하고 분석해 보는 시도도 해야 할 것이다. 우리 스스로 안전을 위해서 전 지구를 감시해야 한다. 이것도 운명이다.

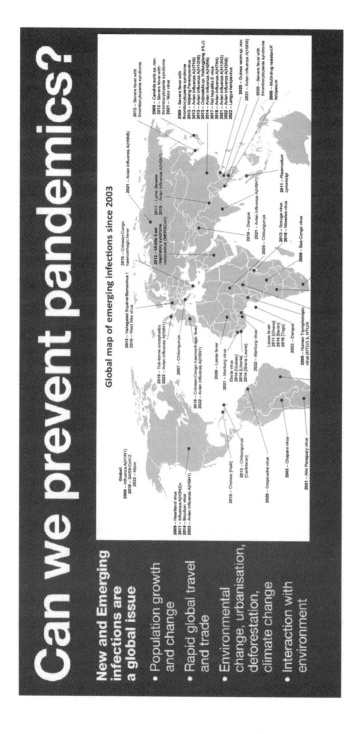

영국 질병관리청(Health Security Agency) 청장인 제니 해리스(Jenny Harries) 교수가 2024년 3월 25일 연세대 보건대학원에서 발표한 주제 강연 (제목:Public Health: towards our future).

—— 여섯 번째, 미리 연습하라

2012년 당시 질병관리본부 감염병관리센터장으로 근무하면서 미국 측 주도로 글로벌보건안보구상(GHSA, Global Health Security Agenda)에 직접 관여하였다. 사실상 백악관 안보보좌관실 주도로 당시 2014년 국경없는 의사회 활동을 하던 미국 의료진이 에볼라에 감염되어 미국 내에서 확진된 것을 세기로 우리 측에 생물테러를 포함해서 각종 보건 안보 위협에 같이 대응하고 구체적으로 공동 대응연습을 진행하자고 제안해 왔다. 당시 정부 내에서 미국과 적극적인 협력에 호응하여 청와대 주철기 외교안보 수석이 직접 챙기면서 2015년 제2회 GHSA 정상회의를 서울에서 개최한 바 있다. 개인적으로 GHSA에서 얻은 것 중에서 가장 기억에 남는 것은, 주한미군이 용산기지 외곽에 약 10군데 이상 자동 공기 포집 및 병원체 분석 기기를 설치한 것을 확인한 점이다. 당시 그 해당 기기를 직접 방문하여 현장 확인까지 했었는데, 미국은 본토 주요 대도심에 이런 기기를 설치하고 계속 공기 포집을 통해서 생물테러에 대비한다는 발표를 보았다. 미국도 그러한데 하물며 생물테러를 저지를 가능성이 높은 적국인 북한과 맞대고 있는 우리는 그걸 하지 않고 있다는 것이 충격이었다. 우리도 그런 유사시에 대비한 체계를 가동해야 하고, 전 세계적으로 어떠한 위협에 어떠한 방법으로 대응하는지 끊임없이 알아보고 협의하고 고민하면서 대응책을 마련해야 한다.

GHSA와 관련해서 의전적 행사에 앞서서 얘기하고 싶은 것은 공동연습이다. 우리는 이미 매년 을지훈련을 통해서 전시에 감염병 창궐에 따른 모의훈련을 실시해왔다. 다만 이때는 의료적 상황, 전쟁 상황이기에 감염병만 위주로 하는 훈련은 아니었다. 그런데 GHSA에서 시행하는 훈련은 글자 그대로 감염병에 대한 훈련으로 주로 불순분자에 의한 병원체 테러에 대응하는 훈련이었다. 당시 질병관리본부 젊은 직원들을 중심으로 본인들이 북한 또는 테러 집단이라고 생각하고 다양한 공격 아이디어를 내라고 하자 지하철 2호선에 탄저 포자를 유출하거나 드론으로 시내에 살포하는 방안 등을 제시한 기억이 난다. 정말로 다양한 공격 방법이 있다는 것을, 준비하는 우리 스스로 인식하는 계기였다. 이제 그러한 모의훈련을 여러 목적으로 시행하여야 할 것이다. 첫째, 신종감염병의 무서운 특성을 미리 생각해보는 계기가 될 것이다. 둘째, 가장 중요한데, 시나리오에 따른 우리 대응을 점검할 계기가 될 것이다. 셋째, 이를 통해서 우리 방역 인력의 경험을 축적하고 이어 나가는 중요한 기회가 될 것이다. 이왕이면 이런 훈련을 기존 외교 네트워크를 통해서 다양한 국가들과 함께 해보는 것도 상호 도움이 되고 유사시 우리에게는 큰 자산이 될 것이다. 선진국끼리가 아니더라도 아세안 국가들과 같이 훈련함으로써 그들 지역의 상황을 우리도 같이 파악하면서 고민하고 유사시 공동 신약 개발, 즉 우리가 개발한 백신이나 약제의 임상실험을 해당 국가와 같이 시행하는 등 실질적인 도움을 서로 주고받을 수도 있을 것이다.

앞에서 코로나19 기간 중 거리두기 정책의 근거를 소개했다. 모델링을 통해서 치료제와 백신 등 개인적 거리두기 수단이 없는 상황에서 사회적 거리두기만으로 제한적 자원을 가진 의료 대응, 즉 중환자실, 입원실 능력을 상정하여 이를 감당할 유행 규모를 유지하는 거리두기 방안을 시뮬레이션한 후 취해진 조치라는 것이다. 이는 미리 연습하고 대비한 결과이다. 모델링도 인플루엔자 유행을 상정하여 이미 만들어 놓은 모델링, 즉 이론역학을 통해서 상황을 분석한 것이다. 이런 준비를 평상시, 아니 지금 바로 해놓아야 한다. 수시로 연습하고 확인하고 준비해야 상황이 발생했을 때 그나마 당황하지 않고 선제적 대응도 가능하다. 전쟁에 대비하면서 작전 계획에 따른 워 게임을 통해서 장단점을 파악하고 피해 정도와 최종 전쟁 결과를 예측한다. 이는 결국 향후 전쟁을 막고 만약 일어난다면 피해를 최소화하고 종국적으로 승리하기 위함이다. 마찬가지로 방역에서도 워 게임을 하듯 수시로 연습하고 결과를 예측해 봐야 할 것이다. 우리 약점도 드러내고 그 부분을 보완하기 위한 예산확보, 조직확충 등에 근거를 확보해야 할 것이다.

방역은 오케스트라이다. 연주를 위해서는 지휘자만으로 되지 않는다. 각 악기마다 구성원이 모여서 같이 연습하고 조율하여 명연주를 만들어 내듯 방역에 있어서도 모든 관계관들, 조직, 일선 관련 인력들이 움직여 봐야 하고 같이 일하고 적응해 봐야 한다. 쉽게 얘기해서 개인 보호구를 그림으로만, 지침으로만 접해서는 부족하다. 직접 입어보고 활동해 봐야 한다. 마치 의학이 이론만이 아니라 손으로 온몸으로 훈련받고 현장에서 적용해 봐야 한다는 점과 같다. 가끔 오케스트라가 외부 초청 연주자와 다양한 공연을 하듯 우리도 그런 기회를 가져야 한다.

—— 일곱 번째, 무기 확보에 최대한으로 투자하라
: 백신이나 치료제는 일단 최대한 확보해야 한다

이는 코로나19 백신 구매와 관련된 교훈이다. 우리는 이미 성공한 플랫폼, 즉 에볼라 바이러스의 임상시험을 통해서 성공이 확인된 벡터 플랫폼 백신을 우선 순위에 놓았었다. 벡터형 백신은 다른 바이러스, 즉 인체에 해를 일으키지 않을 다른 병원체의 일부 구조물에 우리가 항체 생성을 필요로 하는, 대응해야 하는 병원체 구조를 심어서 몸에 주입하고 이에 대한 항체 형성을 유도하는 방법이다. 코로나19 기간 중 아스트라제네카 백신이 이에 해당한다. 2020년 중반기까지 mRNA 플랫폼 백신이 성공하리라 예측한 국내 전문가는 없는 상황이었다. 백신 구입에 대해서 많은 재원과 성공 위험이 있기에 예산 당국의 완강한 입장도 경제부처로서는 당연한 반응이다. 그럼에도 전쟁 중에 일단 이기고 봐야 하는 상황에서 어떠한 결정을 해야 하는지 이제 우리 모두는 알고 있다. 모든 가능성을 높게 보고 일단 전체적인 가능성에 대해서 최대한으로 투자해야 한다. 거기에 대해서 낭비 또는 불필요한 투자 등등의 언급이나 평가는 안 해야 하며 이후에 일어나는 여론, 언론의 비판이 있을 경우 이는 담당 기관장이 앞장서서 설명하고 막아야 한다. 일단 화이자, 모더나가 연이어 mRNA 플랫폼의 백신 개발에 성공하자 그 기술을 확보하지 못한 국가들, 또는 백신 확보에 그제야 발등에 불이 떨어진 국가들이 mRNA 백신 특허 유예 등을 얘기하면서 백신 확보에 사활을 걸었다. 그런데 입장을 바꾸면 mRNA 백신은 그야말로 오랜 기간에 걸친 연구와 개발, 지원 노력의 결실이다. 예를 들어서, 1953년 DNA 이중나선 구조 확인까지 거슬러 올라가고, 이어서 1987년 로버트 말론(Robert Malone)의 mRNA와 단백질을 섞은 혼합물에 세포를 넣어두자 세포에서 외부에서 들어온 mRNA정보를 받아들여서 그 정보에 따른 단백질을 생성한다는 발견, 이어 수많은 실패를 거듭한 끝에 바이오엔텍사의 우구르 사한(Ugur Sahin)이 체내에 직접 mRNA를 주입하는 방식으로 개발을 시도했다. 2023년 노벨상 수상자인 카탈린 카리코(Katalin Kariko)와 드류 와이스만(Drew Weissman)이 2007년 우리딘 염기를 치환해서 면역반응을 피하는 기술을 개발에 성공했다. 피에터 컬리스(Pieter Cullis)가 지질나노입자를 개발하면서 전달기술도 확보되었다. 이러한 긴 여정 끝에 그리고 수많은 사람들의 노력 끝에 결국 오늘날 백신 성공으로 이어진 것이다. 이 과정에서 미국 정부의 전폭적인 지원이 있었는데 예를 들어서 국방부 산하 방위고등연구기획국에서 2010년부터 기술과 자금 지원을 하였고 가장 결정적인 것은 코로나19 이후 100억 불 연구비를 이 분야에 지원한 것이다. 이때 화이자는 2억 불, 모더나는 15억 불을 지원받았고, FDA는 허가 과정을 직접 제조사와 현장에서 같이 하면서 진행하여 최단 기간 내에 성공시킨 것이다. 미국이 괜히 선진국이 아니다. 그들은 최대한으로 투자했고 이를 십분 활용해서 방역에 몰두했다. 그런데 이런 오랜 노력과 투자를 외면하고 당장 기술을 공유하자거나 특허를 유예하자는 말은 애시당초 받아들여질 얘기가 아니었다. 기술력이 뒤처지면 도박이라도 하는 심정으로 아니, 전체 국민들의 생명보험을 위해서 예산을 낭비해도 좋다는 각오로 올인할 수 있어야 한다. 우리나라가 코로나19 백신의 모든 가능성에 확률상 실패를 각오하고 전체 국민 수만큼 선구매 계약을 했어야 한다는 의미이다. 이미 지난 일에 그런 얘기를 누가 못하겠느냐고 할 것이다. 맞는 말이다. 그렇게 하지 못한 나 자신부터 반성하고 뉘우친다. 다시 그런 상황이 온다면 최대한으로 투자해야 한다. 전쟁을 대비하는 최신 무기에 우리는 많은 예산을 투자한다. 만들지 못하면 사와서라도 가지고 있어야 한다. 그래야 국민들이 안심하고 의료진이 담대하게 자기 일에 집중할 수 있다. 과거로부터 배워야 한다고 하지만 잊지 말고 백신 이외에 치료제, 진단제제, 기타 방역과 관련된 도구에 대해서 우리가 직접 만들고 활용하지 못하면 최대한으로 투자하되, 위기 시가 아니라 감염병이 유행하지 않는 평상시에도 그렇게 해야 한다.

—— 여덟 번째, R&D없는 방역은 사상누각이다

　　　　　　2009년 신종플루도 백신과 타미플루 투입으로 진정되었다. 코로나19를 거리두기로 버틴 이유는 바로 백신과 치료제가 만들어질 때까지 이미 보유한 병상 등 의료 대응 능력이 감당할 정도로 발생 수준을 떨어뜨리기 위한 임시 방책이었다. 즉, 전쟁을 끝낼 수단은 결국 백신과 치료제 등 기술의 산물이기에 방역의 완결은 기본적으로 R&D에서 이루어지는 성과가 결정한다. 마치 전쟁의 최종 승리가 흔히들 경제력의 대결이라고 하듯, 무기가 결정한다는 것인데 이는 바로 연구개발로 신기술을 가진 자가 최후에 승리한다는 것이며 병원체에 이기기 위해서도 기술력을 가진 자가 되어야 함을 의미한다. 코로나19 때 드러난 우리의 연구개발 체계, 능력, 성과는 객관적으로 봐도 잘해야 중진국 수준이다. 겉으로 보이는 예산 규모, 피인용 논문 등의 규모에 현혹되어서는 안 된다. 우리는 이란이나 쿠바보다 못한 수준이다. 다시 말하지만 우리는 mRNA 플랫폼 기술을 확보하지 못했으며 그나마 합성항원 기술로 개발한 백신도 전 세계에서 백신으로 33번째, 국가별 순위로도 16번째로 코로나19 백신 개발에 성공한 성적표를 가지고 있다. 심지어 지금 당장 악성변이의 코로나19가 등장하면

제조사에 손을 벌리고 물량을 확보하는 데 전전긍긍해야 할 처지이다. 냉엄하게 우리 스스로를 돌아봐야 한다. 연구개발 체계도 하위 수준이다. 산재한 거버넌스, 서로 제각각 진행하고 있는 정부 부처들, 그 와중에 미국 체계를 본떠서 진행하는 사업들, 예를 들어서 한국형 ARPA. 모두 성공이 보장되지는 않는다. 코로나19 이후 달라진 세상의 최대 화두이자 반드시 수행했어야 할 R&D 체계 개편이 공염불이 되었다. 예산 운용이 아니라 거버넌스 체계를 바꾸고 개선해야 하는데 기득권, 제각각 수행 등 부처 이기주의를 여전히 뚫지 못하는 모습을 보면서 실소하게 된다. 세계 각국 중 맨 앞에서 연구에 매진하는 미국조차 Project Next를 통해서 50억 불의 재원으로 코로나에 대한 광범위 백신, 점막 백신 그리고 항체치료제 개발에 투자하였는데 우리는 거꾸로 연구 개발 전체 예산을 삭감하고 나아가서 코로나 관련된 연구 개발 지원도 지지부진한 상황이다. 연구 개발로 얻어지는 기술방역은 든든한 방역 수단이자 국민들을 안심하게 하고, 당당하게 하루를 살아가게 하는 힘이자 경제적 수단도 된다. 코로나19 기간 중 국립보건연구원이 질병관리청에서 독립하지 못한 안타까운 모습을 보면서 이를 실현하지 못한 데에 반성하고 또 자책했다. 나는 보건복지부 산하에 질병관리청, 국립보건연구원, 식약처가 삼각편대로서 이상적이고 균형적으로 일사불란하게 방역과 연구 개발을 해야 한다는 주장을 늘 해왔다. 그런데 그 첫단추인 국립보건연구원의 독립이 일부 전문가들의 반발로 인해서 없던 일이 되어버린 것은, 원장 재임 기간 여러 내부 업무 중에서 개인적으로 가장 아픈 기억이다. 앞으로 우리나라가 또 다른 감염병 X를 다시 만나면 과연 커다란 연구 개발 성과를 거둘 수 있을까? 이제라도 바이오 R&D를 일원화하고 전문적으로 기획하여 연구자들이 마음껏 연구할 수 있도록 해 주자. 그것이 방역의 시작이기도 하다. 방법은 우리 모두 알고 있다. 진정한 개혁은 출발선부터 정확하고 강하게 나가야 한다. 이미 윤석열 정부 인수위 때 코로나 대책 발표를 보면서 강력한 방역 분야 개혁이 보이지 않아 매우 실망스러웠지만, 아직 시간이 있으니 앞으로 언젠가 제대로 개선되기를 바랄 뿐이다.

—— 아홉 번째, 방역 담당자들의 미래 경로를 만들어라

방역은 힘든 업무이다. 전문성과 함께 경험도 축적이 되어야 하고 현장에 대한 이해와 실무 경험도 반드시 필요하다. 개인보호구를 입고 역학조사를 하거나 검체를 채취하거나 혈액을 확보하는 등 일선에서 일한 경험도 필요로 한다. 방역 업무를 하다 보면 일 년 연중 쉼 없이 긴장해야 한다. 공휴일, 휴가 등이 사치가 된다. 방역은 잘되면 그냥 넘어가지만 실패하는 경우도 다반사다. 감염병은 만만치 않은 병원체들이기에 그들로부터 공격받아 전투에서 패하게 되면 나중에 전쟁을 이기더라도 고통을 겪게 된다. 감사원 조사를 받고, 국회에서는 국정조사를 받고, 나아가 내부적으로 질책도 당연히 뒤따른다. 감사원 감사는 받으면서 이미 올가미를 씌우고 진행한다고 느끼게 되며 그런 때에는 북받치는 울분과 함께 스트레스 그리고 절망감이 밀려오는데 그러면서 결국 이런 업무를 계속해야 하나라는 본질적인 질문에 마주치게 된다. 그러니 과연 누가 이 업무를 하게 될 것인가? 마치 필수 의료와 비교할 수 있을 것이다. 보건복지부 내에서 방역은 3D 업무인데다가 위험하고 보상은 적으며 문제가 터지면 그때 부과되는 책임은 어마어마하다. 게다가 옆에서 다른 일과 비교하면 더욱 절망하게 한다. 즉, 건강보험업무나 국민연금 업무처럼 든든한 산하 기관에, 정책 효과가 엄청나고 보람과 함께 승진 그리고 먼 훗날 퇴직 이후에도 뭔가 경제적 활동에 도움이 되는 분야가 바로 옆에 있는데, 전혀 그러하지 않은 이 방역 분야에 누가 인생을 걸려 할까? 메르스 비상 근무 당시, 당장 타 과 근무 중인 직원 중 방역 비상 근무자를 차출할 때 하던 말이 기억난다. 흔히들 누가 과거에 이런 방역 업무를 했었지? 라고 물어보게 된다. 비상시 직원들을 차출할 때 우선 유경험자를 찾게 된다. 그러니 아예 처음부터 발을 담그려고 안 하는 것이다. 메르스 당시 질병관리본부를 제외하고 중앙 부처인 보건복지부 내에서 처벌 또는 징계받은 관료는, 오직 나 혼자였다. 그런 처분 진행 상황과 그 결과도 방역 업무의 미래를 더 어둡게 한다. 더러운 쓰레기를 치우고 깨끗하게 만드는 일을 직접하는 사람은 위험에 처해 고생을 겪고 있는데, 옆에서 우아하게 지시하고 문서를 만들고 보고를 하고 회의 때 화면에 등장하는 사람들은 따로 있고 퇴직 이후에 각종 협회로 이동하는 사람들도 따로 있다면, 누가 어두운 곳에서 힘든 일을 하려고 하겠는가? 방역을 담당하는 일선, 그리고 중견 간부들, 특히 기술 전문 관료들을 위무하고 격려할 거버넌스와 승진 경로가 명확하게 갖추어져야 한다. 이 길을 걸으면 어디까지 갈 수 있다고 보여주어야 한다. 물론 더 중요한 것은 실패나 실수에 대해서 책임은, 실무선이 아니라 최고 지휘자가 져야 한다. 그리고 실무진에 대해서 제발 내용도 잘 모르는 감사원 직원들의 닦달과 몰아침은 절대 없어야 한다. 국회도 마찬가지로 지나간 일에 대한 개선이 아닌, 잘못을 고함이나 감정으로 도려내는 일은 없어야 한다.

중앙에는 이제 질병관리청이 설립되어 거버넌스가 정리되었다. 하지만 식약처가 '처'로 승격된 상황에서 건강에 대한 안전을 지휘하는 기관이 청으로 자리한다는 것도 상대적으로 비교하기가 우스운 상황이다. 지구상 우리를 제외하고 어느 나라에서 식약 규제 기관이 질병을 총괄하는 기관보다 높은 위상을 가지는지 도저히 찾을 수 없었다. 중앙 정부 조직의 비상식은 일단 접어두고, 지방자치단체의 경우, 버젓이 보건환경연구원이라는 기관이 있는데 이를 활용하지 못함은 또 무슨 낭비인가? 이들을 각 시도 단위의 질병관리청으로 역할을 하도록 개편하고 일선 보건소, 보건소장 직을 거쳐서 지방에 보건환경연구원, 아니 개명해서 지방 보건청에서 일하고 직위를 가지도록 해야 한다. 이들 기관에서 근무하는 실무 직원들이 경력 중간에 해외 훈련 기회도 가지도록 하고, 시도 단위에서 건강 정책을 수립해서 직접 집행하도록 해야 한다. 그것이 방역을 강하게 하는 방법이다. 전쟁에서 기계화 능력이 중요함을 알면 기계화부대를 창설하는 등 조직을 만들 듯이, 방역 담당 공직자들의 미래를 위해서 조직을 정비하고 경로를 만들어야 그들이 들어와 일한다. 공공의대도 본래는 일선 지역보건 및 중앙 보건행정 인력을 양성할 계획이었지만, 이들이 학문적 수련과 연구 시간을 갖도록 하는 방법도 그래서 구상한 것이다.

—— 열 번째, 실패와 실수를 용인하라
: 실패와 실수 속에서 다음의 성공이 드러난다

방역 정책을 수립하고 시행하다 보면 인간인 이상 당연히 실수할 수 있고 잘못을 저지른다. 이를 수정하고 보완하라고 실무자 위에 기관장이 있고 층층이 장관, 국무위원, 용산 대통령실, 대통령이 존재하는 것이다. 최종 책임은 항상 방역의 최고 수장이 지는 것이지 방역 담당 실무자가 책임을 지도록 해서는 안 된다. 그렇게 하면 안 그래도 힘든 방역 업무를 누가 수행하겠는가? 같은 임금에 24시간 고생해야 하고 확진자를 만나고 의료기관을 방문하고 유사시, 현장에 뛰어들어야 하는 그들을 누가 지휘하고 어려운 업무로 끌어들이겠는가? 실패한 사람만이 성공할 수 있다. 아니 실패가 아니라 이미 작은 경험들이 쌓여가서 끝내 성공하는 것이다. 방역에서, 그리고 일선 행정에서 특히 공직자들의 실수와 실패는 용인되고 용서되고 다시 기회를 주어야 한다. 방역은 더더욱 그런 분야이다. 메르스 당시 아까운 많은 의사 공무원들, 인재들이 현역을 떠나갔다. 그 정권은 결국 말로를 맞았지만 그런 식으로 실패와 잘못으로 직을 떠나게 하는 리더십은 결국 자기 스스로 무너진다. 실패와 실수를 용서하고 계속 기회를 주면서 정작 큰 책임은 큰 자리에 있는 사람이 지도록 하자. 그게 바른 사회이고 건강한 미래를 만든다. 이 얘기를 처음 들려준 분은 돌아가신 이종욱 WHO 총장이다. 2003년부터 2006년까지 제네바 본부에 결핵국에 근무하면서 기억하는 그의 말을 기록하였다. 2005년 당시 기록 중 일부를 살려내 보았다.

이종욱 총장은 WHO 사무총장 자격으로 2005년 1월 1일에 오스트리아 빈에서 개최된 빈 필 하모니관현악단 신년 음악회에 초대를 받았다. 그때 실패와 실수 속에 다음의 성공이 있다는 본인의 경험을 그대로 나에게 들려주었다. "내가 2005년 신년 음악회에 참석했지. 자네들은 그게 얼마나 대단한지 모를 거야. 매년 생중계로 전 세계에서 그 신년 음악회를 본다네. 그 정도로 대단한 음악회야. 근데 이번 신년 음악회 중간에 그만 트럼펫 주자가 소리 내서는 안 되는 부분에서 '빵' 하고 소리를 내더라고. 난 금방 듣고 알아챘지." 이 총장은 연주회가 끝나고 유명한 지휘자인 로린 마젤을 비롯한 귀빈들과 저녁을 하면서 지휘자에게 그 얘기를 했다고 한다. 그랬더니 지휘자 왈, 이미 그 트럼펫 연주자는 죽은 목숨이나 다름없는데 다시금 실수를 상기하는 것은 적절치 않으며 특히 모든 단원이 자기 분야에서 타의 추종을 불허하는 실력자들이지만 다들 실수한 경험이 있는지라 그런 경우 일체 해당 연주자에게 아무 말도 하지 않고 지나간다는 것이다. 실수에 대한 포용적인 태도였다. 이 총장은 늘 얘기했다. "사람이 실수할 수는 있다. 그러나 어떤 일이든지 최선을 다해서 열심히 해야 한다. 그러고도 실패한 경우, 이때 실패한 사람을 포용하고 다시 기회를 줘야 한다. 만약 실패한 사람에게 다시는 기회를 주지 않고 도태시킨다면 어느 누가 새로운 일에 도전할 것인가?"

WHO도 전문기구이기에 '실패'라는 단어와는 거리가 멀지 모른다고 생각할 것이다. 모든 정책의 목표가 달성되는 것은 아니다. 실패가 다반사라는 얘기이다. 그러나 그 실패를 딛고서 계속해서 정책은 발전하고 바른 곳으로 방향을 잡기에, 오늘의 실패는 사실상 내일 성공의 밑거름이 된다. 스키를 타건, 산악자전거를 즐기건, 또는 업무에서도 최선을 다해서 모험을 즐겼던 이 총장이 생전에 강조한 것이 바로 실패한 사람에 대한 포용이었다.

제9장
R&D가 결국 자주 방역 핵심이다

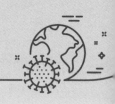

── 기술, 그것이 문제로다

방역의 출발은 감시체계이지만 완성은 결국 기술이다. 어느 국가나 스스로 백신을 개발, 제조 및 생산하고 지역보건체계 및 의료기관을 통해서 접종이 가능하며 경증, 중증환자에 대해서 스스로의 치료제로 의료적 대응을 충분히 할 수 있다면 그것이 바로 방역 체계의 완성인 것이다. 그런데 이 중에서 백신을 개발하고 생산 접종하는 데는 상당한 시간이 걸린다. 그 시간에 대응하는 것은 고전적인 대응, 즉 초반에 철저한 해외 유입 관리, 세밀하고 적극적인 역학조사와 접촉자 추적 조사, 광범위한 사례 발굴과 이후 강력한 사회적 거리두기 등이다. 자주 방역, 독립 방역 모두 그럴듯한 말이지만 결국 방역의 완성을 위해서는 기술력의 뒷받침이 필요하다. 기술력의 뒷받침은 백신, 치료제, 진단체계인데 가장 중요한 것이 백신과 치료제 개발 능력 및 생산 능력일 것이다. 그런 면에서 우리는 갈 길이 멀다. 코로나 백신 개발에서 우리는 국가 순위로는 16위, 백신 종류별로는 33번째라고 앞서 얘기하였다. 미국, 중국, 유럽 각국은 물론이고 심지어 쿠바, 이란 등이 모두 우리에 앞서서 코로나19 백신을 개발하였다. 게다가 우리는 합성 항원 플랫폼, 즉 코로나19 바이러스의 특정 일부 부위를 조작하여 항원화하고 이를 체내에 주입하여 스스로 항체를 형성하도록 유도하는 플랫폼으로 개발하였다. 가장 앞선 기술인 mRNA 플랫폼에 대해서는 도전에 성공하지 못했음은 물론 관련된 기초 기술조차 확보하지 못했다. 또한 이러한 기술 개발만큼이나 중요한 사항은 심판의 능력이다. 즉, 게임을 할 때 정확한 판정으로 승패를 가르는 심판의 기능이 중요한데 우리는 이 부분도 아직 갈 길이 멀다. 앞서 미국 등의 선진국은 말할 것도 없고 우리보다 앞서서 코로나19 백신 개발에 성공한 나라들은, 다 스스로 자체 의약품 허가 및 규제기관을 통해서 백신의 안전성은 물론 효능을 평가하고 허가할 수 있는 능력을 갖추었다. 미국은 여기에 더해서, 의약품의 시장에서의 승인을 담당하는 규제기관인 식품의약품안전기구(FDA, Food & Drug Administration)에서 유사시 코로나19 백신 허가와 관련된 프로토콜을 만들어서 R&D 기관을 안내하고 동시 허가 절차를 빠르게 진행하는 역량도 동시에 보여주었다. 미국 외에 중국도 mRNA 플랫폼 백신을 이미 개발하였고 일본도 코앞에 있다. 이들 국가에서 심판 기능을 하는 규제기관도 그 역량을 발휘한 것이다. 방역 분야 기술력에서, 그리고 승인 및 규제 분야에서 우리는 선진국이 아니다. 일단 현실을 직시하고 문제점을 파악했으니 이제 다시 출발해야 할 것이다. 분절되고 분열된 기술 거버넌스, 중복 투자, 유행이 가라앉으면 낮아지는 관심 그리고 삭감되는 R&D 투자, 연구개발을 주도하지 못하는 지도력 등등 하나같이 아쉬움 가득한 상황이다. 일단 거버넌스부터, 기술에 대한 지도자들의 인식부터 바꾸고 또 바꾸어야 한다. 다른 나라들과 방역 성과만 비교하지 말고 기술전쟁 상황도 수시로 비교하자. 거기서 답을 찾고 우리를 바꾸도록 하면 좋겠다.

—— 차세대 코로나 백신에도 박차를 가하는 세계 각국들

이미 세계는 기술 선진국을 중심으로 차세대 mRNA백신 개발에도 주력하고 있다. 특히 미국을 중심으로 다음 세대 mRNA 백신 개발에 투자하고 집중하고 있는데 예를 들어서 자가항원증폭백신, 그리고 광범위백신이 그 사례이다. 자가항원증폭 백신(Self-amplifying mRNA COIVD-19 vaccine)은 소량의 mRNA만으로도 장기 면역력을 확보하는 특성을 가진다. 이는 코로나 백신으로 인한 부작용을 최소화하되 반대로 항체 지속 기간은 최장으로 늘려서 백신 접종에 대한 안전성을 높이는 동시에 효과는 더욱 크게 하려는 의도이다. 일종의 개량형 mRNA백신이다. 한 번 접종하면 오랜 기간 방어력을 유지하기 위함이다. 또 코 등 호흡기 입구에서 방어력을 발휘할 점막면역용 백신 등을 개발하고 있다. 이는 당연히 호흡기 전파인 코로나 바이러스가 침입하는 입구인 코나 호흡기 점막에서 면역항체를 형성시켜서 침입 초반부터 바이러스에 대항토록 하여 중증 진행을 최소화하려는 전략에서 개발에 집중하고 있는 분야이다. 기존 백신이 혈액에서 항체를 형성시켜서 대응하기에 아무래도 호흡기를 통해서 침입하는 코로나에 대응하는 것보다 시간석으로나 임상적으로나 한계가 있는 문제점에 대해서 이를 보완하고 효과를 높이려는 시도이다. 또한 코로나19처럼 수시로 변이가 나타날 경우에 대비해서 광범위 베타-코로나바이러스 집단 백신(universal, pan-sarbecovirus vaccine) 개발에도 몰두하고 있다. 이는 수시로 등장하는 코로나19 변이에 대응하고 나아가 또 다른 코로나 바이러스 대변이로 등장할지 모르는 신종감염병 X에 대응하려는 전략이다. 주로 코로나19 백신은 인체에 침입한 후 인체 세포에 결합하는 부위인 돌기, 즉 spike를 항원으로 삼아서 이에 대한 항체를 생산토록 한다. 그런데 이 돌기에는 수시로 변이가 많이 발생한다. 따라서 다양한 변이 생성에 대응하여 여러 다양한 부위의 항원을 합쳐서 이들에 대한 항체를 생성토록 함으로써 왠만한 변이에 동시에 대응할 수 있도록 광범위한 항체를 만들려는 시도이다. 또한 아예 돌기 같은 외부 부위가 아니라 안쪽에 변이가 등장하지 않는 핵(Nucleus) 부위를 항원으로 활용해서 이 핵에 대한 항체를 만듦으로써 돌기에 어떠한 변이가 나타나더라도 문제없이 바이러스에 대응할 수 있도록 하는 백신을 제조하려고 연구하고 있다. 우리는 제 자리, 아니 아직 자리조차 잡지 못했는데 저들은 멀찍이 앞서면서도 계속 노력하고 투자하고 있으니 국제사회의 방역 기술력은 날이 갈수록 양극화가 심해지는 양상이다.

—— 국내 임상 R&D에 대해서

코로나19 기간 중 국내에서 신약 또는 재창출 약물 등의 임상시험은 결코 쉽지 않은 일이었다. 우선 상대적으로 국내 확진자가 많이 발생하지 않아서 확진자 중에서 투약군과 위약군을 찾아서 비교하기가 어려웠다. 그리고 임상시험과 관련된 절차를 진행하고 데이터를 수집, 분석 및 활용하기가 역시 간단치 않았다. 결국 평소에 프로토콜대로 임상시험을 진행하고 이를 토대로 분석하고 절차를 진행해 본 경험 그리고 축적의 시간이 부족함이 여실히 드러났다. 게다가 분석을 위한 실험실 확보조차 여의치 않았다. 결국 우리나라에서는 제대로 미국 FDA가 원하는 수준의 임상시험을 진행하고 통과하기가 거의 불가능하다는 현실을 깨닫게 되었다. 일단 세계적으로 화이자와 모더나의 mRNA 백신 허가 이후, 연이어 등장하는 백신들에 대해서는 대단위 임상시험이 아니라, 전체 대상 수도 적은 상태에서 생성되는 항체가를 바탕으로 하는, 간략화된 백신 허가 과정조차도 국내 해당 개발사의 능력만으로는 어림없다는 현실이 드러났다. 우리나라 SK바이오의 경우, 약식화된 허가 절차를 위한 항체가 분석 실험조차 국립보건연구원의 협력과 지원이 없었다면 훨씬 더 시간이 소요되었을 것임은 물론 향후 정식 허가 절차, 즉 화이자나 모더나처럼 약 3만 명 정도 집단을 대상으로 접종군과 위약군을 비교하는 무작위 임상실험을 과연 우리 역량으로 진행할 수 있을지 염려스럽다. 아마도 진행하지 못할 가능성이 크다고 생각한다. 왜냐하면 그런 규모의 제대로 된 임상실험을 해 본 경험이 일단 없기 때문이다. 새로 개발된 백신이 있다고 해도, 이들에 대해서 임상3상, 즉 대규모 시험을 통해서 효능과 안전성을 확인하기 위한 실험을 수행할 능력이 부족하다. 즉, 첫째, 실험을 설계하는 능력, 둘째, 임상실험 대상을 모집하고 이들을 관리하면서 접종군과 위약군을 분리하여 실험을 진행하고 검체를 분석하며, 셋째, 그 모든 결과를 흠없이, 완전하게 분석하는 능력 등이 보이지 않았다. 당장 인프라 중에서 안전등급 실험실 그리고 이들 실험실에서 실제로 실험을 수행할 인력, 분석하고 정리하는 데 걸리는 수고와 시간들, 이 모든 과정이 지난한 과정인데 그런 능력을 갖춘 제약사가 없는 상황이다. 이를 위탁받아서 수행할 연구기관도 없다. 화이자와 모더나의 임상시험에는 약 3만 명의 자원자가 참여하였다. 그 많은 대상을 접종하고 추적 관리하고 혈액을 확보하고 감염 여부를 확인하는 등 전체 과정을 진행하는 일이 과연 지금 가능할까?

—— 코로나 백신 수급에서 드러난 국격

연구 개발과 관련해서는 자꾸 미국과 비교하게 된다. 미국은, 백신 개발과 생산 그리고 수급에서는 정말 찬란한 업적을 자랑한다. 치료제도 마찬가지이다. 방역에서 미국은 죽을 쑤었다. 코로나19 초기에 갑자기 제프리 삭스 교수와 통화한 적이 있다. 코로나19 초기에 학교 선배이자 스승인 연세의대 손명세 교수가 바로 제프리 삭스를 연결해 주어서 엉겁결에 통화를 한 것이다. 당시 메모를 남기지 않아서 지금 기억으로는, 미국 뉴욕의 상황이 워낙 다급하기에 그네들의 위급한 상황에서 우리나라 신천지, 당시 중환자에 대한 대응에 대해 물어왔다. 나는 순간 당황하였다. 종전에 정진엽 당시 장관을 모시고, 한미일 3국 보건장관 회의를 위해서 미국 뉴욕을 방문했을 때 그 큰 규모의 병원들이 즐비한 뉴욕에서 코로나19 환자 관리가 되지 않아서 곧 파국이 올 것 같다는 삭스 박사의 얘기를 들으니 도저히 믿어지지가 않았다. 더구나 정진엽 장관 출장 수행 당시, 별도로 워싱턴을 방문하여 재난대응기구와 현장을 봤던 기억을 되새기면서 당시 뉴욕 상황이 도저히 믿기지 않았다. 결국 나로서는 국내 상황도 혁혁대는 마당에 미국 상황에 대해서 언급할 처지는 아니라고 삭스 박사에게 얘기했다. 그러면서 우리의 준비 상황, 감시와 추적을 통한 확진자와 접촉자 관리 등에 대해서 설명해 주는 데 그쳤다. 꽤 긴 통화를 통해서 그렇게 다급하게 한국의 담당자에게 의료 대응, 방역 정책을 물어온 것을 보면 당시 미국의 상황이 얼마나 다급했는지 짐작이 간다.

방역에는 그렇게 헤매던 미국이 R&D와 관련해서는 전혀 다른 모습이었다. 코로나를 마감하면서 미국은 행정부 주도로 Project NextGen을 통해서 향후 50억 불을 투자하여 백신을 개량하는 등 여전히 연구 개발 분야에 집중적 투자를 지원하여 향후 상황에 대비하는 모습을 본다. 거기서 미국의 역량과 비전을 보았고 동시에 우리 상황에 절망하였다. 그들의 길게 바라보는 자세, 그것은 아마도 무수한 전쟁 경험, 국제적 시각, 그리고 미국을 이끄는 지도자의 역량에서 나오는 것이라고 생각하게 된다. 우리는 그런 모습을 코로나 이후 새로운 세상에서 받아들여야 할 중요한 모습으로 다루어야 한다고 생각한다.

그런데 우리는 달라진 것이 거의 없다. 도리어 코로나19 이후 조용해졌다. R&D 예산이 삭감되고 이미 진행 중이던 백신 사업 등도 큰 좌절을 겪었다. R&D의 인프라 핵심은 연구 인력이다. 이들은 다른 유망한 분야를 제쳐두고 연구가 좋아서, 언젠가 성공하리라는 희망에, 그리고 학교나 연구기관, 제조사 등에서 계속 연구를 하리라는 전망에 R&D에 인생을 걸고 뛰어들었다. 그런데 유행이 사그라들면 투자나 지원이 감속된다는 현실을 깨닫게 되는 순간, R&D에서 떠나갈지 모른다. 이것이 가장 아픈 부분이다. 도리어 코로나19가 잠잠해지니 이 시간에 백신 개발에 더 연구비 지원을 하겠다고 나서면 잠재적인 R&D 인재들까지 스스럼없이 이 분야에 합류할 것이다. 대개 성과위주의 예산 집행 입장에서 연구 결과 중에 눈에 보이는 성과가 없기에 실패라고 한다면 아마도 모든 연구자들은 눈발림 연구를 할 수밖에 없을 것이다. 연구 성과가 아니라 그 연구가 왜 필요한지를 사전에 파악하고 승인되어 지원이 이루어지면 연구에 최선을 다했는지를 확인하는 것으로 마무리되어야 할 것이다. 그런 분위기에서 지속적인 R&D 지원이 이루어지는 많은 앞서가는 나라들의 사례를 꼭 참조하자. 다음을 준비하는 미국의 모습을 보면서 정말 다음 상황이 오면 누가 더 대응을 잘 할 것인가? 조물주가 아니라 우리 스스로 이미 답을 알고 있는 상황이다.

—— 국립보건연구원, 한국의 NIH를 꿈꾸다

국립보건연구원은 미국의 NIH, 즉 National Institutes of Health를 롤 모델로 해야 한다는 것이 원장 취임 이전부터 나의 생각이고 비전이었다. 이를 통해서 장기적인 발전 계획을 수립하기로 하였고 코로나19 기간 중 끊임없이 미국과 같이 NIH로 탈바꿈하여 보건 의료, 즉 생명 의학 분야 R&D를 총괄하는 제도적·인프라 개편을 주장하였다. 코로나19 초기부터 청와대 대통령실 정책실장인 김상조 실장에게 끈기와 집요함을 가지고 혼이 나면서도 계속해서 연구 주체 일원화와 그 선두에 국립보건연구원을 내세웠다. 이를 위해서 질병관리청 확대, 그리고 조직 개편을 통해 국립보건연구원을 확대 개편하고 질병관리청으로부터 독립하여 보건복지부에 직속으로 존치토록 건의하고 설명·설득하였다. 이를 통해서 보건 의료 R&D를 국립기관인 국립보건연구원으로 일원화하고 통합시켜서 일사불란한 지원 체계를 구축하여, 어떤 감염병 유행이 터져도 즉각 대응하고 평소에는 꾸준히 연구 개발이 진행될 수 있도록 희망하였다. 보건복지부에 이미 국립암센터, 국립정신건강센터, 국립재활원이 존재하기에 이들 모두를 NIH로 통합해서 끌어안으면서 일원화하고 진행하면 효과적인 바이오 R&D가 가능하리라 생각했다. 다른 부처 과기부, 산자부, 식약처 등에 흩어진 거버넌스를 한곳으로, 즉 한국의 NIH로 합치고 새롭게 출발하자는 생각이었다. 그러나 이 과정에서 기득권을 가진 부처, 아마도 연구자 집단이 그 뒤에 있겠지만, 그들의 집요한 반대와 강력한 반항이 몰아쳐왔다. 그래도 조금씩 전진해서 결국 대통령실을 설득하여 일단 국립보건연구원 독립과 권한, 영역 확대가 결정되고 소속을 보건복지부 직속으로 옮기기로 최종 결정되어 이를 행안부와 복지부에서 발표하였다. 당시 첫 걸음은 국립보건연구원의 복지부 귀속이지만, 두 번째 단계로 우선 복지부 내부 조직인 보건산업정책국, 산하 한국보건산업진흥원, 국립암센터, 국립정신건강센터, 국립재활원의 R&D 기능을 통합하고 임상시험 기능을 위해서 국립중앙의료원을 중심으로 그 기능을 부여하며, 세 번째로 타부처에 흩어진 R&D 예산 및 기능을 일원화해 보려는 생각이었다. 지금 와서 보면, 많이 순진하고 무모한 측면까지 보이지만 당시에는 열정을 가지고 진행하였다.

국립보건연구원 소속 변경 등의 발표 문안 그리고 예상되는 질의와 답변 자료까지 정리하고 드디어 D−day를 기다리는 흥분이 바로 어제 같은데, 문제는 발표 직후에 사단이 벌어졌다. 유명한 의료계 전문가들이 결사적으로 반대를 부르짖었다. 왜 국립보건연구원을 질병관리청에서 독립시키느냐는 것이다. 이는 미국이나 다른 많은 선진국들의 질병관리기구, 연구기구, 식약허가기구가 각각 독립적 역할과 기능을 하지만, 총괄적으로 보건복지부 산하에서 기능하는 그 목적과 효율을 무시하는 무지한 의견이다. 이 모든 개혁안을 밀고 온 당사자로서의 실망과 억울함은 이루 말할 수 없었다. 나중에 이 모든 반대의 역정에서 그 첫 출발점에 과거 질병관리본부장을 지낸 모 씨가 있었다는 것을 당사자의 입으로 직접 확인하고 깊은 실망과 배신을 가지게 되었다. 그 좁은 시각과 비전으로 인해, 결국 오늘까지도 생명의학 분야 연구개발의 산발적 인프라와 그저그런 국립보건연구원으로 남아있는 것이 아닐까? 이 모든 현실이 원망스럽다.

—— 우리 R&D 기관은 각자 동상이몽

연구개발과 관련된 각종 회의에서 국립보건연구원장으로서 직접 일선에서 논의하고 진행하며 우리나라도 역시 사공이 많다는 생각이 들었다. 사공이 많으니 항상 배가 산으로 가는 형국이다. 물론 현대가 다원화 사회이기에 당연한 면도 있지만, 그러나 미국을 필두로 세계 각국이 연구 개발 분야에서 일원화되고 통일된 거버넌스를 추구한다는 점을 보면서 우리나라의 제한된 자원으로도 이를 극복하지 못하는 점이 안타까운데 거버넌스까지 뒤처진 것 같아 아쉽기가 그지 없었다. 당장 복지부, 과기부, 산자부 등 관련 부처는 물론 각 부처 산하 연구기관 등등 이미 벌여놓은 체계에서 각자가 동상이몽, 각자도생으로 진행하면 과연 앞으로 어떻게 성과가 날지 걱정될 따름이다. 전쟁에서 지휘권이 분산된다면 이는 효율적이지 못한 것이다. 해결책은 결국 분야별로 통합하거나 부처별로 일원화하는 것인데, 이미 각 연구기관들이 기득권화되어 이를 제대로 달성할 수 있을지 확신이 없다. 그런데 이런 거버넌스 개편은 사실 혁명적 상황이 되지 않으면 어려울 것이다. 그나마 우리 국립보건연구원은 미국의 NIH와 마찬가지로 국가기관이자 전문가들이 자리한 기관이다. 거버넌스를 통합하고 이를 주도하는 데 특화된 기관이기에 새로이 거버넌스를 세우려 하지 말고 있는 그대로 한국형 NIH로 기능과 권한을 몰아주면 될 터인데, 관계부처들의 힘 자랑, 연구기관들의 주도권 다툼이 앞을 가로막는다. 코로나19 기간 중 그렇게 설득하고 싸워서 간신히 김상조 정책실장까지 납득하여 국립보건연구원의 장기 계획을 수립하고 거버넌스를 질병관리청에서 보건복지부로 바꾸고 향후 식약처와 더불어서 NIH, CDC, FDA 체제를 갖추는 것을 실행하려는데 당장 무분별한 반대로 발표 후에 뒤집어지는 일이 벌어졌음은 이미 설명했다. 앞으로 그런 기회가 또 올지 아니면 지금처럼 각자도생식 거버넌스로 중복 진행과, 임상과 괴리된 연구 지속으로 경쟁력을 떨어뜨리는 체계를 지속할지 후회만 가득할 따름이다.

—— 빅데이터 사업, 우리 미래다

원장 재임 중 약 1조 규모의 빅데이터 사업이 예비타당성 조사를 통과하지는 못했다. 그러나 이제는 현 정부에서 예비타당성 조사를 통과하여 본격적으로 정밀 의료를 위한 사업을 진행하는 순간이다. 빅데이터 사업은 미래 의료, 정밀 의료를 지향하는 모델로서 데이터 기반 근거를 찾아내는 지난하고도 큰 사업이며 선진국들에 비해서 늦어도 한참 늦게 시작하는 사업이다. 당초 약 1조원 규모였고 현재는, 최종적으로는 7천 억 원에 못 미치는 규모로 진행되지만 앞으로 당장에 성과를 기대하기보다는 인프라를 깐다는 자세로 진행할 필요가 있다. 설계 과정에서 많은 문제점과 허점을 인지했었기에 우려되고 걱정되는 면이 많은데 도전을 통해서 극복해야 하고 영국, 미국 등에서의 빅데이터 사업, 즉 많은 앞서가는 사례들을 참조해서 진행할 필요가 있다. 모든 질환의 기저에 유전적 요인 더 정확하게는 태생부터 안고 있는 질병의 원인이 있는데 이를 촉진하는 위험요인과 구분하여 검사와 조사 분석을 통해서 규명하는 게 첫 출발이다. 동시에 각종 치료 수단의 개발, 즉 유전자 편집부터 각종 새로운 플랫폼에 의한 치료제와 백신 개발, 대표적으로 mRNA 백신 개발을 통해서 만성질환까지 아우르는 치료 기술 개발이 정밀의료를 가능하게 할 것이며 결국 의료의 패러다임을 바꾸는 사업이 될 것이다. 마이크로바이옴도 고려하고 우리나라의 경우에는 특히 이탈주민들을 대상으로 추가하는 등 연구 조사에서도 내부적으로 다양성을 추구함은 물론 사업 진행 과정에서 대상이 넉넉한 미국, 일본, 중국 등과 협력하는 방안도 강구해 볼 일이다.

2016년 뉴욕에서 개최된 한미일 3국 보건장관회담에 불시에 참석하여 인사말을 하는 당시 바이든 부통령의 모습. 저자가 직접 촬영하였다.

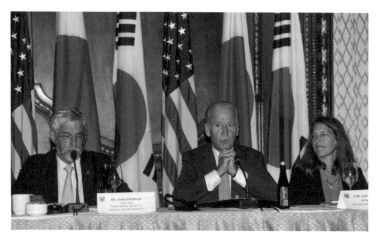

과거 미국은, 이미 2016년부터 우리나라와 협력 연구를 원해왔다. 물론 우리 능력을 과대평가한 측면도 있다고 보지만 당시 정진엽 복지부 장관을 모시고 미국 뉴욕에서 열린 한미일 3국 보건장관 회의에서 3국의 보건장관, NIH 원장, 그리고 암 연구기관장 등이 참석하여 향후 협력 방안을 논의한 기억이 난다. 미국 주도의 장이었다. 그때 당시 부통령이었던 바이든이 중간에 몰래 참석하여 인사말을 하면서 빅데이터를 통한 정밀의료에 대한 중요성을 강조하고 3국간 협력을 언급했다. 미국은 그만큼 적극적이었고 간절했다. 그러나 그후 더 진행되지 못했다. 우리의 빅데이터 사업은 이제야 출발하는 상태이니 시간이 많이 흐르면서 기회를 놓친 것이다. 그리고 미국이 우리 실체를 알아나가면서 겉으로 보이는 국가중앙인체자원은행의 웅장한 외관이 아니라 내실을 꿰뚫어 본 것이라고 생각한다. 이미 많이 늦었지만 이제라도 출발을 하게되었으니 월등한 설계와 많은 연구자들과 기관의 참여로 순조롭게 계획대로 진행되기를 바랄 뿐이다. 빅 데이터는 주로 만성질환, 유전성 질환에 집중하게 되지만 감염병으로 좁혀도 가검물, 그리고 병원체 등 자원 확보를 통해서 데이터를 확보하고 분석하여 치료와 검사, 연구에 활용하는 인프라를 구축한다는 생각으로 설계하고 진행할 것으로 생각한다. 우리나라는 전 국민이 정기적 건강검진을 받는 장점도 있다. 이때 마이크로바이옴까지 생각해서 개인 동의하에 갖가지 검체를 확보하여 연구에 집중함으로써 뛰어난 성과를 거두기를 바란다. 우리가 잘 진행하면 이제라도 많은 나라들이 우리와 협력을 원할 것이다.

—— 삼성 이건희 유산 중 기부금,
　　서울에 바이오 클러스터 구축 기회

　　　　　　　　　　코로나19를 겪으면서 앞으로 우리나라도 많은 선진국, 특히 미국의 예를 보면 의료기관이나 연구소에 재벌들로부터 많은 기부금들이 몰려들 것으로 예상된다. 삼성그룹이 그 선두에 있으며 앞으로도 그런 기회가 많을 것으로 생각한다. 다만, 현재 의료계 사태 즉 의대 정원 문제로 인한 의정 갈등 상황에서 의료계에 대한 국민들 인식 변화가 두렵고 또 예측불허이긴 하지만 어떻든 미래를 위해서, 우리의 안전을 위해서, 튼튼한 의료체계의 발전을 위해서 계속 투자와 기부가 이어지기를 기원한다. 미국 내에서 유수한 대학병원을 가진 존스 홉킨스 대학, 가끔 미국은 물론 전 세계에서 가장 우수한 의료기관 순위를 매기면 항상 1위를 하는 기관이 이곳이다. 존스 홉킨스라는 사업가가 4백만 불을 기증하여 세워진 곳이다. 오늘날에는 미국 최상의 연구개발 및 임상 능력을 보유하여 세계 각국에서 이곳에서 교육 또는 훈련받기를 원하고 또 받고 있지만 1800년대 후반 당시만 해도 미국은, 의학 선진국인 독일을 따라가는 데 급급했다. 독일은 19세기에 연구소 의학을 꽃피워서 연구개발과 연계되는 임상 의학을 발전시키면서 개별 의학 분야, 즉 미생물학, 병리학과 같은 기초의학은 물론 각 임상 의학 세부 분야에서도 발전과 개혁에 선두에 있었다. 이에 미국의 의사나 학생들은, 독일로 유학을 가서 발전된 기술과 연구를 배울 기회를 통해서 이를 받아들여 미국에 이양해 온 것이다. 이후 존스 홉킨스 등 수많은 의료 기관들이 미국 내 등장하고 발전했다. 그리고 미국 NIH를 중심으로 의과학 연구개발에 막대한 투자가 진행되면서 미국은 오늘날 mRNA 백신과 코로나19 치료제에서 보듯 신기원을 기록하면서 선두에서 질주하고 있다.

　우리도 삼성그룹 이건희 회장의 유산으로 감염병 분야에 연구에 박차를 가할 전기를 마련하였다. 국립중앙의료원의 발전도 커다란 목표이다. 거기에 국립감염병연구소의 임상연구센터 설립도 계획에 들어 있다. 서울에 위치한 서울의대 구내에 공간이 있으므로 여기서 잘 출발하고 진행되기를 바란다. 이를 통해서 종로구와 중구를 중심으로 서울대병원, 국립중앙의료원, 그리고 국립보건연구원 산하 국립감염병연구소의 임상시험센터가 같이 자리하면서 훌륭한 바이오 클러스터를 구축하기를 바란다.

—— 미국의 바이오 클러스터

미국은 코로나19에 대항하는 mRNA 플랫폼의 백신 개발에 성공한 기업을 보유한 나라이다. 특히 모더나의 성공 사례에서 바이오 클러스터의 중요성, 초기 집중적 지원과 투자 그리고 지속 가능한 지원이 중요하다는 점을 인식할 수 있다. 동시에 이러한 성공의 토양이 된 훌륭한 바이오 클러스터를 보유한 대표적인 나라가 미국이다. 미국은 코로나19 대응 과정에서 방역 측면에서는 실패 또는 미흡한 면을 보였지만 R&D 분야에서는 mRNA 백신 개발과 복용 치료제 개발 성공 등 가장 앞선 면을 보여주었다. 그러한 미국에서도 특히 세계적으로 성공한 바이오 클러스터로 언급되는 지역이 보스턴 지역과 샌프란시스코 지역이다. 이 두 지역을 중심으로 바이오 클러스터로 성공 요인을 정리하면 다음 5가지인데, 첫째는 과학이다. 즉, 수준 높고 연구 결과물 양이 많으며 동시에 적절하게 재정 지원되는 과학적 연구 활동을 말한다. 둘째는, 교육과 훈련이다. 능숙하고 경험이 많은 바이오 기업가 및 멘토들이 충분해야 한다는 것이다. 셋째는 재정이다. 위험을 무릅쓰고 초기에 스타트업 기업에 투자하려는 재정적 능력이 중요하다. 넷째는, 인력, 즉 바이오산업 측면에서 기술적으로 숙련된 인력의 충분한 공급이 가능한가 하는 점이다. 다섯째가 시설인데 충분한 최신 설비를 갖추고 이를 가용토록 운용하는 실험실을 말한다.

우리도 R&D에서 성공을 거두기 위해서는 거버넌스부터 하나하나 성공 사례를 쌓아 나가야 하겠지만 일단 성공하는 생태계를 구축할 필요가 있다. 바이오 클러스터가 지역사회에 미치는 순기능을 알아보면 다음과 같다. 첫째, 청결하고 환경 오염이 없는 양질의 일자리 창출 능력이다. 그리고 둘째, 높은 연봉의 일자리 창출이며 셋째, 신규 일자리와 높은 연봉으로 지자체에 조세 수입이 늘어난다는 순기능이 있다. 넷째, 개혁적이고 숙련된 인력이 제공된다는 점이 있다. 다섯째로 협력인데, 지원 서비스 업체나 기업을 유치하게 된다. 마지막 여섯 번째로 지역사회에 창조적 상황을 통해서 통섭과 빠른 개발 분위기가 조성된다는 이점이 있다. 바이오 클러스터와 같은 생태계를 하루아침에 창조하기는 불가능할 것이다. 그러나 그네들의 장점을 잘 분석하고 우리의 여건을 살펴서 꾸준하고 영리한 투자와 지원을 한다면 우리도 능히 해낼 수 있을 것이다. 미국의 역량과 자원, 그리고 성과가 부러웠지만 그냥 바라만 봐서 어떡하겠는가. 우리에게도 많은 클러스터 후보지와 역량 있는 연구자들, 기업, 개인들이 기다리고 있다. 바로 거버넌스를 개편하고 다시 일어나서 부지런히 뛰어야 한다. 기술로 자주 방역을 이루려면 지난한 노력과 꾸준한 지원이 필요하다.

—— 미국의 R&D체계와 투자, 거버넌스 등 모든 것이 부러웠다

여러모로 미국이 부럽다. 코로나 후반기 오미크론 유행 이후에 세계 각국 중 가장 먼저 마스크를 벗는 모습이 부러웠고 원장으로서는 백신과 치료제를 개발하는 그들의 역량과 체계, 즉 바이오 클러스터를 운영하는 그네들의 체계가 부러웠다. 그들의 공무원들의 전문성, 책임감, 무게감 등도 부러웠다. 그나저나 부러워만 하지 말고 조금이라고 추격해야 할텐데 과연 그럴 기회나 계기가 올 것인가?

미국은 코로나19가 잠잠해지고 이제 본격적으로 일상 회복 등 뉴노멀로 가는 시점에서 역시 미국다운 모습을 보여주었다. 앞서 설명한 대로 그들은 2023년 10월에 발표한 소위 차세대계획(Project NextGen)을 통해서 향후 50억 불의 투자로 안전하고 효능이 뛰어난 치료제, 백신을 개발하고 이를 생산하여 보급·접종하는 능력까지 갖추겠다는 계획을 발표하고 진행하고 있다. 구체적으로는 세 가지 분야에 대한 연구 개발에 투자를 진행하고 있는데, 첫째, 광범위한 코로나바이러스에 효과를 나타내는 백신 개발, 둘째, 점막면역, 즉 호흡기전파 감염병원체의 입구에 해당하는 비강에서 억제하는 백신 개발, 마지막으로 항체치료제 개발을 통해서 베타 코로나바이러스에 대응하는 각종 백신과 치료제를 개발하고 확보하겠다는 계획으로 추진하고 있다. 코로나19가 끝나기도 전에 당장 R&D 예산을 삭감하는 우리와 너무도 대비되는 모습이다.

R&D에 대한 중장기적인 추진과 투자, 이는 결국 국력의 차이이다. 그리고 지도자, 지도 집단의 국가에 대한 미래에 대한 인식의 차이를 극명하게 보여준다. 뒤에 처져서 쫓아가는 우리 입장에서 더구나 연구 개발에 한창 노력해 온 우리가 중간에 그 맥을 끊는 행위, 즉 R&D 예산이 삭감되다니! 너무나 안타깝고 아쉬울 뿐이다. 이제라도 다시 미래를 위해서 당장 코로나와 같은 감염병 외에도 각종 만성질환 예방과 치료를 위한 백신 플랫폼으로 연구가 진행 중인 mRNA 백신 개발에 계속 박차를 가하여야 할 것이다.

제10장
미래 방역 정책을 향한 10가지 제언

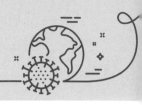

　　2013년 12월에 개방직 직위인 공공보건정책관으로 발령받고 2023년 2월에 국립보건연구원장 직을 떠날 때까지 10년 정도를 공공보건, 건강정책, 의과학 연구 분야에 고위공무원으로 종사하였다. 공공보건 정책관의 직무는 감염병을 포함해서 질병관리를 총괄하고 응급의료 등 재난에 대비하며 생명윤리와 관련된 업무도 관장하는 것인데, 무엇보다도 가장 비중이 큰 업무는 공공보건의료에 대한 업무이다. 일을 시작할 당시에는 진주의료원 폐원을 계기로 공공보건 전반에 대한 개선 대책이 필요한 상황이었다. 세부적으로는 국립대병원을 중심으로 지방의료원과 지역보건체계를 고려한 공공보건의료 거버넌스를 정립하고 최근까지도 주요 현안인 필수의료, 지방의료, 공공의료에 대한 대책을 수립하는 것이 임무였다. 또한 공공의대 설립, 국립중앙의료원 현대화, 중증환자관리대책 등을 추진하였다. 이어서 건강정책국장을 하면서 정신보건 분야 업무를 맡아서 진행하였고 또한 지역보건 거버넌스 체계 개선을 고민하였다. 그 후 대변인을 거쳐서 국립보건연구원장으로 재직하면서는, R&D 외에도 감염병 유행 시 방역 및 의료 대응에 관련된 분야에 대해서 경험을 가졌다. 보통 국장급 이상의 직위에서는 대개 정책을 주도하고 성안하는 권한과 경험을 가진다. 그래서 부처의 국장을 공직의 꽃이라고 하는지 모른다. 이러한 경과를 배경으로 해서 방역과 관련된 분야에 한정해서 보건의료 제반 분야에 대해서 나름 10가지 정책적 제언을 정리하고자 한다.

—— 첫 번째, 지역사회에 건강관리자를 두어 국민들의 생명과 안전을 보호하자

건강정책국에서 지역보건 업무를 하면서 보건소에 대한 고민을 많이 하였다. 보건소는 각 시군구청장 관할하에 있다. 지역사회 주민들의 건강 증진과 예방, 방역 업무를 수행하는 최일선 조직이다. 또한 보건복지부가 담당하는 의료법 등 의료기관 등에 대한 관리와 감독 기능도 가지고 있다. 실제로 보건소는, 코로나19 유행 초기 시기에 확진자에 대한 역학조사 및 접촉자에 대한 추적 관리를 담당하였고 이후 유행이 확산되면서 거리두기 정책의 집행을 실제로 일선에서 책임지고 추진한 조직이다. 복지부 내에서는 오래전부터 보건소 조직이 일사불란하게 그리고 전문성에 맞게 활동하려면 보건복지부 산하에 있어야 한다는 의견이 많았고 이러한 의견을 가장 강하게 밀어붙인 것이 1970년대 말 힘 있는 실세 장관, 즉 신현확 장관 시절이었던 것으로 회자된다. 다만, 막바지에 신 장관이 경제기획원 장관으로 이동하면서 무산되었다는 얘기가 전해져 오는데 그 이후에는 그런 시도조차 없었던 것으로 기억한다. 보건소에서 행하는 업무들의 지침, 방향, 세부 사항들은 보건복지부, 그리고 질병관리청에서 주관하고 주도하기에 실질적으로는 보건소와 복지부는 한몸과 같다.

보건소의 일선 역할을 고민하면서 동시에 코로나19 기간 중 마치 산업체에 산업안전관리자를 두고 근로 안전에 대비하듯, 지역에는 건강관리자가 필요하다고 여러 번 생각했다. 산업안전관리자는 산업안전보건법에 따라서 일정 자격을 갖춘 자로서 산업체에서 발생하는 각종 사건 사고, 즉 산업 재해를 예방하기 위한 전문 인력이다. 이러한 안전을 위한 인력이 근로 공간에서 재해를 막기 위해서 애쓰는 것처럼 일상의 공간 특히 건강 고위험군, 코로나19 고위험군이 있는 장소에는 건강관리자를 두는 것이 필요하다.

예를 들어서 이제는 고령층의 실버타운 거주가 일상이 된 세상이다. 인구 고령화와 핵 가족화로 더 이상은 가정이 아니라 시설에서 노후를 보내야 하는 고령층은 각종 방역에서도 매우 취약한 계층이다. 이런 계층이 지역사회에 많아지기에 여기에 합당한 대응을 해야 한다.

　　전국에 각 보건대학원을 통해서 지역보건, 역학 등을 좀 더 실생활에 맞추어 교육하고 육성해서 점차 이들 시설에 배치하여 평상시에 건강 증진 활동을 하고, 질병관리청을 중심으로 성인 예방접종 사업 등을 확대할 때 이들이 지원을 하며 유사시에는 방역의 최일선에서 활동을 하도록 하는 것이다. 어쩌면 은퇴 의료인력들의 활용 통로로도 기능할 수 있을 것이며 취업 공간으로도 작동할지 모른다. 건강관리자들이 보건소에 소속되어 함께 지역사회 주민들의 건강과 안전을 돌보는 세상, 그것이 어쩌면 코로나 이후 달라진 세상의 대표적인 상징이 될 수 있을 것이다. 그리고 이들은 유사시 주민들, 건강 취약계층의 사람들에게 생명과 안전을 지키는 첨병 역할을 하게 될 것이다.

—— 두 번째, 현재 각 시도에 있는 보건환경연구원을 지방 보건청으로 전환하자

　　　　　　　　　　보건환경연구원을 각 시도의 보건청으로 확대 개편하고 그러면서 시군구 보건소의 역학조사 기능에 대한 보강, 교육과 훈련, 그리고 시도 의사회 등과 적극 협력하여 시도 범위 내에서 방역 대책도 수립하고 나름대로의 건강 정책을 추진하는 거버넌스 개편을 제언한다. 그럼으로써 각 시군구 보건소에서 일하는 전문인력의 미래 트랙도 넓히고 따라서 인재들이 방역의 길로 들어서도록 하는 좋은 유인책도 될 것이다. 이들이 지방의료원과 협력하여 지역 의료체계에서 방역, 연구와 실험, 그리고 유사시 재난 대응도 하도록 활용할 수 있을 것이다.

　　거듭 강조하지만 방역 대책과 관련해서 그리고 지방자치단체의 역량 강화를 위해서는 보건소, 보건환경연구원으로 이어지는 지역 보건체계 개편이 필요하다. 이미 각 시도 단위로 보건환경연구원이 있다.

근거법인 보건환경연구원법을 보건복지부가 관할하고 있다. 그런데 이들 보건환경연구원은 실제로 질병 관리나 건강 증진이 아니라 실험실 진단 기능을 수행하는 데 그치고 있는 실정이다. 이들은 생물안전실험실을 보유하며 연구와 진단 기능을 수행하는 것이다. 앞서 방역 십계명에서도 주장했지만 이들을 지역별 보건청 체제로 재편하여 보건소에서 일하는 사람들의 승진 및 좀 더 넓은 범위에서 보건의료 분야 일을 할 수 있는 트랙을 확충하고 이를 통해서 각종 건강, 보건, 감염병, 나아가서 지역사회 인구문제까지 다루는 것이 합리적이라는 생각이다. 이미 있는 조직을 확장하고 기능을 부여하는 것이니 얼마든지 결심만 하면 가능한 개선대책이요, 미래를 위한 발전적 탈바꿈이 될 것이다. 이러한 시도를 정작 건강정책국장 시절에 추진하려 하였으나 여의치 않았고 결국 미루어졌는데 아쉬울 따름이다. 사실 내부 견제와 반대가 극심했다. 이러한 거버넌스 개편에 더하여 이번에는 보건청에서 방역만이 아니라 지역의료를 총괄하면서 재난 대응에도 앞장서도록 해야 한다고 제언한다.

재난도 과학이다. 즉, 예고없이 찾아오는 것이 아니다. 재난도 데이터이다. 교통사고를 분석하면 빈도가 높은 시간대, 요일대, 계절, 그리고 장소가 나올 것이다. 그러한 시기에 미리 경고를 하고, 그러한 장소를 개선하는 것이 우선일 것이다. 교통사고 외에 다른 자연적 재해도 사실상 미리 예측해야 한다. 최근 기후 변화가 심상치 않으면 당연히 각 시도는 관내 장마와 홍수에 의한 재해 발생도 예측하고 준비해야 한다. 화재 그리고 사고 등의 경우 중환자 발생이 이어질 것이다. 그러한 상황에 대비할 기능을 지방의료원, 좀 더 높은 단계에서는 관할 국립대병원이 갖추고 있어야 한다.

다만, 누군가가 재난과 중환자 발생을 분석하고 모니터링 해야 한다. 그것도 지속적으로 말이다. 누가 할 것인가? 지역마다 개편된 보건청에 그 임무를 부여하자. 마치 감염병 감시체계를 가동하듯 과거 데이터를 집적하고 분석하면 미리 사건과 재난이 보인다. 덧붙여 중앙에서도 해외 사례 등을 분석하여 새로운 재난 발생까지도 예측이 가능할 것이다. 이때 이러한 지역적 재난에 맞게 지방마다 건립된 지방의료원을 활용하도록 하되, 이 관리 및 준비 기능까지 보건청에서 하도록 하자. 어차피 보건소 단위에서 의료기관에 대한 관리 감독 기능이 있다. 이를 발전시켜서 지역 의사회, 지역 전문가들과 보건청이 함께 재난에 대비하고 필요한 필수의료 인력을 준비시키도록 하자. 역학조사관이나 필수의료 의료진 모두 마찬가지이다. 평생을, 일년 내내 그 일을 할 수는 없다. 젊어서 그리고 신체적으로 가능할 때만 집중적으로 역할 수행이 가능하다. 다만, 그런 후에는 경험과 통찰력이 생긴다. 이들이 지방의료원장, 시도 단위의 보건청장이 되면 이들이 후진을 양성하고 훈련시키고 그 후진들은 이어서 고생하고 집중하지만 미래가 보이기에 이 고난의 길로 들어설 동인이 더 늘어날 것이다.

결국 거버넌스를 갖추고 미래를 보여주면 방역도, 필수의료도, 추가적으로 그 지역에 맞는 자살예방대책도, 그 지역에 맞는 지방의료원의 특화된 발전도 가능할 것이라고 믿는다. 어쩌면 진정한 지방자치 시대를 보건의료 분야부터 더 깊이 있게 할 수 있을 것이라는 생각이다.

── 세 번째, 방역은 방역 전문가가 하고, 보건의료는 보건의료 전문가가 하도록 하자

공직자 사회에서 일반직 또는 행정직과 전문직 또는 기술직 사이에 누가 리더가 되어야 하는지에 대한 논란은 여전히 있다. 물론 최근에는 좀 더 전문적 분야를 전공한 사람들에게 무게 중심이 가는 경향이 커지긴 했지만 여전히 논란거리다. 전문가 행정이 낫냐 아니면 전문가들의 의견을 취합한 일반적 행정이 낫냐의 문제이다. 코로나 방역의 경우에는 당연히 전문가 행정이 낫다고 생각하고 그렇게 결정되고 진행되었다고 생각된다. 그러나 꼭 그렇지만은 않다. 최종적 결정 과정에서 국내외를 불문하고 전문가들의 의견을 토대로 행정적 결정 소위 정무적, 종합적 판단을 통한 결정의 사례는 무수하다. 우리나라도 당연히 예외가 아니다. WHO 파견 근무 당시, 전문가 집단인 의학 배경을 가진 직원들의 의사 결정을 행정가들의 보좌를 통해서 수행하는 것을 수없이 보았다. 의사란 배경을 가진 전문가의 사무총장 직위 수행이 당연한 제네바에서 이종욱 총장조차도 의사들의 판단에 결함을 얘기한다. 다만, 같은 의사라도 좀 더 일반적, 즉 넓은 범위의 경험을 한 경우에는 사실상 관리자로서 일할 충분한 자격이 있다고 한다.

의료기관도 그 규모가 커지면 커질수록 원장, 즉 기관장은 의사라기보다는 관리인이다. 임상 각 과 의료진을 이끌고 경영하는 기관장이 의사이면서 동시에 관리 능력을 갖추었다면 더할 나위가 없을 것이다. 의사라 해도 처음에는 특정 분야에 전문의로 성장하지만 어느 정도 시간이 지나면 결국 의료행정 트랙에 올라타는 경우에는 행정석 업무를 수행하게 된다. 이를 통해서 병원 경영, 직원 관리, 그리고 각종 결정과 책임을 가지는데 행정도 마찬가지이다.

코로나19 당시 많은 결정들은 중대본 체제에서 종합 예술처럼 부처 내외, 중앙과 지방, 국내외를 망라한 판단으로 결정된 것으로 기억한다. 결국 일반적 행정도 전문직이고, 기술 공직자도 전문직으로서 특정 분야 전문가이면 일반적 직무에서도 충분히 중요한 일을 해낼 수 있을 것이다. 따라서 이는 각 개인에 따른 구분이기에 앞으로도 명확히 편 가르기보다는 그때그때 상황에 따라서 달라질 것이다. 다만, 조화롭게 이끌어가야 할 질병관리청의 방역과 행정, 규제기관인 식약처의 허가와 행정 등은 전문적 리더십을 행정적 보좌로 진행하는 것이 전 세계적으로도 대세이고 합리적이라고 판단된다. 마치 국방부 업무를, 주로 군 출신 경력을 가진 전문 인력이 담당하고 법무부 업무를, 법조인 중심으로 리더십을 구축하듯 방역 행정, 나아가 보건의료 행정을 전문 분야에서 성장하고 연구한 인력들이 이끌고 가되 이를 행정적 전문가들이 보좌하여 조정하면서 진행하는 것이 합리적이라고 할 것이다.

—— 네 번째, 공공의대를 기술관료 전문가 산실로 기능하게 하자

지방에 각 시도마다 세우도록 제언한 보건청, 중앙의 질병청, 뒤에서 결론내릴 보건부 등 각종 기관에서 방역, 보건행정, 그리고 일선 의료정책을 집행하고 선도할 일꾼을 양성하는 기관, 그것이 공공의대를 꿈꾸었던 계기였다. 과거 공공보건정책관으로 일하면서 공공의대를, 그곳에서 공부하고 의사 자격을 확보한 졸업자들의 행로가 지역보건체계, 즉 보건소나 시도 보건청, 그리고 복지부나 질병청 등 각종 국가기관으로 이루어지기를 바라는 마음에서 적극적으로 추진하였던 기억이 새롭다. 교육부는 각 부처가 나름 관할하는 특수대학의 설립에 부정적이어서 공공의대 추진이 쉽지 않았고 공공보건정책관 당시 교육부 장관이던 김상권 장관실로 가서 대면해서 직접 보고한 기억이 있는데 장관의 반응이나 배석한 교육부 공직자들의 자세는 그다지 호의적이지 않았다. 내 얼굴을 빤히 쳐다보는 당시 교육부 장관에게 결례가 되지 않도록 문건을 보지 않고 같이 얼굴을 응시하면서 내용을 외워서 보고한 기억이 있는데 왠지 육감적으로 장관의 본심은 그다지 긍정적이지 않다는 기억이 남아있다. 어떻든 최근 의대 정원의 혼란 와중에 공공의대, 의사 과학자 같은 중요한 주제가 밀려나고 단순히 의대 정원 2천 명이라는 명제가 주가 되는 현상이 아쉽다. 공공의대라는 체계를 통해서 글자 그대로 지역 보건과 보건 행정을 아우르는 특수대학, 복지부 직속의 대학 설립을 꿈꾸었는데 영영 이루어지기 어려운 상황이 되었다. 이웃 일본의 사례에서 본떴으며, 연구를 통해서 기본 계획을 수립하고 추진하였었다.

의대 정원 문제는 별개로 하고, 공공의대, 의사 과학자 양성을 위한 기관 설립은 왜 안 하는지 등을 검토하고 논리로 준비하면서 의대 정원 정책 때 이러한 주제에 대해서는 과연 심도 깊게 고민하고 추진된 것인지 지금도 몹시 궁금하다.

—— 다섯 번째, 건강보험 수가체계를 제로 베이스에서 다시 만드는 등 관련 전문기관으로 하여금 평소 미리 정책을 연구하고 생성하도록 하자

건강보험 상대가치 수가 출범 당시, 묘한 인연으로 담당 사무관을 했었다. 벌써 만 25년이 되어 간다. 공소시효가 지났는지 모르겠지만, 각오하고 얘기하자면, 당시 진료과목별로 가중치를 두는 작업을 하는데, 연구 결과 소위 메이저 진료과 중에서 소아청소년과가 가중치가 떨어지는 것으로 나왔다. 당시 담당 국장이 나를 따로 조용히 불러서, 소아청소년과를 어떻게 그럴 수가 있겠느냐며 실무자인 나에게 묻지마식으로 소아청소년과 가중치를 다른 메이저 진료과인 내과, 산부인과, 외과 수준으로 무조건 올리라고 하였다. 이 얘기를 하는 이유는, 이제 4반세기가 지난 상대가치수가를 진면 개편하는 작업, 아니 zero-base에서 다시 만드는 작업을 해야 할 시기라고 생각해서이다. 의료 개혁을 얘기하지만 이러한 수가체계 개혁이 핵심이 아니겠는가? 그런데 이러한 작업은 최소 수년이 걸리는 일이다. 미리부터 생각하고 작업하고, 많은 새로운 수가체계와 의료정책을 담도록 고민하고 준비해야 한다. 정부 부처는 하루를 지나가기에도 정신이 없으니 이러한 일들은 전문기관을 통해서 전문가들의 참여와 토론, 논의, 정리와 협의를 통해서 진행토록 하여야 할 것이다. 무슨 위원회도 그러한 기능을 하겠지만 부처의 입김 속에 촉박하게 진행되기 일쑤이니 아예 장기적인 과제를 평소에 연구하고 생성하도록 하면 좋을 것이다.

보건복지부에서 국장 이상의 직위에서 담당한 정책들을 지금 돌아보니 일정한 패턴이 있음을 알게 된다. 정책의 생성, 즉 수립이 이루어질 때는 대체적으로 네 가지 경우로 그 형태에 대한 분류가 가능하다. 첫째, 하향식, 즉 Top-down 방식이다. 이는 정권 최고위층이나 집권 세력의 공약사항, 약속, 국회를 통한 대책 수립을 말한다. 경험한 대표적인 것으로 자살예방대책이 있다. 이는 당시 대통령의 관심 사안으로 OECD국가들 중 비교 불가할 정도로 높은 자살사망률을 가진 상태이기에 다른 두 가지, 즉 교통사고, 산업재해와 더불어서 국민 생명 지키기의 3대 과제의 하나로 실무 대책을 마련하는 일을 맡게 되었다. 이런 경우 최고위층의 관심 사항이면서 하향식 추진이었지만 정책 수립에는 가장 큰 도움과 힘을 받았다. 다만, 세부 실무 계획을 위해서는, 자문단을 구성하고 차근차근 전문가 집단, 일선 관련 기관을 아울러서 의견을 듣고 논의하는 시간도 가졌다. 두 번째로는 체계적, 정기적 형식이 있다. Systematic 접근을 말한다. 이는 관련 법령에 따른 대책 수립이 의무화된 경우거나 이미 시작된 대책을 지속적으로 진행하는 경우이다. 대체적으로 기존 대책을 정기적으로 보완하고 수정하거나 개선하는 형태로 진행된다. 예를 들어서 공공보건의료기본법에 따라서 정기적으로 대책을 세워야 해서 준비하는 공공보건의료기본계획이 이에 해당한다. 암관리법에 따른 국가 암관리 5개년 계획도 마찬가지이다. 다만, 어느 방식이더라도 전체적으로 의견을 충분히 수렴하고 듣는다는 것은 마찬가지이다. 항상 정책은 근거와 대안을 찾는 작업이고 정확한 문제점 진단이 선행되기에 일단 정책 생성에 뛰어들면 비슷한 과정으로 진행된다. 세 번째로는 상향식, 즉 Bottom-up 방식이다. 이는 여론, 좀 더 구체적으로는 민원이나 각종 문제 제기, 언론이나 전문가들 집단, 학계 등에서 제기하고 대안을 제시하는 경우 등을 말한다. 담당 부처나 담당 공직자가 스스로 주도하기도 한다. 가습기살균제 피해에 대한 원인 규명은 대한중환자의학회에서 집단 폐질환자 발생에 의문을 가지고 문제를 제기한 데서 시작되었다. 네 번째는 우발적 형태로 정책 생성이 시작되는 것으로 영어로는 Adventitious라고 할 것이다. 이는 각종 사건, 사고나 법원 판결로 시작되거나 국제적 이슈나 외부 요인에서 시작되는 경우, 또는 다른 중요 사안들로 인한 보건의료 정책 변화를 말한다. 코로나19가 대표적인 국제적 이슈로 시작된 정책 생성 형태이다. 정신질환자에 의한 사건사고나 문제가 보도될 때마다 만들어지는 대책도 이러한 우발적 형태로 시작되는 경우가 대부분이다. 그런데 정책을 생성할 때 항상 가장 먼저 구성하는 것은 전문가 집단을 통한 현황 파악과 대안, 그리고 구체적으로는 성공 사례, 실패 사례 등 근거이다. 이러한 근거가 이미 있다면 정책 추진 속도가 빠르고 확신이 높아서 훨씬 구체적인 성과를 기대하면서 진행한다. 그러나 근거가 찾을 수 없거나 해외 사례 등에서 서로 다른 결과가 나오는 대책이 있거나 상반된 대책이 충돌하는 경우에는 대체적으로 시범 시행 등의 형태로 점진적으로 진행하게 된다. 결국 평상시, 학계를 중심으로 많은 연구들이 이루어지고 여기서 축적된 지식이나 결과를 바탕으로 정책을 추진할 수 있으면 너무나 합리적이고 큰 낭비나 충돌없이 진행이 가능한데 만약 그런 상황이 만들어지지 못하면 일단 연구나 조사부터 진행해야 할 상황이 된다. 그러면 시간은 걸리지만 어떻든 근거를 확보하고 정책을 생성하고 진행해야 함은 물론 지극히 당연하다. 이러한 연구나 조사는 학계, 또는 정부 산하 연구기관 등에서 수행해야 하는데 미리 예견력을 가진 정책부서나 정책 담당자가 이러한 연구와 조사를 미리 준비하고 진행시킨다면 이야말로 관료 행정의 정규, 모범을 보이는 것이 아닌가 하고 생각한다. 이러한 면에서 중앙 정부이던 지방 정부이던 평소에 미래를 고민하고 대내외, 타 부처, 해외사례 등에 항상 관심을 가지고 논의하고 공부하는 자세가 필요하다고 생각한다. 당장 의대 정원 문제를 바라보면서 이 문제가 중요했다고 판단하고 개혁의 최대 과제로 생각했다면 대통령직 인수위 출범 시부터 자료를 확인하고 정책이나 조사연구 우선 순위에 넣었어야 한다. 그리고 만약 국내 연구가 부족하거나 없다고 판단되면 일단 연구와 조사부터 시작했어야 할 과업이다. 그래야 이후 논의도 출혈과 낭비가 적을 것이기에 말이다. 더 중요한 것은 이해 당사자들에 대한 대화와 협의에서 근거가 바로 열쇠가 될 것이기 때문이다. 의대 정원은 다시 말하면 의학 기술의 발전 정도, 우리 인구의 건강 상황 변화, 질병의 발생 추세, 해외 동향, 그리고 정교한 시뮬레이션, 의대 정원 증원에 따른 대비 사항 점검, 발생할 문제점을 미리 점검하고 준비하는 것 등이 될 것이다. 단순한 질문 하나로도 의대 정원 증원의 문제점을 알 수 있다. 과연 의사를 많이 배출하면 현재 의료의 문제점인 필수 의료가 충족될 것인가? 이 문제에 대한 답변을 통해서 논리와 근거, 그리고 해외 사례를 통한 간접적 입증 등을 해야 하고 그 이후에 추진해도 늦지 않을 것이다. 정부 부처는 많은 산하기관, 심지어 전문집행기관을 가지고 있다. 청이나 처 단위 기관이 그들이며 각종 연구원 등이 그들이다. 부처는 끊임없이 이들 전문기관, 산하기관들로 하여금 미리 고민하고 연구하게 하여 계속해서 근거를 그리고 결과를 생성토록 하게 하자. 특히 미래를 생각하는 과제를 말이다. 국민들의 제안, 언론의 지적, 국회의 요구, 정부의 비전, 더불어 스스로 즉 청문회에서 장관직을 맡을 사람에 대해서도 미래에 대한 비전과 장차 시행할 정책 그리고 근거와 연구조사에 대해서 확인하고 묻는 풍조가 우리를 더 발전시키리라고 믿는다.

—— 여섯 번째, 각종 위원회를 생방송으로 진행하자 그러면 독립성과 전문성을 가질 것이다

정부 부처들이 정책이나 실행을 하면서 다원화 사회답게 그리고 중지를 모은다는 측면에서 각종 위원회를 활용한다. 이들 위원회는 심의를 하기도 하고 자문을 하기도 하는데 어떻든 근거를 확인하고 필요한 연구 결과를 보면서 준비된 정책에 대한 의견을 내면서 바른 방향으로 전진하도록 도와주는 역할을 한다. 그런데 보통 공무원들은 위원회에 알레르기성 반응을 보이기도 한다. 추진하려는 정책은 이미 정해졌으니 그냥 위원회는 통과 의례로 승인하고 빨리 지원해주기를 바라는 것이다. 그런 하나 마나한 기능을 넘어선 실제 집단 지성과 검토 기능을 살리려면, 계속 주장하지만 결국 위원회 활동을 투명하게 공개하고 생중계란 방법으로 활용하는 것이 좋다. 이는 무대 뒤의 활동을 무대 위로 불러오고 이를 통해서 위원회를 활성화하며 위원들의 역량도 자연스럽게 높일 수 있는 방법일 것이다. 독립성과 전문성은 결국 투명한 공개를 통해서 자연스럽게 높아진다. 코로나19라는 전대미문의 재난 상황에서도 미국은 FDA에서 시행한 예방접종자문위원회 활동을 실시간 중계하였고 지금도 유튜브에 당시 상황이 고스란히 남아있다. 하물며 평상시에 정책적 논의를 하는 위원회 활동은 당장이라도 투명하게, 실시간으로, 지나간 다음에는 영상 기록 그 자체로도 누구에게나 공개되면 좋겠다. 그렇게 하면 자연스럽게 위원회의 독립성이 보장될 것이다. 국민들 중에 누구나, 언제나 영상으로 회의를 보면서 납득도 하고 항의도 할 수 있어야 할 것이다. 불안해하거나 반대하는 사람도 있을 것이다. 그렇지만 자신컨데 공개할 경우의 순기능이 훨씬 커진다고 생각한다. 회의 공개는 위원회에 참여하는 전문가를 제약하기는커녕 진짜 전문가 참여를 재촉할 것이라고 생각한다. 국민들은 척하면 다 안다. 누가 진정한 전문가이고 누가 정부 편만 들면서 전문가인 척하는지. 반대로 반대만 하는 전문가에 대해서도 금새 알아차릴 것이다. 결국 정책의 결정 과정이 정화되면서 합리적 결정이 보편화되고 정책의 호소력도 커질 것이다. 이러한 투명성을 통해서 확보된 전문성과 독립성은, 위원들을 위한 것이 아니다. 실제로 위원들이 논의할 사안들, 즉 우리나라의 미래를 위해서다. 투명함 속에서 모든 정책이 합리적으로 결정될 것이다. 덤으로 투명하게 내용을 보면서 자연스럽게 인재가 드러나고 둔재가 퇴출될 것이다. 소위 배경, 막말로 빽이 아니라 실력으로 떳떳하게 검증받고 어떤 직위나 기관을 이끌 리더를 찾을 수 있게 될 것이다. 집단 지성을 존중하자. 방송이나 기록을 보는 국민들이 더 현명하다. 반복하지만 척하면 금방 안다. 투명한 가운데 공정하고 바른 결정이 이루어지고 그것이 우리 미래 방향이 되는 것. 바로 우리나라를 위해서 좋은 것이라고 감히 주장한다.

— 일곱 번째, 미국 NIH 체계를 그대로 가져오자
그들처럼 거버넌스를 바꾸고 연구자들을 스카우트하자

앞서 미국 NIH를 부러워했다고 했는데 이제는 제언한다. NIH를 그대로 가져오자. 즉, 그들을 베껴서라도 쫓아가자. 그러면 언젠가는 그들을 이기지 않겠는가? 일단 이긴 다음에 우리의 길을 또 만들자. 미국도 한때, 독일의 연구소 체제 의학 연구 체계를 따라가려고 너나없이 독일 유학을 했던 적이 있다. 그렇게 해서 그들은 이제는 세계 최고 R&D 체계를 갖춘 것이다.

우리나라 바이오 분야 R&D를 한곳으로 일원화하자. 지휘 체계가 분산되어서 어떻게 전쟁을 하겠는가? 결론에서 얘기할 보건부가 만들어지면 이곳으로 일원화하면 된다. 이미 있는 체계, 즉 국립보건연구원을 NIH로 탈바꿈하고, 산하에 국립암센터, 국립정신건강센터, 국립재활원, 한국보건산업진흥원 등에 흩어진 R&D 거버넌스를 한꺼번에 모으자. 타 부처 영역은 두말할 것 없다. 과기부, 산자부, 식약처 등에 분산된 바이오 R&D, 역시 하나의 거버넌스로 모으자. 연구자들 입장에서야 연구비가 어디서 나오든 무슨 상관이겠는가? 다만 의료 현장, 현실 그리고 임상시험이 이루어지는 의료기관을 담당하는 곳, 즉 보건부에서 관할하는 게 얼마나 자연스러운가? R&D와 건강보험, 그리고 각종 의료제도, 직접 물리적인 바이오뱅크를 소유한 곳에서 진행하는 게 얼마나 편하고 좋겠는가? 복잡하게 생각하지 말고 미국 베데스다와 인근에 산재한 바이오 R&D 체계를 그대로 한국으로 가져오자. 이 정도 개혁이 되어야 다음번 전쟁 준비를 한다고 할 수 있지 않겠는가? 3년 전쟁을 치르고도 이 정도 변혁이 없다면 과연 이게 나라인가?

2021년 미국 출장 당시, 미국 NIH에 근무하는 우리나라 출신 연구자들을 만나서 그분들이 연구하는 현황과 그에 반추하여 우리나라 연구 환경 중 개선 사항에 대해서 청취하는 기회를 가졌다. 미국 NIH에서의 연구는 자유스러운 분위기, 예를 들어서 출퇴근도 자율로 하는 등 전반적으로 자유롭지만 4년마다 BSC Review(소위 연구전반을 평가)를 통해, 외부인으로 구성된 평가단에 의해서 철저한 평가를 받는다고 했다. 이를 통해서 해당 연구팀의 존속 여부가 결정된다. 논문, 연구 성과, 강의 등 다양한 성과와 진행 상황 등에 대한 평가가 진행되는데 이러한 평가는 NIH 산하 27개 개별 연구소별로도 진행되기에 결국 연중 미국 NIH는 BSC에 의한 평가가 진행되는 셈이니 말로는 자율이지만 철저한 성과 위주의 운영임을 알 수 있다.

미국 NIH는 워싱턴 인근 베데스다 지역 외에 다양한 지역에 분산된 건물과 조직이 위치하는데 연구 인프라 관련해서 집합적 위치의 이득도 커서 마크 오 햇필드(Mark O. Hatfield) 임상병원[1] 역할이 긴요하고 중요하다는 점을 확인하였다. 실제 운영을 보니, 예를 들어 희귀환자가 임상 연구할 때 필요할 경우 바로 심혈관질환이나 유전체 등등 각 연구소 단위별로 협업 연구가 가능하다는 점이 중요했다. 그리고 임상시험 환자를 위한 시설이 매우 잘 갖춰져 있었다. 예를 들어서 환자들의 보호자나 가족을 위한 숙박시설(Family Inn)이 NIH 구내에 있을 정도이다. 실험 진행할 때 재료나 시료 등에 대해서 구내에 Store가 있어서 편리하게 구입 및 확보하고 실험을 진행할 수 있는 등 연구 환경도 좋았다. 신입 직원 등에 대한 오리엔테이션 및 업무에 대한 매뉴얼화를 통해서 누구나 정착, 업무 개시 등에 도움을 받는다. 내부 수업도 진행되고 이 때 강의료를 별도로 지불하고 공동 학위를 취득하는 것도 가능하다. 또한 내부적으로 다양한 교육과 훈련이 진행되는데, 별도의 연구 윤리 훈련 등을 교육받는다. 연구 환경에서는 개방성, 투명성이 매우 중요한데 실제로 미 NIH에서는, 누구나 어느 주 연구자에게라도 의견 교환이 가능하며 따라서 연구소 단위를 넘어서 협업이 활발함을 알 수 있었다. 미 NIH에서 경제적 대우를 높게 해 주는 것은 아니지만, 공무원 조

---

1   미국 NIH는 임상시험을 위한 의료기관을 운용한다. 이 병원은 예산을 확보하는 데 기여한 상원의원 마크 오 햇필드의 이름을 따서 그대로 부른다. 우리도 임상시험을 위한 병원이 필요한데 국립중앙의료원, 국립암센터 등이 그 역할을 하면 된다. 그러려고 설립하고 세금으로 운영하는 곳이 바로 국립병원이기 때문이다.

직임에도 불구하고 정년도 없고, 연구에 대한 스트레스가 적으며, 전문성, 성실성으로 공정하게 평가받는 기관의 자부심이 대단하다고 한다. 그리고 인력은 충분하되 해외 인력에 대해서는, 비자 발급 과정을 통해서 자연스럽게 조절한다고 한다. 한국 과학자들 중 미 NIH에서 박사후 과정에 있는 분들은, 우리 국립보건연구원 감염병연구소 등에서 일하고 싶다는 의중을 메일로 따로 보내왔었다. 이분들에게 한국 NIH에서 연구할 기회를 주자. 한국 NIH의 개편과 진행에 주도할 기회를 주자. 생각해 보면 독일의 유대인 박해를 피해서 미국으로 이주한 많은 유대인 물리학자들이 미국 원자탄 개발 및 과학 기술 발전에 크게 기여한 사례를 우리는 안다. 경우는 좀 다르겠지만 바이오 인재를 스카우트로 단박에 개혁도 하고, 연구 수준도 올리고 급하게 미국을 따라가 보도록 하자. 언젠가 그들을 이길 그날을 생각하면서 말이다.

—— 여덟 번째, 공공의료기관에게 자율권을 주면 공공의료, 필수 의료가 살아날 것이다

공공의료기관은 정부 입장에서 방역, 그중에서도 특히 의료 대응 분야에서 중심병원의 역할 수행을 해주어야 한다. 그리고 정부는 이들이 감염병에 대한 R&D 분야에서도 중심병원 역할을 하기를 원한다. 공공의료기관은 코로나와 같은 위기 및 각종 재난 상황에서 선두에서 대응하고 연구하고 지도력을 발휘해야 할 운명이자 역할이다. 따라서 국립중앙의료원[2], 서울대병원을 필두로 각 국립대병원들은 의료 대응에 솔선수범해야 하고, 그러한 능력을 갖추어야 하며 동시에 그 기능을 반드시 잘 수행해야 한다. 물론 전국적인, 아니 세계적인 범유행을 이겨내려면 모든 의료기관이 연대하고 협력해주어야 한다. 특히 유행 초기나 유행이 지속될수록 중심에서 이를 극복하는 데 공공의료기관의 역할은 매우 중요하다.

---

2 영어로는 NMC, 즉 National Medical Center로 호칭한다.

저자는 공공보건정책관으로 일하면서 국립중앙의료원 관련 업무를 담당했는데, 많은 외부 기관이나 부처로부터의 간섭에 비해 지원은 부족하여 힘들었던 기억만 가득하다. 당시 국립중앙의료원 현대화를 위한 서초구 원지동으로의 이전 사업조차 여러 가지 장애로 지지부진했었다. 게다가 국립중앙의료원과 가장 중요한 협력 관계를 가진 서울대병원과의 협력도 미적지근했다. 평상시에는 대부분의 사람들이 민간의료기관이 충실한 우리나라에서 국립중앙의료원이 왜 필요하냐고 하다가도, 코로나19와 같은 위기가 터지면 초기에 모든 중요한 일들, 즉 확진자 입원 치료와 임상적 파악과 연구 조사 분야에서 왜 국립중앙의료원이 제 기능을 제대로 수행하지 못하냐고 비판한다. 계속해서 악순환이다. 평소의 무관심이 예산과 투자 미흡으로 이어지고, 이것은 인재 부족으로 이어진다. 그러다 보니 위기 시 역량이 부족하다는 비판이 높아지고, 이는 다시 낮은 평판으로 이어진다. 평상시 공공의료기관에 지원과 투자를 해야 하고 동시에 이들이 역량을 배양할 충분한 기회와 시간을 주어야 한다. 결국 공공의료기관에 대한 지원과 투자가 중요하다. 정부를 비롯한 각계각층이 평소에는 공공의료기관에 대해서 지원은 하지 않고 간섭만 하다가, 큰일이 생기면 부리나케 의료적 대응 등의 큰 역할을 주문하고 비판과 지적을 하며, 심지어 여론의 공격이 이어지고 상황이 종료되면 또 잊어버리는 그런 악순환은 끊어져야 한다.

코로나19 초기 시절, 방역 당국은 공공의료기관을 중심으로 국내 전체 신종감염병 환자를 충분히 수용 입원 격리할 시설과 인력을 확보하기를 원했고, 공공의료기관들이 입원환자로부터 검체, 임상 정보를 축적하며 이를 바탕으로 관련 전문가, 학회와 협력하여 코로나 환자 대응에 대한 전문적인 지침이 작성될 수 있기를 바랐다. 향후 언젠가 코로나와 같은 또 다른 감염병 X가 발생하면, 질병관리청의 방역 대응과 함께 국립중앙의료원을 중심으로 공공의료기관에서 집계되고 파악되는 환자의 임상적 특성에 따른 진료 경험을 바탕으로 의료지침을 완성하여, 이후 전국 모든 의료기관을 선도하고 안내할 수 있도록 기능과 자원을 갖추어야 할 것이다. R&D 분야의 치료제, 백신 개발과 관련해서도 국립보건연구원 등 연구 개발 기관과 공공의료기관들이 연계하여 개발되는 약제나 백신에 대해서 국내 임상시험 네트워크 및 시험과 분석을 담당하는 기능도 미리 구축하여 가동해 보아야 할 것이다. 이는 정부 모든 부처(국가보훈부, 고용노동부, 법무부, 그리고 지방의료원을 책임지는 지자체도 포함) 산하에 '국립'이라는 글자가 들어가는 의료기관들 전체의 참여를 바탕으로 구축될 수 있을 것이며, 국립중앙의료원이 그 중심에서 역할 수행을 해야 할 것이다.

　방역, 특히 의료적 대응과 관련해서 공공의료기관에 책임과 역할만 부여한다고 모든 일이 수월하게 이루어지는 것은 아니다. 국립중앙의료원, 서울대병원, 각 국립대병원의 이사회에 참석하면서, 나에게 중요한 숙제인 '어떻게 하면 공공의료기관이 방역 분야에서 핵심적 역할 수행을 할 수 있는가?'에 대한 해법을 현장에서 생각해 보았다. 해답은 '자율성 확보'에 있다. 그리고 그 자율성은, 의학, 공공의료, 필수 의료를 잘 알고 평생을 이 분야에서 종사해 온 전문가가 공공기관의 지도자로서 역할 수행을 하되 외부 간섭을 배제하는, 진정한 필수 의료 분야 지도력 확보가 핵심이다. 응급의료, 외상학, 소아청소년과 및 분만 등 산과 분야와 같은 필수 의료 분야가, 비록 융성하는 단계까지는 아니더라도 최소한 그 기능을 계속 유지하고 발전하기를 원한다면, 해당 공공의료기관 리더들을 해당 분야를 전공하고 종사했던 전문가 중에서 배출해야 한다. 또한 그들이 리더로서 자율성을 가지고 자신이 속한 공공의료기관을 운영하고 인력을 배치하고 예산을 배분하며 소위 필수 의료 중심으로 공공의료기관을 가동할 수 있도록 해야 한다. 민간의료기관은 진료과목별 수입 규모에 따른 재정 주도 측면 또는 나름의 목표와 철학을 가지고 그 기관의 리더를 선발할 것이다. 그것은 민간의료기관의 몫이다. 그러나 최소한 국가 지원, 즉 우리의 세금으로부터 재정 지원을 받는 공공의료기관은 달라야 한다. 응급의료나 외상학, 산과학 등 필수 의료지만 누구도 잘하려고 하지 않는 분야를 전공한 자가 그 공공기관의 병원장 또는 이사장이 되어, 비록 공공의료기관 내 수입에서 차지하는 바는 적더라도 필수 의료 분야가 잘 가동되는 환경과 체계, 소아청소년과나 산과 진료 유지와 발전을 고민하는 자세로 공공의료기관이 운영되도록 이끌어야 한다. 시간이 지나면 그러한 지도력 형성의 경로를 지켜보던 의대생, 전공의들이 계속해서 공공의료기관의 필수 의료 분야에 지원하게 될 것이고, 이를 통해 또 다른 전문가들이 배출되는 선순환의 토양이 구축될 수 있다. 그리고 공공의료기관 이사회 의장 역시 공공의료 전문가이자 미래 분명한 청사진을 가진 의학 분야 전문가 중에서 선출되는 것이 바람직하며, 이사회 구성원도 중증 환자를 보는 외상학회, 응급의학회 등 필요한 분야의 학회 구성원 중에서 전문가가 꼭 참여토록 해야 할 것이다. 이것이 전문가에게 문제 해결을 맡기는 바람직하고 선진적 거버넌스 구축이다. 이사회 회의도 공공의료기관 내부 구성원들, 의대 학생들에게 그대로 공개하면 어떨까. 투명하고 전문적이며 우리가 육성하려는 필수 의료 위주의 이사회 회의 실황이 기록으로 남는다면, 분명히 현장에서 발전적 변화가 이루어지리라 생각한다.

공공보건 정책관을 그만 둘 즈음, 공공의료기관은 대체로 악착같은 모습이 부족하다는 인상을 받았다. 치열함보다는 여유로움, 국가와 지방자치단체의 예산 및 각종 지원에 따른 절실함 부족, 국립이라는 브랜드에서 나오는 우월 의식 등. 이런 현실에 안주하는 자세는 바람직하다고 보기 힘들다. 지역사회 의료를 책임진다는 당당한 자세와 치열하고 열성적인 태도를 불러일으킬 필요가 있다. 결국 투명성과 공정성에 기반한 필수 의료 분야 지도자가 공공의료기관의 지도자가 되는 환경, 비유하자면 이국종 국군대전병원장과 같은 외상 전문가가 공공의료기관장이 되는 환경, 그러한 변화 속에서 달라진 내일 그리고 변화되는 미래가 만들어진다.

—— 아홉 번째, 결국 보건부가 독립된 부처가 되어 코로나 이후 뉴 노멀을 만들어야 한다

　　　　　　　　　　　　코로나19 이후 뉴 노멀을 통해서 또 다른 감염병 위기, 보건의료 정책을 감당하려면, 이제는 보건부를 두고 제대로 체계를 잡아가야 한다. 코로나19를 경험하고 나니, 질병청, 식약처가 한 묶음으로 보건부 산하에서 손발을 같이하고 여기에 연구개발 거버넌스를 총괄하는 국립보건연구원을 진정한 NIH로 거듭나게 하여 R&D를 발전시키며, 지역보건체계, 즉 보건지소부터 보건소, 지방의료원, 국립대병원, 서울대병원, 국립중앙의료원 및 보건환경연구원에서 탈바꿈한 지방 보건청을 가동하면서 향후 달라질 인구구조에서 고령층, 취약계층 대상의 지역사회 건강증진사업까지 인프라를 구축하는 모습을 그려보게 된다. 코로나19 백신 개발 과정에서 잠시 언급했지만, 미국의 경우, 백신 허가권을 가진 전문기구인 FDA에서 코로나19 백신 개발 과정에서는, 임상시험에 참여할 자원자 모집에 적극 나서고, 긴급 사용승인 제도를 적극 활용하여 최대한 빠른 시간에 허가 절차가 이루어지도록 최선을 다했다고 했다. 우리나라도 규제기관이라고 흔히들 얘기하지만 이제는 식약처도 연구 개발의 중심 기관이라고 봐야 할 것이다. 앞으로 유사하게 신종감염병 유행이 발생하면 적극적으로 허가 절차가 진행되도록 최선을 다하게 될 것이며 이를 수행할 능력과 인력을 갖추게 될 것이다.

　　인적 구성도 확대되어 이제는 의학 전공자에게 식약처장으로서 역할을 수행할 기회를 주어야 할 것이다. 미국은 물론 어느 선진국의 예를 보더라도 식약처와 같은 기관의 수장은 의학 전공자, 구체적으로는 의학 배경을 가진 전문가가 수행하는 것이 상식이다. 그런 예는 사례가 아니라 원래 그러하고 그렇게 운영해 온 것이다. 투약되거나 접종되는 산물이 결국 인체에 사용되고 그 결과도 임상적 상황으로 나타나기에 바이오 규제기관에서 전문가 행정을 동원해서 우리의 수준을 높이기 위해서는 각 기관, 예를 들면 식약처와 같은 기관에 대해서는 전문적 지도력이 당장 필요하다고 할 것이다. R&D 삼각 편대 완성을 위해서 식약처 소속도 국무총리실이 아니라, 보건부 산하에, 국립보건연구원, 질병관리청과 함께 자리하면서 기능을 발휘하는 것이 정석이라고 본다. 1800년대 후반에 미국이 독일의 발전된 의과학 연구 및 임상 발전을 배우고 따라갔듯 우리는 코로나19에서 보여준 미국의 거버넌스를 일단 쫓아가는 것이 합리적이라는 의견이다. 보건부가 생기면 복지와 연금 분야는, 나름 별도 부처 또는 고용노동부와 함께 하거나 여가부와 함께 또는 저출산 총괄 부처에서 하는 등 나름의 자리를 찾을 수 있을 것이다. 보건부도 환경부와 같이 하는 방안도 가능한데 여하튼 전문가 위주 부처로, 지역부터 중앙까지 이어지고, 의료체계 전반을 담당하는 부처로 거듭 태어나야만 향후 신종감염병 위기에 훨씬 더 잘 대응할 수 있다고 본다. 이렇게 되면, 의료정책 현장을 호흡하면서 대결이나 대립이 아니라 다 같은 파트너로서 협력과 연대를 통한 정책 추진을 바란다면, 전 세계적으로 영연방을 제외하고는 매우 드물지만 대한민국이 보건부처 조직을 꾸려서 새롭게 보건부로 출발하면서 대내외에 모델로 제시할 수 있다고 생각한다. 그러면 다음과 같은 모습이 펼쳐질 수 있을 것이다. 즉, 어느 젊은 의대 졸업생이 일선 보건소에서 역학 조사관으로 일하다가 경력과 성과를 쌓고 이어서 시도 단위 보건을 담당하고 이후 세종에 위치한 보건부에서 실무 담당자, 실무 과장 등으로 업무를 진행하게 될 것이다. 그러는 가운데 WHO에 파견 근무를 가거나 해외 유학 기회도 누릴 것이다. 이어서 검역소장으로 해외 유입 감염병 관리도 수행한 후, 보건부의 리더인 국장, 시도 단위 보건청장, 그리고 이어서 보건부 정책 결정권을 더 많이 가진 자리로 올라가며 이들 중 누군가가 질병관리청장, 보건부 장·차관 등으로 역할을 하게 된다. 그런 과정에서 경험과 전문성이 강화되고 보존되며 타 부처와도 대등하게 역할을 잘 수행할 것이다.

—— 마지막 열 번째, 의료인들을 전쟁을 준비하는 군인처럼 생각하고 대우하자

코로나19를 겪으면서 국가 경영 의제 (agenda)의 하나로 방역이 주요한 자리를 차지하게 된 것에 대해서 이의를 제기하는 사람은 이제 별로 없을 것이다. 국가적 의제일 뿐 아니라 글로벌 의제의 하나가 되었다. 방역이 다른 모든 분야 즉, 경제, 외교, 문화, 국방 등 영향을 끼치지 않는 분야가 없는 의제임을 확인했다. 우리나라의 경우에는 보건의료 정책에 있어서도 방역을 중심 의제로 놓아야 하는 상황임을 다시금 깨닫게 되었다. 그런데 실제로 그런 인식 아래에 보건의료 정책을 추진하고 있는지는 물음표가 붙는다. 단적으로 의사 공급, 즉 의대 정원 문제를 대하는 우리 모두의 인식과 자세부터 무척 실망스럽다. 이러한 문제를 국방에 비유한다면 당장 전쟁이 날지 모르는데, 지원병 제도로 국방을 운영하는 나라가 있는데 이런 나라에서 지원하려는 젊은이들의 뜻을 무시한 채 군 인력 제도를 건드리고 제도 개편을 강제하는 것과 같다고 본다. 당장에 언제든 범유행이 다시 발생하여 코로나19와 같은 상황이 닥칠 수 있음을 인식하고 있는 상황에서 공공의료기관만으로는 초기 대응은 가능할지 몰라도 대규모 환자 발생 시, 민간자원이 총 동원되어도 대응할까 말까한 상황에서 이렇게 상급종합병원부터 진료에 차질을 불러오는 상황을 감수하고 밀어붙이는 정책이, 제정신으로 과연 가능한가? 만약 지금 코로나19가 발현하여 여기저기서 위중증 환자, 즉 고령층과 면역저하층 등 고위험군에서 발생할 중환자들을 국립중앙의료원과 국립대병원, 서울대병원에서 먼저 진료한다 해도 결국 모든 의료기관이 참여해야 할 순간이 바로 닥칠 것이다. 그런데 기존 체계에서 중환자실은 전공의들 참여가 없이는 가동하는 데 곧 한계에 다다를 텐데 이렇게 의료 현장을 무작정 대결로 가게 하는 것이 과연 누구를 위한 정책인지 묻지 않을 수 없다. 의료인들은 의무병이 아니다. 그들은 지원병이고 비록 법적으로 의무 부과가 가능하다 하더라도 법령을 동원하여 의무를 부과해서 위기를 돌파하겠다는 지도력은 금방 한계에 부딪힐 것이다.

코로나19 정도가 아니라 정말 위험한 신형 인플루엔자가 내일이라도 닥치면, 이미 국내에 유입된 상황에서 어떻게 대응하려 하는가? 현재 방역을 지도하고 이끌 사람들, 즉 보건복지부와 정부 각 부처 사람들이 어제까지 정책적 수단으로 충돌한 사람들, 즉 의료인, 의대 교수들, 전공의들과 바로 협조가 가능하고 연대가 가능할 것인가? 의료인들은, 정확한 전파 경로와 지명률을 모르는 채 개인보호구를 입고서 자발적으로 중증 환자를 진료하고 돌보고, 필요하면 기도, 즉 숨길을 확보하고 혈관을 확보하는 그 위험한 일을 스스럼없이 해야 하는데 그들로 하여금 그렇게 하게 할 수 있는가? 비유하자면 전쟁터에서 곧 죽을지도 모르는 상황에서 명령을 내리면 군인들이 목숨을 걸고 전진하듯, 의료 현장에서 감염병 위기에 대해서 보건복지부 장관이 의료인들에게 환자 진료에 매진하도록 얘기할 권위와 신뢰를 유지하고 있는가? 또한 현재 정부가 그러한 권위와 신뢰를 가지고 있는가? 코로나19를 막 겪은 우리가 지금처럼 의료진, 의사들, 전공의들, 의대생들을 대하는 것은, 실제로 위기가 생길 경우를 생각하면 도리가 아니라고 생각되기도 한다.

___ 맺는 글: 감사한 이들에게

이 책을 마무리하면서 제일 먼저 의대 예과 1학년 1학기 종강일에 돌아가신 아버지께 감사드린다. 어릴 적 신문에 대한 기억이 많다. 철이 들었을 무렵 아침에 일어나면 가장 먼저 문앞에 나가서 조간신문을 집어서 아버지 방에 넣어드린 기억이다.

아침, 저녁으로 모두 3개의 신문을 보았는데, 조간신문으로 조선일보와 한국일보, 석간신문으로 중앙일보[1]를 보았다. 아침에 일어나면 아버지는 담배 한 대를 피우면서 녹음테이프에 담긴 군가를 듣고, 이어 챙겨드린 신문을 보며 문화방송 라디오 뉴스를 듣는 일과를 반복하였다. 두 형제 중 형인 나는, 아침마다 조간신문을 챙겼다. 아버지의 저녁 식사가 대개 9시 KBS 뉴스 시간과 겹치기에, 아버지 홀로 식사하는 시간에 중학생 때까지 동생과 아버지 옆에 앉아서 뉴스를 같이 보았다. 안방에서 식사를 마치고 어머니가 과일을 준비해 오면 온 식구가 다 같이 먹으면서 뉴스를 화제로 이런저런 얘기를 나누었다. 뉴스에서 주로 대통령 동정이나 경제 발전, 국방, 사건이나 사고 등에 대한 보도가 나오면 아버지가 이에 대해서 간단히 설명해 주셨다. 보통 KBS 9시 뉴스 직후에도 경제 해설이나 시사 토론 등이 있었는데 당시 박정희 대통령이 나오는 행사 녹화 중계가 있거나 하면 아버지는 나와 동생에게도 같이 보자고 하셨다.

어느 날인가 새마을 지도자 행사를 녹화로 중계하는데 대통령이 직접 작사·작곡한 곡으로 기억하는 '나의 조국'을 참석자 전원이 합창하자 화면상에 대통령을 근접 촬영으로 확대해서 보여주었다. 이때 대통령 뺨에 눈물이 주루룩 흘러내리는 게 보였다. 해설자나 아나운서 멘

---

1   1965년 창간되어 1995년 4월까지 석간신문으로 발간되다가 이후 조간으로 바뀌었다.

트가 있었던 것 같지는 않지만, 모든 시청자가 대통령의 눈물을 보았을 정도로 도드라진 화면이 기억난다. 그때 아버지가 나를 보시면서 "대통령이 운다"라고 하신 기억이 있다. 당시 중학생이었던 나는 그냥 신기해서 다 큰 어른, 그것도 대통령 눈물이 어떤 의미인지 몰랐으나 아버지가 대통령이 많이 약해졌다고 하신 것이 머리에 남아있다. 당시가 10·26[2]이 일어나기 얼마 전이었다. 나는 대통령의 눈물을 좋게 보았고 아버지는 좀 나쁘게 평했다. 다만, 나약해지고 외로워진 대통령 모습, 그리고 당시 10월 유신 끝 무렵에 아버지도 대통령의 운명을 본 것이 아닐지 추측할 뿐이다.

어느덧, 지금 내 나이가 돌아가실 당시 아버지 나이보다 이미 열살 이상 많다. 나 자신에게 물어본다. 만약 아버지가 병원에서 수술 후 퇴원했다가 갑작스런 통증으로 응급실에 내원하여 사망하지 않았다면, 내가 이 길로 들어섰을까? 아마 그렇지 않았을 것이다. 전혀 다른 길로 갔을 것이 확실하다. 신문과 얽힌 어린 시절의 루틴은 이런 추억으로 내게 남아있고, 이런 아버지와의 기억은 이 책, 내 공직 생활, 우리 가족의 힘든 여정에 계속 버팀목이 되어주었다. 가르침과 모범을 보여준 아버지를 생각하며 항상 감사드린다.

글을 쓰는 동안 주말과 새벽, 밤 어느 때고 작업을 하면서 숙면을 방해받은 사랑하는 아내. 그리고 임신 중에도 책 내용에 대해서 가장 통렬한 비판을 해준 귀한 딸. 자상하면서도 사랑스럽고 밝은 표정의 사위. 그리고 아직도 아들 걱정을 하면서, 격려를 아끼지 않으며, 평소 아버지 기일과 산소를 살뜰히 챙기는 연로한 어머니. 고2 시절 아버지 죽음을 맞았지만 이후 어려운 상황에서 무난히 대학에 진학하고, 유학 후 우리나라 원자력 분야 연구소에서 제 역할을 하고 있는 사랑하는 동생. 평생을 육군사관학교에서 군문에 등용되는 생도들을 가르치며 저자에

2　10·26으로 불리는데, 1979년 10월 26일 중앙정보부 안가에서 당시 김재규 중앙정보부장 일행에 의해서 박정희 대통령, 차지철 경호실장과 경호 인력이 살해된 사건을 말한다.

게는 직간접적으로 공직자의 자세를 강조하고 이끌어주신 장인과 장모. 이들 덕분에 복지부 공직을 시작했고, 이들 덕분에 공직의 험난한 여정을 버틸 수 있었으며, 이들 덕분에 지금도 연구하고 책을 기술하고 있다.

과거 감염병 현안에 대한 반성과 숙고를 바탕으로, 앞으로 또 닥칠 감염병의 위협으로부터 모든 사람을 보호하기 위해서, 방역 당국, 후배들, 복지부와 질병관리청 동료들, 그리고 의사 공무원들, 전문직 공무원들, 방역 분야에 관심을 가지는 모든 공직자들을 위해서, 설령 미약하더라도 기록을 남겨야겠다는 의지에서 이 글을 완성하였다. 사실 그 모든 분에게 은혜를 입었고 지원받았고 격려받았기에 결국 공직을 버티고 마무리할 수 있었고 그 감사의 표징이 바로 이 책이다.

보건복지부에서 미숙한 나를 성장시키고 돌봐주고 유학, 승진, 채용 등 과한 지원을 해 주셨으며 출신 학교나 배경에 따라 차별하지 않으셨고 항상 격려해 주신 존경하는 의사 출신 공무원 선배들, 특히 이성우 국립보건원장, 조병륜 국립보건원장, 김문식 질병관리본부장, 이동모 전문위원, 오대규 질병관리본부장 등께 거듭 깊은 감사를 드린다. 이화의대 교수로 이명박 정부에서 보건복지비서관으로 일했던 정상혁 비서관에게도 가습기살균제 업무 처리 등 전문적 분야에서 지도력을 보여준 데 대해서 감사하는 마음이다.

WHO 총장직 수행 중 돌아가신 故 이종욱 총장, WHO 장학금을 주시고 해외 유학 기회를 주신 故 한상태 WHO 서태평양 지역사무처장께도 깊이 감사드린다. 미시간 보건대학원에서 매일 나를 단련시켜주었고 석사와 박사 학위를 마치게 하느라 고생한 존경하는 제임스 쿠프만 교수, 당시 인플루엔자 강의를 들으며 인연을 맺은 아놀드 몬토 교수, 암 역학 강의를 통해서 오늘날 연세대 보건대학원에서 저자의 암 역학 강의에 영감을 준 데이비드 쇼튼필드 교수에게도 감사한다.

모교 동문이자 퇴직 후, 나를 받아준 연세대 보건대학원 이상규 원장, 윤동섭 연세대 총장, 역학과 지선하 교수 등 저자와 함께 하는 모든 교직원들, 1990년 당시 감염병발생정보지를 발간하면서 원고료 한 푼 없이 기고문을 작성해준 당시 김일순 연세대 보건대학원장, 보건대학원 장학금을 준 김한중 연세대 총장, 연세의대 선배이자 국제보건 분야 멘토인 손명세 연세대 보건대학원장, 의과대학 시절 과 대표로 1985년 건국대 사태에 항의하여 방사선학 중간시험 거부를 주도했다가 위기에 처한 나에게 옳은 일을 했다며 당당하게 격려해준 영상의학과 최규옥 교수, 연세의대 담임반 스승인 약리학 교실 안영수 교수 외에 모든 연세 의대 스승들께 부족한 제자로서 깊이 감사드린다. 또한 과하게 세브란스 후배인 나를 칭찬해주고 격려해준 한승경 원장, 이재범 원장, 이승헌 원장 등 세브란스 연세의대 선배들께도 감사하는 마음이다. 딸아이 결혼식에 와주어 감사의 마음으로 마련한 식사 자리에서 책을 쓰도록 강권했던 연세의대 졸업 동기인 박미정 원장에게 특별히 감사하다. 덕분에 마음 한구석에 책을 쓴다는 생각을 2022년 당시 처음 했었다.

방역 과정에서 학계 전문가, 특히 감염 분야 전문가의 도움과 지원을 크게 받았다. 그들의 참여와 방향 제시, 전문성이 없었다면 도저히 우리 방역 정책이 진행될 수 없었을 것이다. 생각나는 많은 분이 있는데 앞서 오명돈 교수를 본문에서 언급했고 또한 故 박승철 교수, 최강원 교수, 김민자 교수, 김준명 교수, 김우주 교수 등 유수한 기관의 감염내과를 전공한 교수들께 깊이 감사드린다. 코로나 치료제와 백신 개발 실무위원회를 운영하면서 위원장으로 수고해 준 성백린 교수, 이왕준 이사장에게도 감사하며 일일이 거명하지 못하지만 의료관련감염 제도 개선과 방역 대책 수립에 온몸을 던져서 지원해 준 김홍빈 교수, 방지환 교수 등 역학조사관 출신 전문가에게도 수고와 감사를 남기고 싶다.

보건복지부와 국립보건연구원, 질병관리청에서 일하며 같이 고생하고 지원해 준 동료, 선후배 등 모든 인연을 맺었던 분들, 일일이 거명하기조차 죄송하고 한편으로 고마운 모든 분께 감사를 전한다. 감사원 감사에서 메르스 관련 중징계를 면하도록 어렵게 증언해준 문형표 장관, 메르스 이후 개선대책을 이끌어 준 정진엽 장관, 코로나19 기간 내내 지도력을 보여 준 존경하는 박능후 장관, 코로나19 말기에 어려운 결정을 합리적으로 이끌어준 권덕철 장관, 과거로 돌아가서 1994년 미시간 보건대학원 유학 추천서를 써준 서상목 장관, 2001년 능력에 비해서 과하게 중용하여 보건의료정책과장으로 일하게 해준 故 이태복 장관, 2009년부터 2010년까지 업무를 촘촘히 챙기는 모습을 통해서 현장을 점검하라고 가르쳐준 전재희 장관, 2015년 나 때문에 메르스 당시 곤욕을 치르고 고생한 최원영 수석, 장옥주 차관, 더 먼 과거로 돌아가 2000년 의약분업 당시 정부 정책에 대해서 내부에서 실무자로서 소신껏 의견을 애기하라고 장려했던 통 큰 故 최선정 장관, 故 장석준 차관, 1992년 특채로 나를 복지부에 채용해 준 故 안필준 장관. 돌아보니 하나같이 감사하고 또 고마운 분들뿐이다.

공직에서 마지막 보금자리였던 국립보건연구원 분들에게도 감사함이 커 별도로 기술하고 싶다. 연구원 개혁방안을 만드는 데 모든 분이 참여하고 협력하였다. 감사할 뿐이다. 모든 정리와 진행을 한 정지원 과장, 그의 지난한 고생에 감사할 뿐이다. 개혁방안 필요에 대해서 영감과 제안을 동시에 준 김원호 부장, 공공백신지원센터장으로 너무나 고생한 김성순 센터장, 변이 확인과 치료제 연구에 수고한 이주연 센터장, 항상 든든하고 현명한 이정민 과장, 구성원 중 인간적으로 다정다감하고 전문성과 면밀함을 갖춘 이준우 연구관, 그리고 원장실에서 24시간 고생하고 수고한 서희아 주무관 등 모두에게 감사드린다.

공직 중 만난 많은 분 가운데, 특별히 하늘나라로 먼저 간 분에게는 감사를 따로 전한다. WHO 본부 결핵국 파견 중 만난 故 리사 버논. 스위스 출신으로 2005년 자원해서 아프리카 지역사무처로 이동하여 몇 달 만에 강도에게 살해된 동료, 당시 젊은 그녀의 성실함과 나의 WHO 정착을 물심양면으로 지원해 준 따뜻함을 기억하면서 명복을 빈다. 국내외 말라리아 사업 등 국제보건 사업에 매진하면서 전문성으로 방역에 크게 도움을 준, 사람 좋은 가천의대 故 박재원 교수. 2011년 라오스에서 불의의 사고로 사망했는데 아직도 그의 경쾌함과 명징함이 떠오르며 그에게 감사한다. 공공의료 업무를 하면서 깊은 인연을 맺고 수시로 자문과 도움을 준 故 윤한덕 중앙응급의료센터장. 2019년 사무실에서 최후를 맞은 그의 명복을 빌면서 생전 시도 때도 없이 전화하여 귀찮게 한 것을 이제나마 사과한다.

사스 방역 과정에서, 결국 사직한 후배 의사 공무원이 있었고 메르스 때는 징계로 그만두거나 감사원 감사에 회의를 느껴서 사직한 많은 의사 공무원 후배들이 있다. 못되고 못났으며 부족한 나 때문에 그들이 희생된 것을 생각하니 다시금 죄송하고 미안한 마음이다. 그들이 지금 우리나라 방역에 중추가 되어야 했는데, 생각하면 그들을 잃은 것이 우리나라에도 손해일 것이다. 어디서나 삶을 잘 살아가길 바라면서 감사와 위로의 마음을 남긴다.

복지부 대변인을 하면서 모든 언론사를 방문했었고 많은 출입 기자들과 접촉했었다. 다 같이 합리적이고 이해심 높고 인간적이었다. 전문성과 진실, 과학에 대한 추구와 함께, 사회성 부족한 의사 출신 대변인을 상대해 준 출입 기자에게도 깊이 감사하다. 술자리도 자주 못 가졌고 하루하루를 헉헉대느라 기자들을 신경쓰지 못하여 그들 나름 불만이 많았을 것이다. 공직 생활 중 많은 말실수, 그리고 잘못이 있었는데 기자들 양해로 살아남을 수 있었다. 국회 토론회에서 "빽쓰지 말라"는 속어를 사용하며 특정 집단을 공격했던 기억이 나는데, 현장에서 이를 듣고도 기사화하지 않아 준 중앙일보 신성식 기자에게 감사한다. 장관 인터뷰 기사에 잘 협조해주어 대변인 초기 정착을 도와준 조선일보 김동섭 기자에게도 감사하다. 공직에 있으면서 만났던 많은 의사 기자들(가나다 순으로, 김양중, 김철중, 박광식, 이진한, 이충헌, 조동찬)에게도 그 전문성과 진지함에 항상 감동이었다고 얘기하고 싶다. 사적으로는, 서울 종로구 혜화동에 자리한 모교 동성고 출신 언론인 모임인 '동언회'에서 디지털타임스 박학용 선배 주도로 나에게 퇴직 후 진심 어린 감사패를 주었다. 격려에 감사드리고 알게 모르게 이 책을 만드는 데 동인이 되었다. 동성고 총동창회장을 역임한 이만득 선배도 큰 격려와 용기를 주셨다.

마지막으로 다시 한번 코로나19 유행 기간에 귀한 생명을 잃은 분들의 명복을 빈다. 또한 거리두기로 생업과 재산에 피해입은 모든 분에게 방역을 책임졌던 한 사람으로서 개인적으로나마 사과드린다. 동시에 방역 과정에서 최선을 다한 모든 참여자분께 감사를 드린다.

이 책의 내용이 조금이라도 다음 감염병 유행 방지와 대응에 도움이 된다면, 개인적으로 더 이상 바랄 것이 없다.

2024년 8월 어느 해보다도 더운 오후,
연세대 보건대학원 교수실에서
저자 **권준욱**

__ 참고 문헌과 사이트

문헌

- 권준욱, 옳다고 생각하면 행동하라, 가야북스 2007
- 김우주, 인플루엔자, 메디안북, 2006
- 니컬러스 크리스타스, 신의 화살, 윌북, 2020
- 데이비드 콰먼, 인수공통 모든 전염병의 열쇠, 꿈꿀자유, 2017
- 버락 오바마, 약속의 땅, 웅진지식하우스, 2021
- 보건복지부, 신종 인플루엔자 대응 백서 2009 – 2010, 2010
- 보건복지부, 2015 메르스 백서 메르스로부터 교훈을 얻다, 2016
- 빌 게이츠, 넥스트 판데믹, 비즈니스북스, 2022
- 여인석, 한국의학사, KMA 의료정책연구소, 2012
- 이정동, 최초의 질문, 민음사, 2022
- 알버트 불라, Moonshot, 인플루엔셜, 2022
- 재컬리 더핀, 의학의 역사, 사이언스북스, 2006
- 전우용, 현대인의 탄생, 이순, 2011
- 전우택, 통일보건의료의 미래, 박영사, 2023
- 존 M 배리, 그레이트 인플루엔자, 해리북스, 2021
- 토마스 슐츠, 의학의 미래, 웅진지식하우스, 2020
- 프랭크 스노든, 감염병과 사회, 문학사상, 2019
- Alfred Evans, Viral Infections of Humans: Epidemiology and Control, Springer 3rd ed 1989
- Board on Science and Technology for International Development. Office of International Affairs, the National Research Council, and the Institute of Medicine. National Academy of Sciences(1987). The US capacity to Address Tropical Infectious Disease Problems.

Washington D.C.; National Academ Press

— Craig Shimasaki, Biotechnology Entrepreneurship, AP, 2nd ed 2020

— David L Heymann, Control of Communicable Diseasaes Manual, APHA PRESS, 21st ed 2022

— John M Last, A Dictionary of Epidemiology, Oxford University Press, 4th Ed. 2000

— Kenrad E Nelson et al, Infectious Disease Epidemiology, Theory and Practice, Jones&Bartlett learning, 3판 2014

— Lisa M Lee et al, Principles and Practice of Public Health Surveil — lance, Oxford, 3판, 2010

— Roy M Anderson and Robert M May, Infectious Diseases of Humans, Dynamics and Control, Oxford Science Publications, 1992

논문

— Becerra and A. Progect Next Gen, N Engl J Med X. Jha, 2022 Jul,

— Brittyany L Ober Shepherd et al, SARS — CoV — 2 recombinant spike ferritin nanoparticle vaccine, Lancet Microbe 2024 Published Online https://doi.org/10.1016/

— Emma E Goldberg et al , Swift and extensive Omicron outbreak in China after sudden exit from 'zero — COVID' policy, Nature communications, 3888(2023)

— Fazli S et al.Contralateral second dose improves antibody responses to a 2 — dose mRNA vaccination regimen J Clin Invest 2024 Jan 16

— Henrik Salje. Achieving zero deaths from dengue virus under evolving population immunity. the Lancet Published Online November 15, 2023 https://doi.org/10.1016/ S1473 — 3099(23)00691 — 6 Vol 24 January 2024

- Ignatius TS Yu et al, Evidence of Airborne Transmission of the Severe Acute Respiratory Syndrome Virus, Published April 22, 2004, N Engl J Med 2004;350:1731－1739, DOI: 10.1056/NEJMoa032867, VOL. 350 NO. 17
- Louis du Pliessis et al. Establishment and lineage dynamics of the SARS－CoV－2 epidemic in the UK, Science. 2021 Feb 12; 371(6530):708-712. doi: 10.1126/science.abf2946. Epub2021 Jan 8.
- Marco Angelini et al, Decrease of cancer diagnosis during COVID－19 pandemic: a systematic review and meta－analysis, Eur J Epidemiol Jan;38(1):31－38.2023 Jan 3. doi: 10.1007/s10654-022-00946-6
- Niel M Ferguson et al. Report 9: Impact of non－pharmaceutical interventions(NPIs) to reduce COVID-19 mortality and healthcare demand, Imperial College COVID－19 Response Team, 2020 Mar 16,
- Talha Burki, COVID－19 in North Korea, The Lancet, WORLD REPORT| VOLUME 399, ISSUE 10344, P2339, JUNE 25, 2022
- William J. Liu. Surveillance of SARS－C0V－2 at the Huanan Seafood Market, Nature, 2023, April 05
- Yan Xie et al, Mortality in Patients Hospitalized for COVID－19 vs Influenza in Fall－Winter 2023－2024, JAMA. Published online May 15, 2024. doi:10.1001/jama.2024.7395

사이트

- https://www.cdc.gov/mmwr/preview/mmwrhtml/mm5212a1.htm (사스 2003년 홍콩 M호텔 발생)
- https://www.who.int/publications/i/item/9789241580496(WHO, 국제보건규칙2005)
- https://www.who.int/publications/m/item/global－technical－

consultation − report − on − proposed − terminology − for −
pathogens − that − transmit − through − the − air (WHO, Global
technical consultation report on proposed terminology for pathogens that
transmit through the air)

− https://www.who.int/news/item/26 − 04 − 2024 − statement − on −
the − antigen − composition − of − covid − 19 − vaccines (WHO의
COVID 백신 항원 조성)

− https://www.cdc.gov/flu/avianflu/avian − flu − summary.htm (CDC
의 bird flu information)

− https://www.gov.uk/government/publications/technical − report −
on − the − covid − 19 − pandemic − in − the − uk (Technical report on
the COVID − 19 pandemic in the UK)

− https://ourworldindata.org/ (Our World in Data)

기타

동아일보 2020년 1월 1일 자 A16면 기사, 중국 SNS서 '사스 발생' 소문
확산

색인

감염병X - 코로나 이전 세상은 다시 오지 않는다

저자 소개

권준욱 (前 국립보건연구원장, 연세대 보건대학원 연구교수)

　저자는 1965년 서울 출생으로 연세의대를 졸업하고 미국 미시간 보건대학원에서 1995년 보건학 석사, 1997년에 박사학위를 취득하였다. 공중보건의사 시절, 역학조사관으로 시작하여 보건복지부에서 30년 9개월간 재직하면서 1991년 콜레라, 1994년 일본뇌염 백신 접종 사고, 2003년 사스, 2009년 신종플루, 2014년 에볼라, 2015년 메르스, 2020년 코로나19에 대응하면서 언제나 방역 최전선에서 일하였다. 2003년에는 WHO 본부에 파견되어 당시 사무총장이던 이종욱 총장 지휘 아래 결핵국에서 일한 바 있으며, 당시 기록한 메모 등을 토대로 이 총장 사후 2007년에 『옳다고 생각하면 행동하라』라는 책을 출간한 바 있다. 보건복지부에서 방역업무 외에도 실무자 시절에는, 상대가치 수가 등 보험급여 업무, 생명윤리 분야 등 보건 의료정책 업무, 의약분업 당시 의료계 폐·파업 대응 업무 등을 수행하였고 이후 응급의료 등 필수 의료 분야, 금연과 정신보건 등 건강정책 분야, 언론 소통을 담당하는 대변인 등 만 10년간 고위공무원으로서 국장 직급에서 근무하였다. 대변인으로 활동하는 가운데 코로나19가 발생하였고, 2020년 2월에 국립보건연구원장으로 발령받아 코로나19 대응에 중심 역할을 한 중앙방역대책본부 부본부장으로서 대국민 브리핑 업무와 코로나 방역, R&D 분야 활동을 2023년 2월까지 하였다. 코로나19 기간에 3년간 국립보건연구원 원장직을 수행하면서 꼼꼼히 작성하였던 메모들이 이 책의 토대가 되었다. 이 책의 출발이 된 메모들, 당시의 브리핑 원고들, 그리고 이종욱 총장 재임 당시 기록한 글 등은 개인 블로그를 통해서 원문을 공개하고 있다.

*개인 블로그: https://blog.naver.com/jwk9925/223544839034

감염병 X 코로나 이전 세상은 다시 오지 않는다

초판발행   2024년 8월 30일

지은이   권준욱
펴낸이   안종만·안상준

편 집   소다인
기획/마케팅   조성호
표지디자인   Ben Story
제 작   고철민·김원표

펴낸곳   (주) 박영사
               서울특별시 금천구 가산디지털2로 53, 210호(가산동, 한라시그마밸리)
               등록 1959. 3. 11. 제300-1959-1호(倫)
전 화   02)733-6771
f a x   02)736-4818
e-mail   pys@pybook.co.kr
homepage   www.pybook.co.kr
ISBN   979-11-303-2096-0   93510

정 가   15,000원